外泌体：
组织损伤修复与肿瘤诊治

EXOSOMES:
TISSUE REGENERATION, TUMOR DIAGNOSIS AND THERAPY

钱　晖　许文荣　主编

科学出版社
北　京

内 容 简 介

本书主要介绍了外泌体的研究进展、基本生物学特征；外泌体的分离纯化及检测技术；干细胞及其外泌体在重大疾病治疗中的作用和机制；外泌体作为微环境重要组成在机体病理生理平衡中的调控机制；外泌体在肿瘤发生发展、分子诊断与精准医学中的作用；外泌体及其分子标志物检测技术及临床应用评价；工程化外泌体的基础与临床应用前景。

本书适合从事外泌体相关研究的科研工作者、医务工作者，以及医学院校师生阅读、参考。

图书在版编目(CIP)数据

外泌体：组织损伤修复与肿瘤诊治／钱晖，许文荣主编. —北京：科学出版社，2019. 11
　　ISBN 978 - 7 - 03 - 063114 - 5

Ⅰ.①外… Ⅱ.①钱… ②许… Ⅲ.①临床医学-医学检验②肿瘤-诊疗 Ⅳ.①R446.1②R73

中国版本图书馆 CIP 数据核字(2019)第 251837 号

责任编辑：闵　捷／责任校对：谭宏宇
责任印制：黄晓鸣／封面设计：殷　靓

科学出版社 出版
北京东黄城根北街 16 号
邮政编码：100717
http://www.sciencep.com

南京展望文化发展有限公司排版

广东虎彩云印刷有限公司印刷
科学出版社发行　各地新华书店经销

*

2019 年 11 月第　一　版　开本：B5(720×1000)
2024 年 9 月第十三次印刷　印张：15 1/4
字数：280 000

定价：120.00 元
(如有印装质量问题，我社负责调换)

《外泌体：组织损伤修复与肿瘤诊治》
编委会

主　编
钱　晖　许文荣

···

副主编
毛　飞　张　徐　严永敏　梁照锋

···

编　者
（以姓氏笔画为序）

毛　飞	江苏大学医学院
毛佳慧	江苏大学附属医院
尹　磊	江苏大学医学院
石映红	江苏大学医学院
史　惠	江苏大学医学院
付海龙	苏州大学附属第一医院
许文荣	江苏大学医学院
纪　成	江苏大学医学院
纪润璧	江苏大学附属人民医院

孙丰田	江苏大学医学院
孙瑶湘	江苏大学附属宜兴医院
严永敏	江苏大学医学院
杨　欢	苏州大学附属第二医院
李　荣	江苏大学医学院
吴佩佩	江苏大学医学院
张　宇	江苏大学医学院
张　徐	江苏大学医学院
张　斌	济宁医学院附属医院
张家慧	江苏大学医学院
胡新远	青岛市市立医院
贾浩源	无锡市人民医院
钱　晖	江苏大学医学院
陶志敏	江苏大学医学院
梁照锋	江苏大学医学院
臧雪燕	江苏大学医学院
翟　骁	上海长海医院

秘　书

吴佩佩	江苏大学医学院

前　言

　　当今是生命科学的新时代,物理、化学及生物学技术快速进步,迎来了大数据、互联网+、人工智能等现代技术革命,医学领域进入了精准医疗和智慧医疗。然而,一些复杂难治性疾病的诊治仍然存在瓶颈。本团队长期从事干细胞与肿瘤分子诊断研究,围绕"生"与"死"、"阴阳平衡"自然学说上下探索,取得了一些进步。令人兴奋的是,2008年至今,我们聚焦外泌体(exosomes),发现其在人类生理、病理过程中有着极其重要的作用,特别是间质干细胞外泌体能有效地促进多种组织损伤修复,为肝肾纤维化等难治性疾病提供了"非细胞的干细胞"治疗新策略。作为小纳米级细胞外囊泡,外泌体不仅与疾病的发生、发展密切相关,而且与疾病诊疗密切相关,是细胞信息传递的重要载体,具有广阔的临床应用前景。因此,我们决定编著本书,旨在为从事相关研究的临床医师、研究人员和广大师生提供参考。经多次反复集体讨论,拟定了本书大纲,全书共分为四章,反映外泌体研究的最新进展,主要内容:① 外泌体与分离鉴定;② 干细胞外泌体;③ 外泌体与组织损伤修复;④ 外泌体与肿瘤诊治。

　　在本书编著过程中,团队骨干教师、博士与硕士研究生在章节编写、图表制作、文稿修订及文献整理等方面付出了辛勤的劳动。初稿完成后经过互审,最终定稿如存在缺点和错误,敬请读者批评指正,以便再版时更臻完善,在此向本书编写中做出贡献的人员致以深深的谢意!

钱　晖　许文荣

江苏大学医学院

2019 年 8 月

目　录

第四章　外泌体与肿瘤诊治

第一章 | 外泌体与分离鉴定

细胞释放各种类型的囊泡维持细胞功能并影响周围细胞生命活动,外泌体(exosomes)作为细胞外囊泡的重要组成,携载多种活性分子,在生理病理过程中发挥重要作用。本章将对外泌体研究历程、生物学特性、分离鉴定等进行阐述。

第一节 绪 论

细胞生命活动需要胞内运输系统,这些系统将需运输的物质分拣、包装到膜状的囊泡结构中并释放到细胞外[1],这些囊泡结构称为细胞外囊泡(extracellular vesicle, EV),作为转移载体在细胞间通信中发挥重要作用。根据大小,EV 分为三种类型:外泌体(直径 30~200 nm),微囊泡(microvesicle)(200~1 000 nm)和凋亡小体(>1 000 nm)[2,3]。外泌体主要组成包括核酸、蛋白质和脂类等,反映了来源细胞的代谢状态和功能[4]。

外泌体由间质干细胞(mesenchymal stem cell, MSC)、成纤维细胞、肠上皮细胞、神经元、脂肪细胞和肿瘤细胞等多种细胞产生,存在于许多生物液体中,如血液、精液、唾液、血浆、尿液、脑脊液、附睾液、羊水、恶性胸腔积液、支气管肺泡灌洗液、滑膜液、母乳等[5],反映机体的病理生理状态,与多种疾病的发生发展密切相关,已成为液体活检的主要指标之一。

一、历史

1983 年,Pan 等[6]研究绵羊网织红细胞成熟过程中,发现一种直径为 50 nm 的囊泡携载转铁蛋白受体通过受体介导的胞吞作用和再循环过程释放到细胞外。后来,证实网织红细胞的多囊泡内体(MVE)与质膜融合后释放 40~100 nm 囊泡[7,8]。1987 年,Johnstone 等[9]将这种小囊泡命名为外泌体,当时外泌体也被用来指其他膜碎片,是细胞排泄废物的一种方式。1996 年,Raposo 等[10]报道 B 淋巴细胞能够分泌外泌体,并且向 T 细胞提呈抗原,启动免疫反应。1998 年,Zitvogel 等[11]发现树突状细胞(dendritic cell, DC)可产生具有抗原提呈功能的外泌体激活

T 细胞,促进 T 细胞依赖的抗肿瘤效应。

2007 年,Valadi 等[12]发现外泌体中存在大量 RNA,可被传递到其他受体细胞并发挥作用,表明外泌体可作为细胞间传递遗传物质的载体,参与细胞间通信。外泌体转运核酸的能力使其成为基因治疗的理想载体,因此,通过工程化外泌体(engineering exosomes,iexosomes)携载特定 DNA 或 RNA,可运送至靶细胞中发挥治疗作用。这些研究激发了人们对外泌体应用的广泛兴趣。鉴于全球包括外泌体在内的 EV 研究单位和人员明显增加,为了促进国际交流与合作,于 2011 年成立了国际细胞外囊泡学会(International Society for Extracellular Vesicles,ISEV)。

2013 年,诺贝尔生理学或医学奖授予了美国科学家 James E. Rothman,Randy W. Schekman 和德国科学家 Thomas C. Südhof,以表彰他们对揭示细胞内部囊泡运输调控机制的重大贡献。三位科学家从多角度揭示了囊泡转运的分子机制。Söllner 等[13]发现在囊泡与靶细胞的融合过程中,囊泡上 SNAP 受体 V－SNARE 与靶细胞膜上 T－SNARE 蛋白结合,形成的 SNARE 蛋白复合体在融合过程中发挥重要作用。Kaiser 等[14]从基因层面揭示了酵母的囊泡运输机制,通过基因筛选发现了 Sec 家族等一系列囊泡转运的调控基因。Hata 等[15]证实正是通过前两位科学家发现的机制,囊泡与神经细胞外膜融合将神经递质释放到胞外,同时他揭示这种囊泡介导的神经递质释放过程受到钙离子的调节。

研究表明外泌体能够传递遗传信息,改变靶细胞功能。但体内细胞多样,外泌体靶细胞的选择性、摄取的难易程度及作用机制等问题成为研究焦点。Zomer 等[16]使用 Cre－LoxP 系统直接识别在体内摄取外泌体的肿瘤细胞,发现肿瘤细胞分泌的外泌体能够被全身恶性程度较低的肿瘤细胞所摄取,增强其迁移和转移能力,同时也可被其他正常组织如淋巴结、肺、脾等摄取,说明外泌体的体内传递具有广泛性。

2015 年,Melo 等[17]通过质谱分析发现,glypican－1(GPC1)在胰腺癌细胞分泌的外泌体中富集,GPC1 阳性外泌体可作为胰腺癌诊断标志物,为胰腺癌的早期诊断提供了新思路。Hoshino 等[18]发现肿瘤细胞通过分泌外泌体改变靶细胞功能,同时外泌体整合素可用于预测肿瘤转移器官特异性,如整合素 α6β4 和 α6β1 与肺转移相关,整合素 αvβ5 与肝转移相关。

2016 年,第一款外泌体肿瘤诊断产品 ExoDx Lung 问世,可检测非小细胞肺癌患者的 EML4－ALK 突变。同年,牛津大学发布的一款外泌体治疗产品,可携带药物递送到体内特定部位,治疗脑部疾病、自身免疫性疾病以及肿瘤等难治性疾病。Votteler 等[19]设计了一种由多个小囊泡组成的包膜蛋白纳米笼,可与靶细胞融合,在细胞之间转移活性分子。因此,改造外泌体已成为新的研究方向,具有广阔的应用前景。2017 年,Kamerkar 等[20]对 MSC－外泌体进行基因修饰,装载靶向胰腺

癌细胞 $K-rasG12D$ 突变基因的 siRNA,发现改造后的 iexosomes 更有效抑制小鼠侵袭性胰腺癌生长,外泌体携载的 CD47 防止单核细胞和巨噬细胞的吞噬。

2018 年,Cheng 等[21]设计了一种合成多价抗体重新靶向的外泌体(synthetic multivalent antibodies retargeted exosome,SMART-Exos),其特异表达 T 细胞 CD3 和癌细胞相关表皮生长因子受体(EGFR)的单克隆抗体,SMART-Exos 除了能够特异地将 T 细胞和乳腺癌细胞交联,也能在体内外诱发有效的抗肿瘤免疫。Gao 等[22]将 CP05 肽段与外泌体表面的 CD63 蛋白结合,剪接校正磷酰二胺吗啉代寡聚物向肌肉的递送增加,改善肌营养不良小鼠的肌肉功能。Chen 等[23]发现在转移性黑色素瘤患者治疗早期,血液外泌体中程序性死亡配体 1(PD-L1)显著增长,可作为肿瘤细胞对 T 细胞再生适应性反应的指标,揭示了肿瘤细胞抑制免疫系统的机制,并为抗 PD-1 疗效监测提供依据。

2019 年,Genschmer 等[24]发现活化的多形核白细胞(polymorphonuclear leukocyte,PMN)分泌的外泌体是一种慢性炎症与慢性阻塞性肺疾病肺部损伤相关的新致病因子。Guay 等[25]发现 T 细胞分泌的外泌体通过递送 miR-142-3p、miR-142-5p 和 miR-155 到 β 细胞,促进 β 细胞凋亡;干扰这些 miRNA 可阻止外泌体介导的凋亡,缓解非肥胖糖尿病小鼠病程进展,提示外泌体 miRNA 可作为免疫细胞和胰岛素分泌细胞之间的通信模式。Poggio 等[26]发现抑制外泌体 PD-L1 可诱导全身性的抗肿瘤免疫反应,外泌体 PD-L1 可作为一种新的治疗靶标。Jeppesen 等[27]采用高分辨率密度梯度分离和直接免疫亲和捕获方法精确分析外泌体 DNA、RNA 和蛋白质,发现膜联蛋白 A1(annexin A1)是微囊泡的一种特异性标志物。

2019 年,Flaherty 等[28]发现脂肪组织释放包裹三酰甘油的外泌体(adipocyte exosome,AdExo),其包裹的三酰甘油被脂肪组织中的巨噬细胞摄取,在"驯化"免疫细胞方面发挥重要作用。Ruiz 等[29]研究表明卡波西肉瘤相关的疱疹病毒通过宿主细胞外泌体与周围环境进行信息交流,重塑肿瘤微环境。Atayde 等[30]发现利什曼原虫的非包膜 RNA 病毒 1(LRV1)能够隐藏在外泌体中,利用较低等的真核生物外泌体获得包膜结构,促进 LRV1 传播并增加哺乳动物宿主的感染性。

从 2013 年起,本团队聚焦于人脐带间质干细胞外泌体(human umbilical cord mesenchymal stem cell derived exosome,hucMSC-Ex)与组织损伤修复研究,发现 hucMSC-Ex 可抑制上皮间质转化(EMT),缓解四氯化碳(CCl_4)诱导的肝纤维化,为治疗肝纤维化提供了新策略[31]。我们还观察到 hucMSC-Ex 通过抑制氧化应激和细胞凋亡,活化 ERK 信号通路促进细胞增殖,从而降低了顺铂诱导的肾毒性[32]。hucMSC-Ex 还可在烫伤皮肤修复前期加速创面愈合,促进受损区域血管再生[33],在修复后期能防止损伤后皮肤创面的过度增殖和瘢痕形成[34],关于 hucMSC-Ex 在皮肤损伤修复前后期不同阶段动态调控作用的研究(形象地比喻为"油门"和"刹车"

效应)获得 *Stem Cell* 杂志年度最佳研究论文。应用小分子药物修饰人脐带间质干细胞(human umblilical cord mesenchymal stem cell, hucMSC),通过外泌体携载的 Wnt11 加速烫伤皮肤的组织再生[35]。研究还显示 hucMSC-Ex 预处理可活化细胞自噬,进而减轻顺铂的肾毒性,体内外实验揭示其作用机制与外泌体携带的活性分子 14-3-3ζ 有关,其可调节 ATG16L 增强自噬,从而预防肾毒性[36]。2018 年,我们揭示 hucMSC-Ex 通过减轻胰岛素抵抗,促进肌组织摄取和分解葡萄糖,抑制肝糖原分解降低血糖,同时抑制 β 细胞凋亡保护胰岛结构完整及胰岛素分泌功能从而缓解 2 型糖尿病(type 2 diabetes mellitus, T2DM)[37]。

此外,本团队较早发现外泌体参与介导微环境 MSC 与肿瘤细胞之间的信号传递。我们报道间质干细胞外泌体(MSC-Ex)体内能够促进肿瘤生长,其机制可能与促进肿瘤血管生成有关[38]。MSC-Ex 激活胃癌细胞 CaMK 信号通路,诱导化疗耐药[39]。胃癌细胞来源外泌体可诱导 MSC 向肿瘤相关成纤维细胞(cancer-associated fibroblasts, CAF)转化,通过旁分泌作用促进胃癌细胞增殖和迁移[40]。近期研究发现胃癌细胞来源外泌体可通过 HMGB1/TLR4/NF-κB 信号通路诱导中性粒细胞发生 N2 型极化[41]。外泌体研究的重大历史事件总结如图 1-1。

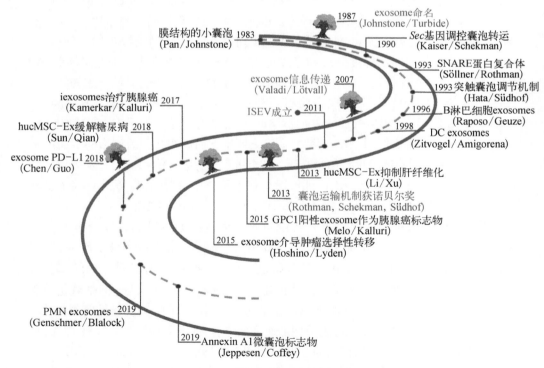

图 1-1　外泌体研究的重大历史事件

二、研究意义

外泌体在生物医药领域作为许多活性物质的重要载体,调控靶细胞的命运,其研究意义主要表现在:① 外泌体调节机体生理动态平衡,在神经递质和激素传送、应激反应、免疫调控等方面发挥重要作用。② 外泌体促进组织损伤修复,在许多难治性疾病如心脑血管疾病、肺部疾病、肝肾纤维化、糖尿病等疾病模型中发挥着治疗作用。③ iexosome 对治疗许多难治性疾病及肿瘤具有潜在价值。④ 外泌体是肿瘤微环境中的重要组成成分,在调控炎症、炎癌转化、肿瘤发生发展中具有重要作用。⑤ 外泌体携载的分子标志物已成为肿瘤液体活检的主要内容之一。

尽管外泌体研究取得了明显的成就,但还存在着诸多问题,如研究方法的标准化、靶细胞的确定、作用机制的明确及应用的有效性等。通过外泌体基础和转化研究,对重大疾病新的发病机制、早期诊断及有效治疗具有重要的意义。

(孙丰田 许文荣)

第二节 外泌体概述

外泌体是 EV 中粒径较小的一种组分,几乎所有活细胞都能分泌,广泛存在于细胞培养上清及多种体液中,能够携带来源细胞的生物活性蛋白质、脂质、核酸等,参与细胞间通信、细胞增殖、细胞迁移、血管新生和免疫调节等过程,在机体的生理和病理过程中发挥着极其重要的作用。因此,对外泌体进行准确的定性和定量研究显得尤为重要。本节将对外泌体基本特征、合成释放、活性成分、功能和意义进行阐述。

一、外泌体基本特征

外泌体是由细胞内的多囊泡体(multivesicular body,MVB)与细胞膜融合后以外分泌的形式释放到细胞外环境的纳米囊泡,直径为 30~200 nm[2,42-44]。微囊泡则是由细胞质膜向外出芽产生的稍大的 EV,直径为 200~1 000 nm[45]。凋亡小体直径大于 1 000 nm,它们是濒临死亡的细胞通过出芽、起泡或自噬等方式形成[46]。外泌体在透射电子显微镜下呈现为经典的"杯状"或"碟状"结构,密度为1.13~1.19 g/mL,具有磷脂双分子层结构,膜表面表达特异性的蛋白质如 CD9、CD63、CD81、TSG101 和 HSP70 等[43,47]。

二、外泌体合成和释放

外泌体是活细胞经过"内吞—融合—外排"等过程形成的膜性囊泡,具体分为以下四个阶段:起始、内吞、MVB 形成和外泌体分泌[48](图1-2)。细胞首先通过内吞作用产生腔内囊泡(intraluminal vesicle, ILV),ILV 融合形成早期内体,逐渐演变为晚期内体。随着胞质内 miRNA、酶、热激蛋白等装载分子的进入,形成越来越多的 ILV,最终产生 MVB。MVB 生物合成涉及多种机制,Trajkovic 等[49]发现中性鞘磷脂酶 2(nSMase2)水解鞘磷脂产生的神经酰胺通过其锥形结构诱导负膜弯曲,形成脂筏微区(lipid raft microdomain),ILV 出芽进入 MVB;外泌体合成与装载分子的分选密切相关。目前,将装载分子分选到 ILV 的机制主要包括内体运输分选复合物(endosomal sorting complexes required for transport, ESCRT)依赖和非依赖途径。ESCRT 是 MVB 形成的经典途径,包括四种蛋白复合体 ESCRT-0、ESCRT-Ⅰ、ESCRT-Ⅱ、ESCRT-Ⅲ,以及多种辅助蛋白 Alix、Vps4、VTA-1,将泛素化蛋白分选进入 ILV,共同参与 MVB 的形成[50]。该过程由 ESCRT-0 启动、识别并保留晚期内体膜中的泛素化蛋白。ESCRT-Ⅰ/Ⅱ触发限制膜进入 MVB 腔内,ESCRT-Ⅲ形成螺旋状结构,收缩出芽颈部,随后 ATP 酶 VPS4 驱动膜断裂。尽管对 ESCRT 在 MVB 合成中的作用进行了广泛研究,但 ESCRT 依赖途径产生的 MVB 是经溶酶体降解,还是与细胞质膜融合释放外泌体,其调控机制尚不清楚[51-53]。

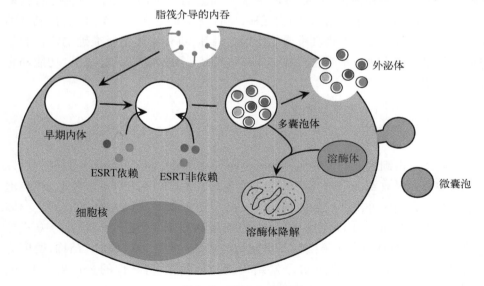

图1-2 外泌体合成和释放

研究表明蛋白质分选到 ILV 也可独立于泛素化过程。Baietti 等[54]证明硫酸肝素蛋白聚糖(syndecan)在 ESCRT－Ⅲ介导外泌体形成中起到关键作用。小胞质衔接蛋白(syntenin)介导 syndecan 和 ESCRT 的相互作用,将 syndecan 与 ESCRT－Ⅲ相关蛋白 ALIX 连接起来。通过乙酰肝素酶剪切硫酸乙酰肝素链引发 syndecan 聚集,刺激 syntenin－ALIX－ESCRT 介导的分选和外泌体产生[55,56]。肝素酶能选择装载分子,确定 CD63 与外泌体结合,而不是 CD9、CD81 和 flotillin。此外,syntenin 介导的 CD63 ILV 出芽由小 GTP 酶 ADP 核糖基化因子 6(ARF6)及其效应蛋白磷脂酶 D2(PLD2)特异性调控[57]。MVB 形成的机制目前仍然众说纷纭,决定特定分子载入外泌体的确切机制仍有待进一步研究。

成熟的 MVB 与质膜融合分泌外泌体到细胞外,也可与溶酶体融合降解所装载分子。然而,"分泌型 MVB"和"降解型 MVB"的区别尚不清楚。Villarroya-Beltri 等[58]研究证明ESCRT－Ⅰ组分 Tsg101 异丙基化可促进 MVB 与溶酶体的融合,减少外泌体释放,表明携载蛋白的翻译后修饰可能会影响 MVB 命运。此外,MVB 命运也会随着细胞条件的改变而改变,如饥饿激活自噬可降解 MVB,减少外泌体释放。其他研究表明,鸟苷三磷酸酶(GTPases)家族如 Rab 家族在外泌体分泌中起到关键调节作用。Ostrowski 等[59]发现 Rab27a/b 会影响 MVB 大小和定位。Hsu 等[60]研究表明 Rab3 能调节 MVB 与细胞质膜的结合;细胞内 Ca^{2+} 的积累导致外泌体分泌增加[61]。此外,细胞内和细胞间 pH 变化也会影响外泌体释放。当微环境 pH 降低时,外泌体分泌和受体细胞的摄取均增加[62,63]。癌基因和肿瘤抑制因子也可调节外泌体分泌。Yu 等[64]证明在应激条件下 *p53* 调控肿瘤抑制激活通路 6(TSAP6)诱导外泌体分泌。肝素酶在癌症中含量增高,过表达肝素酶促进外泌体分泌[65]。然而,正常乳腺上皮细胞外泌体抑制乳腺癌细胞外泌体分泌,是一种保持动态平衡的调控机制[66]。因此,外泌体分泌受到多种因素的影响。

三、外泌体与靶细胞的作用

外泌体释放到细胞外环境后,通过近分泌、旁分泌和内分泌等三种方式进行生物信息的交换和传递。外泌体通过细胞间质作用于近距离的细胞,也可以通过血液或其他体液循环到远距离的靶细胞。距离较近的通过近分泌途径直接被受体细胞吸收,距离稍远的可通过旁分泌途径被吸收,还有部分外泌体进入循环系统作用于全身通过内分泌途径被吸收。外泌体被受体细胞摄取,其内载的 DNA、mRNA、miRNA、蛋白质和脂质等成分通过改变转录和翻译程序影响蛋白质修饰和定位,调节信号级联通路、关键酶反应以及细胞自动调节等影响受体细胞的表型和功能。研究表明,外泌体主要通过三种方式向靶细胞传递信息:① 受体-配体相互作用：虽然尚未发现介导外泌体摄取的特定受体，但有几种蛋白可能作为外泌体摄取的潜在受体，如 B 细胞的 Tim1/4[67] 和抗原提呈细胞(antigen presenting cell，APC)的 ICAM-1[68]；② 与质膜直接融合：黑素瘤细胞通过质膜直接融合吸收外泌体，低 pH 有助于这一过程[69]；③ 胞吞作用：吞噬是外泌体吸收的有效途径，吞噬细胞比非吞噬细胞吸收外泌体更多[70]。受体细胞摄取外泌体依赖于能量[71]。硫酸肝素蛋白多糖(HSPG)作为癌细胞外泌体内化受体，当细胞表面 HSPG 酶耗尽或内源性蛋白多糖生物合成的药理抑制，显著减弱外泌体吸收[72]。

四、外泌体组分

外泌体内生物活性分子引起了广泛兴趣，哺乳动物外泌体研究结果在 Vesiclepedia(http://microvesicles.org)数据库收录，这个数据库包括外膜囊泡、膜泡等其他类型 EV 的数据。2018 年 8 月 15 日 Vesiclepedia 数据库发布了多种细胞外泌体及 EV 成分的统计数据，包括 41 个物种、1 254 项研究结果。共鉴定出蛋白质 349 988 种，mRNA 27 646 种，miRNA 10 520 种，脂质 639 种。最近，又有一个新的数据库(http://evpedia.info)收录了非哺乳动物 EV 的研究数据。这两个数据库对外泌体内容物组分研究具有重要意义。

(一)外泌体蛋白质

外泌体蛋白组分丰富，应用蛋白质印迹法(Western blotting)进行了外泌体蛋白质成分的分析，揭示了部分蛋白质存在。20 世纪 90 年代，蛋白质组学分析技术快速发展使得外泌体内蛋白质的大规模鉴定成为可能。外泌体生成是一个普遍生物过程，几乎所有的外泌体都含有参与内体网络和病理变化的蛋白质。蛋白质组学研究表明外泌体中包含一些特定的细胞蛋白(图 1-3)。外泌体中蛋白质可分为两种类型：一类是外泌体结构性蛋白质，这些蛋白质多分布于外泌体表面或内腔，包括细胞骨架成分如微管蛋白、肌动蛋白和微丝结合蛋白等，膜融合和转运相关蛋白质如 Annexins、Rab 家族蛋白、Flotillin、Alix 和 TSG101 等，还有一些信号通路蛋白如蛋白激酶、G 蛋白等，膜表面四次跨膜蛋白超家族成员如 CD9、CD63、CD81 和 CD82 等，热激蛋白如 HSP70 和 HSP90 以及磷脂酶和脂质相关蛋白等。另一大类是相对特异的来源细胞蛋白质，抗原提呈细胞如巨噬细胞、DC 等来源的外泌体中含有丰富的 MHC Ⅰ类和 MHC Ⅱ类分子、CD80 和 CD86 等，血小板来源的外泌体中含有血友病因子和整合蛋白 CD41a 等，而 T 细胞分泌的外泌体表面则携带有穿孔蛋白和颗粒酶等，肿瘤细胞外泌体中还可以检测到过度表达的蛋白质标

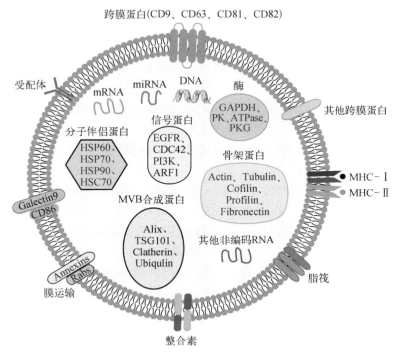

图 1-3 外泌体组分

志物如 FasL、TRAIL 和 TGF-β 等肿瘤抗原和免疫抑制蛋白。目前,蛋白质组学等技术不断进步,快速详尽地获取外泌体中的蛋白质成分成为现实[73]。

(二) 外泌体核酸

近年来,高通量测序联合基因组学技术的应用,外泌体中富集的核酸成分不断被发现。外泌体核酸可以翻译成有功能的蛋白质,进而影响受体细胞的蛋白质合成与表达。外泌体中富集的核酸包括 gDNA、mtDNA、mRNA、miRNA、piRNA、incRNA、cirRNA、rRNA、snRNA、tRNA 等。外泌体 RNA 成为当前研究的热点,具有重要的调控作用,直接参与转录、转录后加工和修饰等,调节靶细胞基因表达和功能。由于外泌体 RNA 种类和结构多样,决定了外泌体具有多种生物学效应。因此,外泌体 RNA 的组分和功能得到了广泛的研究。

1. 外泌体 RNA

Ratajczak 等[74]报道微囊泡介导供体和受体细胞之间水平转移 mRNA。Valadi 等[12]发现外泌体核酸如 mRNA 和 miRNA 具有功能,这一发现表明外泌体内容物具有重要研究价值;外泌体运载的 mRNA 可以进入靶细胞中翻译成蛋白质,外泌体转移的 miRNA 同样可进入靶细胞靶向调节 mRNA 水平,为深入研究外泌体 RNA 体内功能提供了新思路。CRE 重组酶报告系统研究发现囊泡内 CRE mRNA 可以在体内长距离转移[16,75,76],Zomer 等[16]利用该方法结合细胞内成像技术,发现侵袭性肿瘤细胞释放的 EV 可诱导肿瘤细胞的恶性转化。肿瘤细胞和干细胞衍生的外泌体 mRNA 也可调节受体细胞的基因表达,在胶质母细胞瘤和血细胞衍生的混合外泌体中也发现含有 miRNA。新一代测序技术的应用扩大了外泌体 RNA 的检测范围。

除了 mRNA 外,多种类型的非编码 RNA 在外泌体中高度富集调控基因表达。Pegtel 等[77]发现 Epstein-Barr 病毒感染的 B 细胞分泌的外泌体内含病毒 miRNA,可水平转移调节 DC 的基因表达。虽然 EV miRNA 在肿瘤中的作用已证实,但由于 EV miRNA 与受体细胞内源性 miRNA 难以区分,仍然缺乏 EV miRNA 促进肿瘤进展的确凿证据。Thomou 等[78]发现在脂肪组织特异性 *Dicer* 敲除小鼠模型中,棕色脂肪是 EV miRNA 的主要来源,正常脂肪组织移植到 *Dicer* 敲除小鼠中不仅恢复了 EV miRNA 的循环水平,而且调节远处器官中的基因表达。外泌体中还包括 lncRNA、circRNA、piRNA 等小 RNA,通过多种机制调节 mRNA 表达、蛋白质翻译及翻译后修饰,对细胞的生物学功能和疾病进展具有重要的意义。

2. 外泌体 DNA

外泌体 DNA 包括基因组 DNA(gDNA)[79]、线粒体 DNA(mtDNA)[80]及寄生虫 DNA[81]等。外泌体中含有大量的 gDNA 片段,但 DNA 载入外泌体的机制仍有待阐明[79]。目前依赖于超速离心法纯化外泌体,难以跟其他质膜与囊泡、蛋白复合物和凋亡体分离,外泌体 DNA 分析存在困难。大多数方案使用 DNA 酶降解游离 DNA,结合在外泌体表面的 DNA 由于与蛋白质结合而保持稳定。DNA 损伤后,有害的基因组 DNA 片段可输出到细胞质,导致细胞衰老或凋亡[82],而外泌体可转运外排有害 DNA 片段,维持细胞内稳态[83]。

(三)外泌体脂质

外泌体富含胆固醇、磷脂、磷脂酰乙醇胺、聚甘油和二酰甘油等脂质,这些脂质成分与其来源细胞相关。目前,外泌体脂质的生物学功能尚没有完全阐明。外泌体脂质与外泌体蛋白、外泌体 RNA 一样可作为生物标志物,反映机体的脂代谢异常状态。外泌体上的磷脂酰丝氨酸可以与细胞上的磷脂酰丝氨酸受体结合,介导外泌体内吞。外泌体脂质作为一类重要的活性分子参与调节肿瘤免疫、炎症反应和肿瘤微环境。此外,外泌体还包括花生四烯酸(AA)、人 12 羟二十烷四烯酸(12-HETE)、人白三烯 B4(LTB4)和前列腺素 E2(PGE2)等炎症和免疫相关活性脂质,调控靶细胞的脂代谢平衡。血小板外泌体 12-HETE 通过与中性粒细胞上的受体结合引起炎症;肿瘤外泌体 PGE2 能够抑制不同发育阶段肿瘤细胞的免疫应答反应,调控肿瘤微环境促进肿瘤生长;而肠黏膜外泌体 PGE2 可转移到肝脏诱导 NKT 细胞无效化。外泌体脂质参与免疫监视、肿瘤微环境或炎症的调节等多种生物学过程[84]。

五、外泌体功能和意义

(一) 外泌体生理功能

在被发现之后的近 30 年内,外泌体被认为是细胞内去除细胞碎片如多余细胞器的载体,是细胞排泄废物的一种方式。随后,人们发现外泌体能够刺激免疫应答,具有细胞间通信功能。当外泌体被内化后,受体细胞对其携载分子做出反应,基因表达和功能发生改变。外泌体调控免疫反应、神经元通信、抗原提呈、器官发育和生殖等生理过程。外泌体诱导巨噬细胞释放 TNF-α 等促炎因子[85,86],增强 NK 细胞活性[87],促进 DC 成熟[88],参与 MHC 分子的递送[89]和抗原提呈[90]。外泌体还参与感觉和运动神经元、中间神经元和神经胶质细胞之间的信号转移,在神经系统通信中起重要作用[91]。下丘脑神经干/祖细胞的内分泌功能下调是衰老发生的重要原因,下丘脑神经干/祖细胞外泌体 miRNA 可减缓衰老[92,93]。外泌体参与配子成熟、受精和胚胎植入甚至受孕等多个生殖阶段,胚胎发育依赖于外泌体在母体和胚胎之间的免疫通信。外泌体还介导上皮间质转化,在器官发育中起关键作用。此外,角质形成细胞分泌的外泌体能够增强黑色素合成,在色素沉着中具有重要作用[94-97]。肝细胞外泌体可以转移鞘氨醇激酶 2 在靶细胞中形成鞘氨醇-1-磷酸,促进细胞增殖和肝再生[98]。网织红细胞外泌体选择性地去除转铁蛋白受体促进网织红细胞发育为成熟红细胞。这些结果均表明外泌体在生物体的动态平衡中发挥着重要的作用[9]。

(二) 外泌体病理学作用

如同一把"双刃剑",外泌体不仅在正常生理状况下发挥功能,在人类疾病发生发展中也发挥重要作用。外泌体参与的病理过程包括肿瘤、心血管疾病、炎症、神经退行性疾病以及病毒感染和朊病毒传播等。

1. 外泌体与免疫抑制作用

外泌体降低 NK 细胞活性,抑制 DC 分化,诱导 Fas 配体(FasL)介导的 T 细胞凋亡,抑制 T 细胞增殖,递送外泌体 IL-10 来抑制炎症,从而发挥免疫抑制作用[99]。此外,HSP72 阳性肿瘤外泌体可促进髓源性抑制细胞(MDSC)的免疫抑制作用。低氧条件下乳腺癌细胞产生更多的外泌体,通过 TGF-β 途径抑制 T 细增殖[100]。研究表明,肿瘤外泌体可以提供多种信号抑制免疫监测系统,诱导免疫耐受,实现肿瘤的免疫逃逸[101]。

2. 外泌体与肿瘤的发生发展

目前研究最多的是外泌体在肿瘤的发生发展中的作用,肿瘤及微环境细胞通过外泌体相互交流,介导肿瘤细胞增殖、侵袭和转移、血管新生、肿瘤复发和耐药等[102],其作用及机制详见本书第四章。

3. 外泌体与感染性疾病

外泌体携载多种致病因子包括病毒蛋白和病毒基因组片段等,传播多种感染性疾病的病原体。这些致病因子的递送能影响受体细胞的免疫反应,如外泌体将病毒 miRNA 转移到受体细胞中抑制基因表达,参与朊病毒蛋白 N 端修饰,并选择性地将不同的朊病毒蛋白递送到神经元细胞中。此外,HIV - 1 可以外泌体为载体转运趋化因子受体 5 进入受体细胞。病毒如 HIV 感染细胞产生的外泌体与疾病传播密切相关[77,103-105]。

4. 外泌体与疾病治疗

外泌体在肿瘤、心血管疾病、神经退行性疾病、组织损伤和感染性疾病等疾病治疗中发挥重要作用。新的研究证据提示,外泌体是成体干细胞旁分泌重要活性成分,为干细胞"非细胞"治疗提供基础。干细胞外泌体在组织器官再生修复中发挥关键作用,近十余年来,我们团队一直致力于 MSC - Ex 与组织再生研究,发现 MSC - Ex 特别是 hucMSC - Ex 能够在心、肝、肾、皮肤等组织损伤中具有显著的修复效果[106]。本团队首次报道 hucMSC - Ex 能逆转外周组织胰岛素抵抗,减轻胰岛 β 细胞损害,增加糖的摄取和利用,降低 T2DM 大鼠模型的血糖水平[37]。外泌体作为天然囊泡递送系统,装载药物或生物活性分子靶向输送到相应的病理组织发挥治疗作用,为各种难治性疾病的治疗提供新的希望。

5. 外泌体与疾病诊断

外泌体是一种潜在疾病诊断和预后生物标志物,也是肿瘤液体活检的主要内容之一。外泌体存在于各种体液中,能反映其来源细胞的状态。因此,外泌体是用于疾病诊断的理想的非侵入性生物标志物。通过微流控技术可以快速特异地检测外泌体,但其临床诊断应用还需要进一步标准化。不同疾病状态的细胞外泌体含有特异性内容物,它们通常随着外泌体起源细胞和组织而变化。患者体液如血液、尿液、脑脊液、胸腔积液等来源的外泌体,可以作为多种疾病的诊断标志物。

6. 其他应用

外泌体可开发成疫苗用于疾病的防治,还能改造修饰为药物或基因运输工具,提高疗效。此外,研究人员提出基于外泌体治疗疾病的三种策略:抑制外泌体合成、释放和摄取,阻断外泌体传播和消除循环外泌体,优化外泌体内携载活性分子。这些新理论和策略为难治性疾病的治疗提供了新的希望[99]。随着物理、化学、细胞和基因工程技术的发展,iexosomes 策略备受关注,有望成为新的外泌体治疗方案。

(吴佩佩　许文荣)

第三节　外泌体分离技术

外泌体在生理病理过程中发挥着重要作用,在疾病的诊断、预后和再生修复中具有广阔的前景,因此获得高质量的外泌体显得尤为重要。外泌体大小、密度和脂蛋白、蛋白质复合体等比较接近,不同分离纯化方法将影响其纯度和质量。目前基于外泌体理化特性已建立了多种分离纯化外泌体方案,如离心法、免疫亲和捕获法、聚合物沉淀法、尺寸排阻色谱法、切向流超滤法、微流控分离法和一些新兴的纳米材料分离方法等,但尚未有统一的标准,可根据实验目的选择恰当的分离策略。本节对常用外泌体分离技术进行了概述并比较其优缺点(表1-1)。

表1-1　外泌体分离技术评价

分离方法	原　理	优　势	局　限　性	参考文献
DU	大小和密度	适用大样本量	费力、费时、纯度低、回收率低,需要特殊设备	[3,107]
DGC	大小和密度	适用大样本量、高纯度	费力、费时、回收率低,需要特殊设备	[3,107]
SEC	大小和分子量	快速、高产,保持完整性和生物活性	缺乏特异性,需要特殊装置	[107,109]
TFU	大小和分子量	快速,使用方便,高回收率,适用大样本量	特异性低,易聚集和变形	[107,109]
ICP	特异性抗原抗体反应	特异性高、纯度高,可用于亚群分离	成本高、产量低,应用范围窄	[107,108]
PP	表面电荷、溶解性和分散性	产量高、快速、使用方便,适用各类体积样本	产量高、快速、使用方便,适用各类体积样本,特异性低、成本高、易产生异质复合物颗粒	[3,107]
MF	免疫亲和力、大小和密度	易操作、自动化、高回收率、快速、低成本,适用小体积样品	需要特殊设备	[3,107]
AF4	大小和分子量	分离范围广、快速、无标记、条件温和、重复性高	需要特殊设备,较难普及	[118]
Abs-MNWs	特异性抗原抗体反应	敏感性和特异性高,快速、产率和纯度高、成本低、易操作	需要特殊设备,较难普及	[120]

注：DU(differential ultracentrifugation,差速超速离心法);DGC(density gradient centrifugation,密度梯度离心法);SEC(size exclusion chromatography,尺寸排阻色谱法);TFU(tangential flow ultrafiltration,切向流超滤法);ICP(immunoaffinity capture,免疫亲和捕获法);PP(polymer precipitation,聚合物沉淀法);MF(microfluidic filtering,微流体过滤法);AF4(asymmetric flow field flow fractionation,非对称流动场流技术);Abs-MNWs(antibody cocktail-conjugated magnetic nanowires,抗体混合物缀合的磁性纳米线)。

一、外泌体常用分离技术

常用的外泌体分离技术主要有差速超速离心法、密度梯度超速离心法、免疫亲和捕获法、聚合物沉淀法、尺寸排阻色谱法和切向流超滤法等（图1-4），其中离心法应用最广泛。

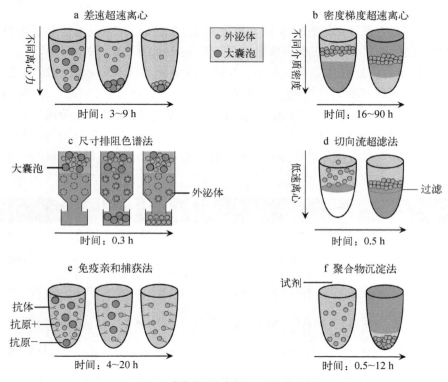

图1-4 常用外泌体分离方法及原理示意图

（一）差速超速离心法

差速超速离心法（differential ultracentrifugation，DU）是目前分离纯化外泌体的"金标准"[73,107]，该方法最早由 Clotilde 提出，随后 Thery 等加以改进，通过差速离心沉淀，分步去除完整细胞、死细胞、细胞碎片及大直径囊泡等"大型杂质"，最后经 100 000g 离心，将大小密度相近的外泌体颗粒沉淀富集，适用于大体积的样本如细胞培养上清中外泌体分离。具体的分离步骤如下：将收集的细胞培养上清于 4℃、2 000g 离心 10 min，以去除细胞碎片；收集上清后于 4℃、10 000g 离心

30 min,以去除细胞器;将上清用 0.22 μm 无菌滤膜过滤除菌后,置 4℃、100 000g 离心 3 h;弃上清,无菌 PBS 重悬沉淀,再置 4℃、100 000g 离心 3 h;弃上清,PBS 重悬,分装后于-70℃保存备用[3]。

(二)密度梯度超速离心法

密度梯度离心法(density gradient centrifugation, DGC)是基于外泌体特定的密度范围,利用与外泌体密度相近的蔗糖 D_2O 密度垫,在差速超速离心法的基础上,进一步区分与外泌体重量相近而密度不同的其他物质。主要分离纯化步骤为:收集样本如细胞培养上清,4℃、2 000g 离心 10 min,去除细胞碎片;获取上清于 4℃、10 000g 离心 30 min,去除细胞器;将上清转移至 100 kDa MWCO 超滤离心管,4℃、1 000g 离心 30 min 浓缩;将浓缩液缓慢移至 5 mL 30% 蔗糖/D_2O 密度垫(ρ = 1.210 g/cm³),4℃、100 000g 离心 3 h;收集底部蔗糖/D_2O 层(含外泌体),PBS 稀释后加入 100 kDa MWCO 超滤离心管中,4℃、1 000g 离心 30 min,PBS 洗涤 3 次;最后用 0.22 μm 无菌滤膜过滤除菌,分装后于 -70℃保存[73,107]。

(三)尺寸排阻色谱法

尺寸排阻色谱法(size-exclusion chromatography, SEC)是一种将溶液中的分子按照其尺寸或者分子量大小进行分离的色谱方法[3,73],利用凝胶孔隙的孔径大小与样品分子尺寸的相对关系进行分离。样品中大分子不能进入凝胶孔,只能沿多孔凝胶粒子之间的空隙通过色谱柱,首先被流动相洗脱出来;小分子可进入凝胶孔,在柱中滞留洗脱较晚。尺寸排阻色谱法分离外泌体具有较多优势,如简单、易于操作;分离体系温和,对外泌体损伤小;稳定性好,回收率高,且回收外泌体生物活性高。但此种方法也具有一定的局限性,如分离效率依赖于亲和特异性,因此不能适用于所有的样本。

(四)超滤装置的分离方法

切向流超滤法(tangential flow ultrafiltration, TFU)主要是基于细胞、蛋白质和病毒等分子量大小的一种分离方法,能够实现高效和快捷地对生物样本进行分离与纯化[73,107]。其主要原理是根据外泌体大小使用相应截留分子量的超滤膜联合离心法去除细胞、细胞碎片和大分子囊泡等,实现外泌体分离。超滤的装置一般为连续分级过滤装置,结合运用死端(dead-end)过滤和切向流过滤的原理,按预分离样品中组分大小不同进行分离。一般分为两步,首先用孔径大于外泌体粒径的滤膜或离心法去除大颗粒,然后再以孔径较小的超滤膜截留外泌体,实现外泌体分离。此方法简单易行、成本低、分离效率较高、适用性广、适用于大体积样本分离（高达数千升样本量）、生物活性高，有利于后续的实验研究。然而也存在一些不足，如外泌体纯度较低，易引起外泌体聚集并堵塞滤膜，外泌体得率较低。

（五）免疫亲和捕获法

免疫亲和捕获法基于抗原抗体反应原理[2,73]，磁珠包被抗外泌体表面特征蛋白质如 CD9、CD63、CD81 等的抗体，通过磁力作用有效捕获外泌体，进行分离纯化。将捕获的外泌体裂解，通过特异性蛋白的抗体包被的磁珠对外泌体内容物中的蛋白成分进一步分析。该方法特别适合血浆等小体积样本中的外泌体分离，基质的非特异性吸附也会导致获得的外泌体中存在干扰蛋白质等，而且磁珠、抗体较为昂贵，保存条件苛刻，难以广泛普及。

（六）聚合物沉淀法

聚合物沉淀法最早用于分离和纯化病毒颗粒[73,107]，因外泌体与病毒颗粒具有相似的物理特性，被逐渐用于外泌体分离纯化。常用的方法有聚乙二醇沉淀法、有机溶剂沉淀法、鱼精蛋白沉淀法和乙酸钠沉淀法等。目前，有多种商业试剂盒问世：如 Exo Quick 试剂盒和 Total 外泌体 Isolation（Cell Culture Media）试剂盒等。

Exo Quick 试剂盒是通过螯合物捕捉的原理提取外泌体，细胞培养上清以 1 500g 离心 20 min 去除死细胞；经 10 000g 离心 30 min，随后按 5∶1 加入沉淀剂，混合均匀，4℃过夜；再以 1 500g 离心 5 min，50 μL PBS 重悬沉淀，获得的外泌体 -80℃ 保存。Total 外泌体 Isolation 试剂盒将水分子聚合以减少可溶性成分，使外泌体从溶液中析出，再通过低速离心获得外泌体。细胞培养上清以 2 000g 离心 30 min，转移上清至新的离心管中，加入样本量 1/2 的试剂，混匀，4℃过夜，以 10 000g 离心 1 h，弃上清，50 μL PBS 重悬沉淀，保存至 -80℃。这类方法操作简单，无需超速离心机等大型设备，适用于小体积样本或者较为珍贵的样本。但聚合物沉淀法获取的外泌体纯度不高，且易于聚集成团。

二、新兴的外泌体分离技术

（一）基于声波微流控技术分离提取外泌体

声流体（acoustofluidics）技术是声学和微流控技术相结合的一种方法，主要原理是：声波会对微流体中大小不同颗粒产生不同的作用力，导致颗粒移动速度不同。施加声波场力会对在微流体环境中的颗粒产生声辐射力,促使颗粒沿着声波节点移动,声辐射力的大小与颗粒直径的大小成正比,导致受力越大的颗粒移动的速率加快[108]。Lee 等[109]设计了基于声流体技术的微流控芯片首次分离外泌体,装置的工作原理如图 1−5a 所示,装置中间分别安装了交互数字转换电极,通过调节声波的功率来控制声波辐射力大小,样品流动速度在受力后发生改变,大颗粒沿着两侧快速移动,而较小颗粒则沿着中间流动,大小颗粒分别被不同通道收集。他们利用这一技术从卵巢癌细胞培养上清中分离出微囊泡和外泌体,并从红细胞中分离出微囊泡。2015 年,Wu 等[110]通过这一原理(图 1−5b)实现了从全血中分离纯化外泌体和微囊泡,其中外泌体的纯化效率达到 98.4%。

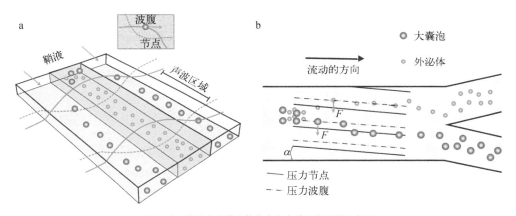

图 1−5　基于声波微流控技术分离外泌体原理示意图

(二) 基于介电泳分离技术和确定性横向位移技术分离外泌体

介电泳(dielectrophoretic,DEP)分离技术,也称双向电泳技术,近年来被用于外泌体分离。不同大小的膜囊泡内容物不尽相同,因此介电性质也不同,基于这一特征,实现外泌体的分离。Ibsen 等[111]首次利用这一技术分离外泌体,通过设计了一种交流电动(alternating current electrokinetic,ACE)微阵列芯片装置,实现了从胶质母细胞瘤患者血浆中分离外泌体,整个过程耗时不到 30 min,获得的外泌体可进一步分析其蛋白质和 mRNA。该技术可快速获得用于液体活检的外泌体,在肿瘤患者早期诊断和疗效监测中具有良好应用前景。

确定性横向位移(deterministic lateral displacement,DLD)分离技术是基于微流体运动的动力学特征,根据待分离样品中颗粒的大小,设计梯度柱阵列的几何形状,小于截止直径的颗粒呈现曲折前进运动最后以流线流出,而颗粒直径大于截止直径的颗粒会呈现发生横向位移移动,因此,不同大小的颗粒得以分离。Wunsch 等[112]设计制造了纳米级 DLD 侧向位移阵列微流体柱装置,其间隙大小范围为 25~235 nm。在低 Péclet(Pe)数字处,存在扩散和确定性位移竞争,有效分辨 20~110 nm 之间颗粒,可用于癌细胞来源的微囊泡和人尿中的外泌体的分离。

(三)黏弹性微流控技术分离外泌体

黏弹性微流控技术分离外泌体主要原理是通过在黏弹性介质中的颗粒分子在黏弹性力的作用下发生位移,黏弹性力的强弱及颗粒分子产生的位移与颗粒的大小成正比,实现外泌体分离。Liu 等[113]设计了基于黏弹性的微流体装置,使用具有生物相容性聚合物的聚氧化乙烯来调控黏弹性力大小,实现外泌体以连续、尺寸依赖和无标记的方式分离。该装置的工作原理如图 1-6a/b 所示,装置前端有两个入口,分别加入样品和含有聚氧化乙烯的鞘液,样品先在鞘液流的作用下在通道的两侧流动,随后样品中较大尺寸的 EV 受到较大的黏弹性力,逐渐向中间通道移动,较小尺寸的外泌体移动方向不发生改变,基于这一原理,大颗粒的EV 从通道中心流出,外泌体在通道两侧被收集,实现了外泌体高效分离。Zhou

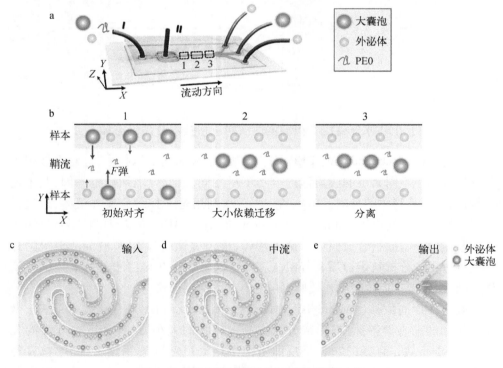

图 1-6　黏弹性微流控技术分离外泌体原理示意图

等[114]改进了这一技术,设计了一个反向波浪形通道的黏弹性流体装置用于外泌体分离(图1-6)。与传统的直通道相比,微流体周期性地反转由重复波状通道结构产生的迪恩(Dean)涡流可以促进颗粒聚焦。使用四种不同尺寸的荧光亚微米球(1 μm,500 nm,300 nm 和 100 nm)实现了简单、高通量、无标记的外泌体分离,纯度高于92%,回收率高于81%。这种技术可应用于外泌体相关的生物学研究和药物分析。

(四) 基于免疫亲和原理的微流控技术分离提取外泌体

免疫亲和捕获法可与微流控技术结合实现高效、特异且快速的外泌体分离,目前主要应用于肿瘤来源的外泌体捕获。Zhao 等[115]基于这一原理设计了ExoSearch 外泌体分离芯片装置,用于卵巢癌患者血浆外泌体分离。该芯片上有两个流体注入口,一端用于待检测的血浆样品注入,另一端用于含有特异性抗体(抗CA-125、抗 EpCAM、抗 CD24)包裹的免疫磁珠溶液注入,两液流交汇通过蛇形通道,产生迪恩涡流和惯性升力促进两流充分混合,再通过磁场进行捕捉,该分离系统还可结合荧光探针和荧光检测器对多种抗原进行定量检测。

Kanwar 等[116]设计了另一种外泌体分离捕获的装置,其主要设计原理如图1-7:微流体装置通道表面涂覆一层生物素化的 CD63 抗体,用于捕捉细胞培养上清和血清中含有 CD63 抗原的外泌体,以 PBS 洗脱,获得外泌体。100~400 μL 血清中的外泌体在 1 h 内被快速捕获,并通过 RT-PCR 定量其 RNA 谱来进一步表征。进一步开发了 ExoChip 芯片,CD63 抗体涂覆通道表面以此特异性捕捉胰腺癌患者血清外泌体,并且以亲脂性膜染料——荧光羰花青染料(DiO)对外泌体进行了定量。

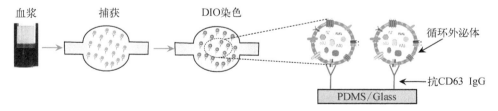

图1-7 Exochip 微流控技术分离外泌体原理示意图

(五) 非对称流动场场流技术分离外泌体

非对称流动场场流(asymmetric flow field flow fractionation, AF4)技术主要基于不同的尺寸和分子量,垂直于样品流施加力场以分离样品。AF4 在通道处包含可渗透的板边界,当样品在通道中流动时,抛物线速度由于层流而产生轮廓,流体移动慢的分布在边界处,移动快的在中心处。当施加垂直力场的时候,样品中的分析物流向边界。布朗运动创造了一个抵消运动使得较小的颗粒倾向于到达一个远离边界的平衡位置。这种方法的分离应用范围广泛,可以应用于多种洗脱液。

Kang 等[117]首先将这一技术用于外泌体的分离,Zhang 等[118]进一步改进,其主要技术原理如图1-8所示,可实现从纳米级到微米级大尺寸动态范围的分离,分辨率达 1 nm。该方法具无标记、温和、快速(<1 h)、可重复和高回收率等优势,结合实时监测,如紫外吸收和动态光散射(DLS)等,成功分离不同的外泌体。AF4有望开发基于外泌体的分子诊断和治疗方法,具有广阔的应用价值。

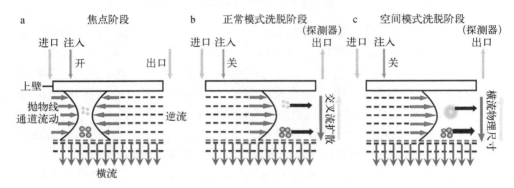

图1-8 非对称流动场场流分离外泌体原理示意图

(六) 新兴纳米材料检测技术分离外泌体

随着纳米材料技术的迅速发展和快速应用,一些新兴的纳米材料也被用于外泌体的富集。Wang 等[119]设计了一种具有硅纤毛微柱的多维分层结构的微流控装置,主要基于颗粒的尺寸大小实现外泌体分离,捕获直径在 30~200 nm 范围内的外泌体。该装置借助于电沉积的银纳米粒子催化剂在微柱侧壁上无电蚀刻硅纳米线(nanowires),形成多孔微结构以捕获粒子,最后 PBS 溶解多孔硅纳米线获得外泌体。

纳米线具有长而细的形态,表面积大,便于对其表面进行修饰,有助于更好地捕获目标颗粒。Lim 等[120]设计了一种磁性纳米线装置用于捕获外泌体(图1-9),纳米线的表面覆盖有 CD9、CD63、CD81 三种抗体,可捕获样品中表达这三种膜蛋白质的外泌体,内部包含有氧化铁纳米颗粒可被磁场捕获,最后二硫苏糖醇(DTT)处理获取外泌体。

综上所述,目前分离外泌体的技术较多,笔者认为寻找合适方法主要依据以下几点:① 研究及应用目的:后续实验若为疾病分子机制的研究,建议选择分离纯度高、效率高的方法;若后续为组织再生修复等治疗目的的外泌体,则可选择适用于大规模提取、便于量产的方法;② 被提取样本的类型:珍贵少量样本,可通过

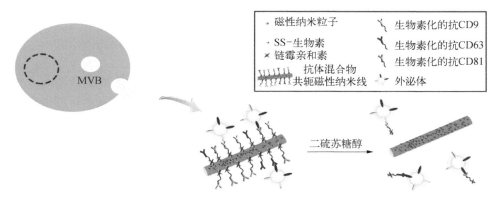

图 1-9 磁性纳米线装置分离外泌体原理示意图

免疫捕获或试剂盒法等得率较高的技术;样本体系较大如培养上清或尿液等,可以采用超速离心法获得;③ 所在实验室的研究条件:实验室缺乏超速离心机或者新兴提取方法的设备条件,可选择免疫捕获或者试剂盒等简便易操作的方法。

(张　斌　吴佩佩)

第四节　外泌体检测技术

分离纯化的外泌体需进一步鉴定,本节将对外泌体形态、粒径、特异性标志物等鉴定检测技术进行综述。

一、外泌体形态检测技术

外泌体是纳米级的小囊泡,直径在 30~200 nm 之间,传统的光学显微镜具有接近外泌体尺寸的衍射极限,不能显示外泌体的清晰图像,因此需要通过电子显微镜或原子力显微镜获得高分辨率的外泌体图像。在电子显微镜下,外泌体呈现特征性的"碟状"或"杯状"形态,具有磷脂双分子层结构。

(一) 扫描电子显微镜检测技术

扫描电子显微镜(scanning electron microscopy)通过聚焦电子束扫描外泌体表面时激发产生的物理信号来调制一个同步扫描的显像管,从而在相应的位置得到外泌体图像。在预先涂覆有导电材料薄膜如金的外泌体样本中,电子和原子相互作用,通过信号转换得到外泌体三维表面图像[121]。外泌体样品制备时需要预先固定脱水,观察到的外泌体呈现一种"茶托样"形态,可显示大小(图1-10a)[122]。

(二)透射电子显微镜检测技术

透射电子显微镜(transmission electron microscopy)是外泌体形态观察的常用技术。与扫描电子显微镜相比,透射电子显微镜不需要样品导电,而是通过聚焦的电子束照射后产生相应的图像(图1-10b)。由于电子的波长比可见光的波长短三个数量级,透射电子显微镜具有超高的分辨率(<1 nm),其分辨率很大程度上取决于电子束的空间稳定性以及样品的化学稳定性[122]。透射电子显微镜的检测样品也需固定脱水,会影响外泌体形态和大小。因此,透射电子显微镜下观察到的外泌体大小分布与样本预处理密切相关。免疫金标记的外泌体经透射电子显微镜检测其表面的分子标志物,可对外泌体进行亚群分析[123]。

(三)冷冻电子显微镜检测技术

冷冻电子显微镜(cryo-electron microscopy)能够直接检测分析冷冻样本中的外泌体,避免了脱水、化学固定剂和染色的影响,镜下观察到的外泌体形态为圆形

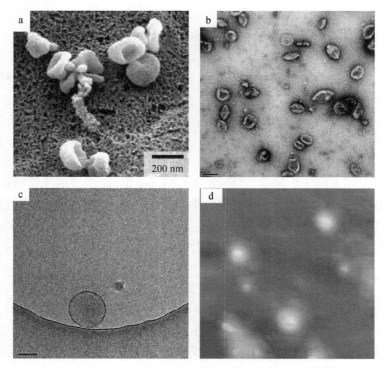

图1-10 外泌体形态

（图 1-10c），提示了在扫描和透射电子显微镜观察到外泌体的"茶托样"结构可能是由于脱水形成的。

（四）原子力显微镜检测技术

原子力显微镜（atomic force microscopy）具有纳米级的横向分辨率和亚纳米级垂直分辨率，可以在水溶液中直接进行测量，产生外泌体三维图像。当机械悬臂通过外泌体时，根据其偏差来确定外泌体形态。该技术无需制备大量的样本，外泌体可以吸附在云母支架上，在温和干燥的环境中成像。原子力显微镜可以提供两类信息：① 幅度调制检测悬臂的振动幅度的变化，获得外泌体形态图片；② 相位调制记录能量耗散，提供外泌体局部的黏附性质。在原子力显微镜下观察到单个外泌体呈"圆形"形态（图 1-10d），相位图像可显示外泌体内部结构，如脂质，蛋白质等。然而，当使用原子力显微镜来确定外泌体形态时，样品的制备过程及固定到基质上时的外泌体变形可能影响外泌体外观。除此之外，样本成像容易产生许多尖端引起的伪影，使得外泌体大小尺寸有所差异[124]。

二、外泌体粒径检测技术

电子显微镜和原子力显微镜可确定外泌体大小和分布，但由于样品制备的过程可能影响所成像的外泌体大小，且实验时间相对较长，不能准确显示外泌体粒径。外泌体大小和分布的快速检测常用纳米颗粒跟踪分析、动态光散射等技术。

1. 纳米颗粒跟踪分析检测技术

纳米颗粒跟踪分析检测技术（nanoparticle tracking analysis，NTA）是一种光学粒子跟踪技术，用于检测外泌体浓度和粒径分布（图 1-11a）。相对于其他技术，NTA 检测到悬浮液中粒径范围为 10～2 000 nm 的颗粒，具极高的分辨率，对于粒径较为接近的颗粒仍然可以准确分析，特别适用于外泌体分析、纳米颗粒毒理等研究。外泌体呈布朗运动，当光束照射时产生散射光，光敏 CCD 相机记录跟踪单个外泌体运动路径，并用图像分析软件计算每个粒子的平均速度。因为布朗运动的速度取决于温度、黏度和流体动力，在用已知尺寸和浓度的粒子进行系统校准后，可以推算出外泌体浓度和粒径宽度。CCD 相机与照射平面成 90° 角，可检测和跟踪 50～1 000 nm 囊泡的布朗运动，但 NTA 不能准确检测 50 nm 以下的微小颗粒[125]。

2. 动态光散射检测技术

动态光散射（dynamic light scattering）也称为非光子相关光谱技术，当激光束照射样品时，由于布朗运动，样品中的外泌体颗粒不断移动，进入探头照明部分导

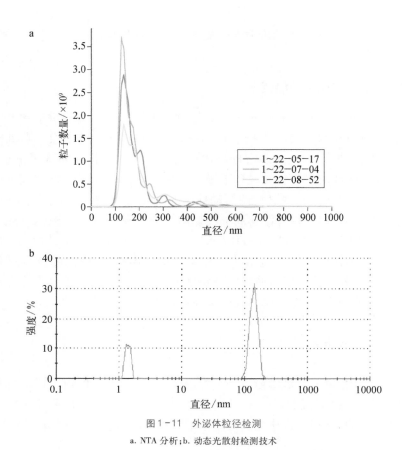

图 1-11 外泌体粒径检测
a. NTA 分析；b. 动态光散射检测技术

致散射光的波动。与较大的外泌体相比，较小的外泌体在探头内移动得更快，引起更大的散射光波动。通过布朗运动和光散射理论的数学模型的组合，可以在几秒钟内计算出粒径大小（图 1-11b）。动态光散射检测技术最初仅能测量窄尺寸分布，但目前已能检测到 1 nm 到 6 μm 之间的粒子，且检测样品体积仅需几微升。为了获得最佳结果，检测过程中须避免灰尘颗粒、气泡、碎片和无机颗粒干扰。动态光散射检测技术适用于单分散样品的尺寸测定，并能监测聚集等样品变化。检测多分散样品的尺寸分布不太准确，因为测量的尺寸分布受到少量较大颗粒如血小板或其他污染物存在的影响，其散射的光比小囊泡更多。为了提高动态光散射检测技术在复杂样品研究中的性能，可以与尺寸排阻色谱或场流分级相结合，后者将较小的外泌体与蛋白质污染物以及较大的囊泡分开，从而得到外泌体亚群更窄和更准确的大小分布[126]。

3. 拉曼光谱检测技术

拉曼光谱（Raman spectra）是非弹性光散射的一种形式，即大多数入射光以弹性方式散射,少数入射光以非弹性方式散射产生单独的拉曼光谱,主要用于揭示单个活细胞内大分子的结构和生物化学成分。当样品由单激光照射时,样品中的分子振动引起能量损失或增益,导致散射光的波长发生变化,这种变化通过专用的传感光谱仪进行检测。外泌体由不同的生物分子组成,都具有独特的拉曼光谱,因此可以在不标记的情况下研究其化学组分。共聚焦拉曼显微光谱仪可以检测到约为 0.3 μm^3 的拉曼光谱,其与微粒的尺寸重叠,在不标记的情况下检测单个微粒的化学组成。此外,拉曼显微光谱法可进行定量,其信号强度与分子数量呈线性关系,已用于分析外泌体组成和区分不同的外泌体亚型。但拉曼显微光谱的设置和采集耗时较长,导致与高通量分析不兼容。由于拉曼散射信号的强度低(<1∶10 000 的弹性散射),测量结果受手动操作的影响。测量时外泌体暴露于高强度光束,可能在外泌体内诱发光反应并发生不可逆地改变[127]。

4. 可调式电阻脉冲传感检测技术

可调式电阻脉冲传感(tunable resistive pulse sensing)检测技术和 NTA 均可检测悬浮样品中外泌体浓度和大小分布。可调式电阻脉冲传感检测技术是基于纳米级的库尔特原理,检测由外泌体通过聚氨酯膜中的纳米孔而产生的离子电流的瞬时变化[128]。Akers 等[125] 比较了可调式电阻脉冲传感检测技术和 NTA 在测量脑脊液的外泌体和微囊泡中的差异,发现对于直径<150 nm 的外泌体,NTA 的检测灵敏度更高,而对于较大的微囊泡,情况正好相反。

5. 流式细胞分析检测技术

传统的流式细胞术(flow cytometry)是基于光散射和荧光激活检测细胞或更大颗粒,颗粒大小的检测下限在 300~500 nm 之间[129],体系中还存在着小颗粒背景干扰,直接检测小粒径外泌体分辨率较低,需采用微米级的乳胶微球结合多个外泌体,再用荧光抗体结合的外泌体进行流式分析[130]。然而这种方法缺乏单个外泌体分析能力,不能区分不同的囊泡亚群,需要开发更高灵敏度的流式细胞仪来区分粒径小至 100 nm 的颗粒[131]。Stoner 等[132] 开发了一种高灵敏度的流式细胞仪,可以用于确定单个外泌体的大小和分子特征,称为小颗粒流式细胞仪(small particle flow cytometry),该仪器整合和优化了激光激发和激光束的成形等,采用不同的荧光探针和标记方案,比较了外泌体荧光强度分布与其直径分布,发现 DI－8－ANEPPS 膜电位荧光探针产生的荧光与外泌体表面积成正比,可测量外泌体大小和浓度。

6. 表面等离子体共振检测技术

基于表面等离子体共振(surface plasmon resonance)效应的光学传感器常用于实时分析、简便快捷地监测 DNA 与蛋白质、蛋白质与蛋白质、药物与蛋白质、核酸与核酸等生物分子之间的相互作用。光在棱镜和金属膜表面发生全反射现象时，会形成消逝波进入光疏介质中，在介质中又存在一定的等离子波，当两波相遇时可能会发生共振，检测到的反射光强度会大幅度减弱，能量从光子转移到表面等离子。此时从反射光强的响应曲线看到一个最小的尖峰，对应的入射波长为共振波长，对应的入射角即为表面等离子共振角。表面等离子体共振角随金属表面折射率变化而变化，而折射率的变化又与金属表面结合的分子量成正比，从而推算出物质之间的相互结合[133]。该技术的优点在于：① 由于产生较大的表面等离子体共振信号，提高了信噪比，确保了良好的灵敏度；② 与微流体液体处理兼容，提供对流速的精确控制；③ 与先进的化学表面修饰相容，可以固定在一个结合配偶体的表面，同时确保低的非特异性生物分子结合。尽管表面等离子体共振检测技术具有明显的优点，但与可溶性生物小分子相比，量化外泌体存在一定难度。首先，外泌体生物分子组成复杂，不同生物分子如脂质、蛋白质和核苷酸的相对含量对外泌体具有不可忽略的影响；其次，外泌体具有较宽的尺寸分布，平均尺寸在表面等离子体共振检测技术的衰变长度范围内（约 150 nm），所得的结果需要进行适当的校正。因此，用表面等离子体共振检测技术获得的结果应与 NTA 和外泌体总蛋白质含量的定量结果进行比较。通过已知脂质浓度的合成脂质囊泡悬浮液进行定量实验，考虑表面诱导的外泌体收缩对测量的表面等离子体共振反应的影响，评估其性能[134]。

三、外泌体蛋白质标志物检测技术

外泌体蛋白质组成较为复杂，既包含与外泌体生物学起源和生物学功能密切相关的蛋白质，又包含分泌细胞所特有的蛋白质。非特异性蛋白质主要包括跨膜蛋白、胞质蛋白、信号通路相关蛋白、各种代谢酶、热激蛋白等。特异性蛋白主要包括：① 抗原提呈细胞来源的外泌体富含 MHC Ⅱ 类分子；② 树突状细胞来源的外泌体携带 CD86，是 T 细胞重要的共刺激分子；③ T 细胞来源的外泌体携带 CD3，可作为其特定的表面标记；④ B 细胞来源的外泌体含有 MHC Ⅱ 类分子；⑤ 肿瘤细胞的外泌体携带乳脂球表皮生长因子 8（MFGE8）等[102,135]。传统的外泌体蛋白标志物的检测方法主要有蛋白免疫印迹检测技术、酶联免疫吸附检测技术和质谱分析检测技术，为了更好地对外泌体蛋白质进行定量分析，新一代生物传感器正在研发中。与传统的蛋白质检测方法相比，这些生物传感器利用不同的传感机制来检测外泌体内的蛋白质，以最小的样品体积和最少的样品处理过程获得最多的信息，因此，非常适合于临床应用。

1. 蛋白质印迹法

蛋白质印迹法(Western blotting)是最常用的蛋白质分析技术,在外泌体蛋白分析中,可检测外泌体的相关蛋白质(图1-12a)。虽然蛋白免疫印迹检测技术可以提供外泌体中不同蛋白质的相关信息,但整个过程耗时较长(>10 h),且灵敏度较低,不能进行大量样本同时分析,不太适合临床应用[136]。

2. 酶联免疫吸附测定

酶联免疫吸附测定(enzyme-linked immunosorbent assay, ELISA)可以多种不同的测定方法进行蛋白质定量,如双抗体夹心法、双位点一步法、间接法、竞争法等。采用特定的双抗体夹心法,纯化的外泌体制剂或外泌体裂解物与固相载体上的抗体结合,再加入酶标特异性抗体使其与固相载体上的抗原结合形成夹心复合物,从而提高了检测特异性。ELISA和Western blotting都具有相似的检测限,但ELISA操作时间较短,且可以按比例放大以进行高通量的测量[137]。

3. 质谱分析

与ELISA和Western blotting不同的是,质谱分析(mass spectrometry)检测技术的灵敏度较高,可以进行高通量的肽谱分析[138]。纯化的外泌体经过酶消化、肽分离和电离后采用质谱进行分析。在检测灵敏度上,质谱法不如基于抗体的技术敏感。质谱法需要大量的前期准备和处理时间,但可以提供高通量、定量的外泌体蛋白质组学分析。迄今,已有数千种外泌体蛋白被用于蛋白质-蛋白质相互作用的系统分析,可揭示外泌体功能及其在细胞间长距离通信中的重要作用[139]。

4. 单个囊泡分析技术

单个囊泡分析技术(single EV analysis method)能够在单个囊泡中检测多种蛋白质生物标志物,外泌体首先在微流体通道内被捕获并标记荧光特异性抗体,然后使用低倍率(20倍)成像测量单个外泌体荧光强度[140],获得外泌体数量和蛋白质组成数据。因为外泌体被固定在芯片表面上,每个外泌体的信噪比通常比在自由漂浮时要高得多,且可被再次捕获,实现多重筛选(>10个标记)。单个囊泡分析检测技术可用于研究不同细胞类型的外泌体,如比较肿瘤发生发展过程中不同阶段外泌体类型,肿瘤细胞分泌的外泌体是否与宿主细胞分泌的外泌体不同,外泌体如何改变正常和肿瘤细胞表型以支持肿瘤生长,定量分析外泌体内的蛋白质,揭示外泌体如何促进肿瘤生长[141]。

5. 微磁共振检测技术

大多数生物实体天然缺乏铁磁性背景,即使光学浑浊的样品也会对磁场透明,因此这种检测几乎不受天然生物样品的干扰。然而,当它们被特定的磁性纳米颗粒靶向时,可以与天然生物背景达到高对比度。当将磁性纳米颗粒置于磁共振的磁场中时,产生局部磁场,可以改变周围水分子的横向弛豫速率以放大分析信号(图1-12b)。磁共振检测技术减少了样品处理时间并提高了检测灵敏度,并已经开发用于直接从血液样品中检测循环肿瘤细胞和细菌[142]。

外泌体比肿瘤细胞小1~2个数量级,因此不能直接用磁共振检测外泌体。Shao等[142]开发了用于外泌体检测的微磁共振(micro-nuclear magnetic resonance)技术,先使用两步生物正交点击化学的方法将磁性纳米颗粒标记在外泌体上,提高了未结合的抗体和磁性纳米颗粒靶向结合外泌体效率,再使用微磁共振直接在芯片上定量相应的外泌体靶蛋白。与传统的蛋白质技术相比,微磁共振技术检测灵敏度较高,比ELISA和Western blotting灵敏度高10倍。采用该技术分析了多形性胶质母细胞瘤细胞系的外泌体,比较蛋白质组分析证实外泌体确实反映了其亲本细胞的蛋白质谱,并且鉴定了四种胶质母细胞瘤的标记物组合EGFR、EGFRvⅢ、平足蛋白(PDPN)和IDH1 R132H,以区分癌细胞外泌体与宿主细胞外泌体[142-144]。

6. 纳米-胞质团外泌体传感器

Im等[145]开发了一种新的表面等离子共振平台分析外泌体蛋白质,称为纳米-胞质团外泌体传感器(nano-plasmonic exosome sensor),通过周期性纳米孔阵列

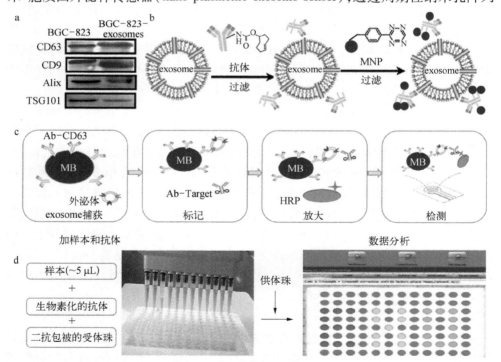

图1-12 外泌体蛋白标志物检测

a. Western blotting检测;b. 原子核核磁共振技术检测外泌体蛋白质的原理示意图;c. 集成磁电化学感受器技术检测外泌体蛋白质的原理示意图;d. ExoScreen检测外泌体蛋白质的流程图

传输表面等离子共振。与传统的外泌体曲线反射配置相比,这种透射型的表面等离子共振具有明显的优势:① 探测深度(<200 nm)可以轻松调整以匹配外泌体大小来提高检测灵敏度;② 共线传输光学器件的小型化,通过三维模拟研究优化了纳米孔的几何结构,使感应范围与外泌体平均直径(约 100 nm)相匹配;③ 提供高灵敏度和无标记的外泌体分析,能够连续和实时监测分子结合。无标记的纳米-胞质团外泌体传感器的检测限约为 3 000 个外泌体,分别比 Western blotting 和 ELISA 灵敏度高 10^4 和 10^2。与金标 ELISA 相比,纳米-胞质团外泌体传感器在不同蛋白质标记物检测中,显示出优异的准确度和耗时较少的优点。

7. 集成磁电化学传感器

为了对外泌体快速分析,Jeong 等[146]设计了一种外泌体分析的集成磁电化学传感器(integrated magnetic-electrochemical exosome sensor),可以快速地、流线式地进行外泌体分析。该项技术的特点是将外泌体分离和检测集合到一个平台中,磁珠捕获外泌体后通过电化学传感器检测外泌体上的相应标记(图 1-12c)。这种新型技术具有很多优势:① 细胞特异性外泌体可以直接从培养基中分离,无须大量的过滤、离心等操作;② 结合磁珠富集和酶促扩增的特性,可以大大提高检测灵敏度;③ 传感器可以小型化和扩展,方便流水式检测。

第一个用于外泌体分析的集成磁电化学传感器系统有 8 个独立的检测通道,打包为一个手持单元。使用卡缘连接器快速连接电极,将包含 8 个圆柱形磁体的磁体支架放置在电极下方,以将磁珠集中到传感器表面。通过快速轮询每个通道,集成磁电化学传感器有效地提供了所有电极的同步读数,显示出高检测灵敏度,其检测限约为 10^4 个外泌体,可提供跨越 4 个数量级的宽动态范围。分别用 ELISA 和集成磁电化学传感器测定外泌体相关的蛋白质,两者的结果高度一致,显示集成磁电化学传感器良好的分析能力。集成磁电化学传感器系统检测临床血浆样品时,无须任何纯化,将每个样本(标记 10 μL)与磁珠一起温育以捕获和标记血浆中的外泌体。集成磁电化学传感器可以同时测量多种外泌体标志物。集成磁电化学传感器不需要任何专门系统,并作为一个便携式系统进行检测,整个测定在 1 h 内完成,同时仅消耗 10 μL 非纯化临床样品[146]。

8. ExoScreen

除了上述平面传感器,Yoshioka 等[147]开发了一种放大的、基于溶液发光的邻近均相测定法,用于快速、灵敏地分析外泌体用于液体活检。使用光敏剂珠直接记录,在血清中的蛋白质分析之前不需要任何纯化步骤。在类似于 ELISA 的方案中,该测定法需要两种类型的免疫珠:① 供体珠,在 680 nm 处被激发以释放单线态氧;② 受体珠,在 615 nm 处可被释放的单线态氧激发。但仅当受体珠与供体珠粒之间的距离在 200 nm 以内时,供体珠和受体珠在单个外泌体上同时结合后产生信号,称为"ExoScreen",它针对较小的外泌体,可以用于多种疾病中的生物标志物筛选。生物样本首先加入生物素化抗体和与二抗缀合的受体珠,然后加入链霉抗生物素蛋白包被的供体珠以完成邻近测定,最后进行数据采集。从低至 5 μL 的血清样品开始,可以多孔板形式建立测定并在 2 h 内完成。由于不同的抗体可分别与供体和受体珠缀合,因此该测定能用于筛选双阳性标志物的外泌体(图 1-12d)。ExoScreen 能够量化不同浓度的双阳性外泌体,而阴性对照(仅用生物素化抗体或受体珠子缀合的抗体测定)显示出最小的荧光信号。该测定方法用于检测结直肠癌患者血清外泌体,鉴定 CD147/CD9 双阳性外泌体以用于区分健康者和结直肠癌患者[147]。

与可以扩增的核酸检测不同,外泌体蛋白质的测定是直接对低浓度的相关蛋白质进行分析。常规测定如 ELISA 和 Western blotting 通常需要大量的纯化步骤和外泌体体积以达到蛋白检测限,不能满足临床研究需求,特别是连续性分析。新型生物传感器利用外泌体兼容的传感机制来克服这些问题。这些方法的共同优势是减少了外泌体的使用量,这将有助于在体积受限的临床样品中进行多重分子验证。基于微球的流式细胞仪或纳米-胞质团外泌体传感器检测技术非常适合高通量筛选,并且比其他方法灵敏度高。然而,这些方法成本高且需要专门的仪器。用于外泌体分析的集成磁电化学传感器检测技术和磁共振检测技术是互补系统,其设备成本较低。纳米-胞质团外泌体传感器检测技术和用于外泌体分析的集成磁电化学传感器检测技术都已通过部分研究验证,现在已有商业化设备。

四、外泌体核酸检测技术

外泌体内的核酸分子可作为潜在的循环生物标志物,通过外泌体在细胞与细胞之间相互传递。传统的核酸提取和分析方法已为研究外泌体核酸奠定了基础。由于外泌体中核酸的含量比较低,为了检测小样本中外泌体内的核酸分子如 miRNA、lncRNA 等,需要寻找更高效灵敏的核酸提取方法。

外泌体核酸的提取方法有很多,包括苯酚氯仿萃取技术和纯化柱技术。与细胞 RNA 提取一样,酚类化合物的提取方法依赖于高速离心、有机相与水相分离,并通过乙醇沉淀回收。这种方法费时费力,但可以获得较高纯度 RNA。纯化柱技术是一种固相萃取方法,能够快速纯化提取 RNA。全血离心分离血浆或血清,对样品进行预过滤以排除细胞污染,并加载到膜亲和柱上,然后进行清洗,结合在柱子上的外泌体被洗脱裂解,萃取和沉淀已裂解样本中的 RNA,用去 RNA 酶柱纯化得到 RNA[148,149]。

(毛佳慧　梁照锋)

第五节　方法学评价及质量控制

外泌体在疾病的诊断、治疗、疗效评价和预后评估以及药物递送等方面发挥十分重要的作用。外泌体分离纯化、鉴定及检测方法对其功能研究和临床应用非常关键。方法学评价与质量控制对指导外泌体基础研究和临床转化应用研究具有重要意义。

一、稳定性、重复性及特异性评价

外泌体稳定性(包括外泌体自身稳定性、分离纯化方法及鉴定方法的稳定性)、重复性以及有效地识别和利用外泌体的特异性,对其功能和应用研究十分重要。因此,对外泌体稳定性、重复性及特异性进行评价是必要的。

(一)稳定性评价

外泌体是具有脂质双分子层膜性结构的囊泡,其本身具有较高的稳定性,可有效地保护外泌体内生物活性分子及有效成分不被轻易破坏,同时可较好地保护携载的药物或小分子化合物免受机体的清除。此外,外泌体储存条件与时间、分离与纯化方法以及鉴定方法的稳定性都直接影响外泌体的完整性。

1. 储存条件及时间对外泌体稳定性的影响

研究显示,血浆外泌体在-20℃条件下存储 3 个月对其粒径及携带的物质没有明显影响[150]。Munagala 等[151]检测了-80℃存储条件下牛奶衍生的外泌体粒径及功能的变化,发现超低温存储数月,外泌体的粒径及功能改变不大。利用纳米材料优化或改造后外泌体在 4℃和 37℃存储 7 d,其颗粒大小无显著改变,表明该外泌体在存储及体内递送药物时具有较好的稳定性[152]。Mendt 等[153]报道了临床级外泌体生产和质检流程,就存储条件对符合良好生产规范(good manufacturing practice,GMP)的 iexosomes 的稳定性进行了评估,发现 GMP 级 iexosomes 在-80℃冷冻存储 6 个月,其数量、颗粒大小、形态、蛋白质标志物等方面均无明显变化。在促进肿瘤细胞凋亡方面,-80℃冷冻存储对 GMP 级 iexosomes 无较大影响,但是在室温或 4℃保存超过 2 d 的 iexosomes 促进肿瘤细胞凋亡作用则显著降低。对 GMP 级的 iexosomes 在体内的作用效果的稳定性也进行了评估,-80℃冷冻存储条件下 GMP 级 iexosomes 的作用效果良好,而在室温或 4℃环境下保存超过 2 d 的 iexosomes 在体内的作用效果有所降低。上述研究提示外泌体在室温或 4℃条件下保存 2 d 内具备一定稳定性,在-80℃条件下可保存数月乃至半年而不影响其稳定性。因此,我们建议外泌体在 4℃或室温条件下保存不宜超过 2 d,较长时间的存储需在-80℃条件下,避免反复冻融,可添加海藻糖来减少冷冻带来的影响[154]。

2. 分离纯化方法稳定性评价

外泌体分离纯化方法的稳定性直接影响外泌体质量,而高质量的外泌体的获得是功能研究及临床应用的基础。目前可通过多种方法从细胞培养上清及血液、尿液等体液中分离纯化外泌体,方法众多,尚无统一的标准。对常用的外泌体分离纯化方法的稳定性进行评价,目前没有公认的评价体系,我们认为其主要评价指标应为同一种方法不同时间/批次提取的外泌体的形态、粒径、数量、质量及纯度等的比较。

(1)电镜观察外泌体形态及大小 利用电镜观察外泌体形态是否是典型的"碟状"或"杯状"形态,同时观察外泌体大小,若其大小相对均一,背景杂质较少,为纯度较好的外泌体,提示该方法较稳定;如果分离纯化方法不稳定,镜下外泌体大小可能会差异很大,如含有较大的囊泡/细胞碎片或粒径较小的其他物质;有学者提出可以随机取 3 个视野观察外泌体数量和均一程度,比较不同批次或方法提取的外泌体量及纯度[155],初步评价该分离纯化方法的稳定性。

(2)NTA 检测外泌体浓度、粒径大小与分布 将提取的外泌体经稀释后,利用 NTA 检测外泌体浓度、粒径大小与分布。如果该分离纯化方法稳定,在相同细胞培养上清或体液中,不同批次提取的外泌体的粒径大小、浓度应该相差不大,粒径分布应该相对集中在一个较小的范围,且不同批次间波动较小如集中分布在100 nm 左右;如果获得的外泌体粒径分布范围过大,即使其粒径的平均值和主要的分布区域符合 30~200 nm,提示该分离纯化方法也不是很稳定,可能存在大的囊泡/细胞碎片或其他小粒径物质的干扰;如保存良好的不同批次间外泌体粒径大小和浓度波动较大,也提示该分离纯化方法不稳定。

(3)比较外泌体蛋白质浓度 检测外泌体蛋白质浓度的方法有多种,如紫外可见分光光度法测定、Bradford 法测定及 BCA 法测定等。通过测定不同批次外泌体总蛋白质浓度来评价该分离方法的稳定性,如该分离方法稳定性好,同等体积的细胞培养上清或体液提取的不同批次的外泌体蛋白质浓度应该相差不大。

(4)比较外泌体标志性蛋白质表达丰度 Western blotting 或流式细胞术等方法检测不同批次提取的外泌体中标志性蛋白质如 CD9、CD63、CD81、HSP70 等的表达[156,157],通过比较其表达量/丰度的差异,评估该分离纯化方法的稳定性。

(5)比较外泌体中所含蛋白质成分 外泌体中含有多种蛋白质,在相同条件下通过 SDS-PAGE、蛋白质组学等方法观察不同批次提取的外泌体,蛋白富集区域及其丰度相差不大,表明该分离纯化方法稳定性较好。其中 SDS-PAGE 方法较为简单,价格便宜,但不是十分精准;蛋白质组学的方法较为精准,但价格较为昂贵。

(6)比较外泌体中的脂质成分及含量 通过质谱等方法比较不同批次提取的外泌体中脂质成分及其含量,如不同批次提取的外泌体间波动不是很大,则该分离纯化方法具有较好的稳定性[158]。

(7)比较外泌体中的 RNA 种类及含量 通过比较不同批次提取的外泌体中 RNA 的种类及其含量,稳定性较好的分离纯化方法获得的外泌体应相差不大[158]。

目前尚无理想、足够稳定的分离纯化方法,一般采用两种或多种方法联合应用,克服各自的不足。国内外研究人员在尝试改进分离纯化的方法、开发新的分离纯化方法,提高分离纯化方法的稳定性,获得高质量的外泌体为后续研究及临床应用提供保障。

3. 鉴定方法稳定性评价

外泌体可以根据其形态、粒径及分布、蛋白质标志物及含量、脂质种类及含量等方面予以鉴别。通常从形态、蛋白质标志物和粒径大小及分布三个方面鉴定外泌体[159,160]。

电子显微镜是使外泌体成为可视化并研究其结构和形态的重要工具[158]。透射电子显微镜和扫描电子显微镜是研究外泌体形态的标准工具,具有很高的稳定性[158,161]。扫描电子显微镜要求样本具有导电性,样本需要附着在导电材料上且通量低(low throughput),而透射电子显微镜对样本导电性无要求且稳定性高,因此,在外泌体形态和结构研究中透射电子显微镜应用更多[158]。此外,国际胞外囊泡协会(ISEV)在囊泡鉴定标准中还推荐了原子力显微镜。原子力显微镜稳定性好,可直接在水溶液中进行测量,与接触模式相比,原子力显微镜的尖端使 EV 变形、位移或破裂的风险降低,因此原子力显微镜外泌体等 EV 的成像应用较多[158]。

外泌体粒径大小及分布是鉴定外泌体的重要依据,检测方法有很多种,如透射电子显微镜和原子力显微镜检测外泌体的粒径,但是表面固定、样品制备、相互作用等会造成伪影可能显著影响外泌体粒径评估的准确性,降低其稳定性,成像方法的低通量也限制其广泛应用[158]。NTA 是常用的技术,具有良好的稳定性,能够检测外泌体粒径大小分布及平均粒径等。NTA 也可用于评价外泌体质量和稳定性[121],但是该技术也存在一些不足,如无法区分粒径与外泌体近似的其他颗粒特别是蛋白质聚集体[158,162]。流式细胞术可以检测 EV 的大小、数量,还能通过细胞特异的标记物染色检测 EV 的来源,对 EV 进行分类,且具备良好的稳定性,因此,流式细胞分析检测技术理论上是进行 EV 快速、高通量分析的良好选择。然而,传统的流式细胞仪针对的样本主要是细胞,其检测限为 300~500 nm,大多数的 EV 粒径在 300 nm 以下,外泌体粒径更是在 200 nm 以下,由于无法与背景噪声区分,直径小于 300 nm 的 EV 很难被检测到,因此 EV 数量往往被低估,检测结果也不准确[163]。目前,一些流式细胞仪开始优化光学模块和散射光检测能力,使其具有更好的灵敏度(< 100 nm)和光散射分辨率(10 nm),以便用于外泌体检测[158]。动态光散射检测技术可检测半径低至几纳米的分子或颗粒,尺寸检测限适合检测外泌体[158],已有研究显示可鉴定细胞培养上清及生物体液中提取的外泌体[164]。但在样品不单一的情况下拟合散射数据会变得模糊,还可能受到一些强散射粒子的影响,降低其稳定性。表面等离子共振检测技术具有良好的灵敏度和精准控制等优点,但因外泌体复杂的生物分子组成和较宽的尺寸分布导致在测定外泌体尺寸方面还存在一定的不稳定性。为了更好地鉴定外泌体并克服上述不足,研究人员尝试将传统的动态光散射检测技术和色谱或场流分级技术相结合,获得外泌体更为准确的尺寸分布[162,165]。

外泌体蛋白质种类取决于外泌体来源,但是无论来源如何,都存在一些相同蛋白质如 CD9、CD63、CD81、HSP70、TSG101 等[156,157],称为外泌体特异性蛋白质标志物,通过检测这些标志物可用来鉴定外泌体。ISEV 推荐了一套用于外泌体蛋白质组学鉴定的标准[166],即外泌体应该具备以下特征:① 具有跨膜蛋白,以提供外泌体为膜性囊泡的证据,如 CD9、CD63 及 CD81 等跨膜蛋白;② 具有胞质蛋白,以提供其与膜或受体结合能力的证据,如 TSG101、Rab 蛋白家族或膜联蛋白等;③ 不含与细胞膜或内体无关的细胞内蛋白质杂质如来自内质网、高尔基体、线粒体或细胞核等处的蛋白;④ 不含共分离引入的细胞外的蛋白质,如细胞因子和血清成分等。Western blotting、流式细胞术是研究中常用的检测和分析蛋白质的技术,其稳定性优良,可检测外泌体特异性标志蛋白质,鉴定外泌体。质谱分析检测技术在外泌体提取、纯化和鉴定中都得到广泛的应用,检测条件优化后具有良好的稳定性[167]。

(二)重复性评价

不同培养条件会导致外泌体分泌及包含的活性物质发生改变,良好的可重复性对外泌体功能研究和临床应用至关重要。外泌体纯度和质量的一致性可以通过稳定性优良的分离纯化方法和检测鉴定技术得到保障。外泌体重复性在疾病诊断、治疗等方面也很关键,因此,研究人员须提供充分的证据表明不同阶段使用的外泌体具有相似性,建议通过以下措施保证外泌体的良好重复性:① 优化确定最佳的细胞培养条件,并使之标准化;② 构建可重复性分析评价体系;③ 建立可保持外泌体功能的净化系统如符合 GMP 标准的封闭系统[168]。

通过检测一系列外泌体标志物,可评价批次间一致性。指纹分析单独或者联合外泌体其他特征,如粒径分布、分子标志物等的检测,需在外泌体制备的不同阶段和不同批次进行[168],以便更好地评估其重复性。有学者[168]建议使用效力分析来评价外泌体不同批次之间的重复性并评估功能性的可信度。体外效力测定较为常用,具有比动物研究更为有效和成本低的优势。效力测定可以确定哪些细胞被外泌体激活以及在何种程度上激活,但尚不能提供外泌体向细胞传递信息的具体机制。理想的效力分析以固定的分子机制为基础,用于特定的治疗用途,提供外泌体效力的准确预测,并证明相同细胞和培养条件产生外泌体是否一致[168]。

(三)特异性评价

外泌体在形态、粒径、蛋白质标志物及表面配体等方面具有特异性[169]:① 外泌体是由细胞分泌的"碟状"或"茶托样"的膜性囊泡,根据该特征予以鉴定;② 外泌体粒径大小为 30~200 nm,是其区分于其他 EV 及颗粒的特征之一;③ 外泌体含有四跨膜蛋白、膜转运蛋白和热激蛋白等特异性的蛋白质标志物,可用于外泌体鉴定;④ 可利用一些外泌体不表达的蛋白来排除其他囊泡的污染,如牛奶来源的外泌体不表达微泡表面标志物整合素-β1、p-选择素、CD40 和内质网标记钙连蛋白等[151];⑤ 外泌体具有特异性的表面配体,通过这些特异性表面配体参与细胞间的物质及信息交换。

外泌体含有特定的蛋白质、脂类、核酸和可能的其他成分,具备多种生物学功能。外泌体来源不同,可包含不同的蛋白质、脂类、核酸等作为分子指纹[170],如树突状细胞外泌体特异性主要在于 MHC Ⅰ 类分子、MHC Ⅱ 类分子、细胞间黏附分子 1 和乳脂肪球 EGF 因子 8 等成分;HCV 感染的人肝癌细胞分泌的外泌体含有完整 HCV 基因组、病毒蛋白、特异性的 RNA 和颗粒等[171,172]。不同的外泌体可以优先转移到特定类型的细胞中,进而发挥不同的功能并呈现出不同来源外泌体特异性分布,这种特异性由蛋白质表面受体、黏附分子和目标细胞介导[173]。不同的培养条件或刺激因素都可能导致细胞分泌的外泌体包含的蛋白质、核酸等活性成分的种类及含量发生改变,引起外泌体功能的改变,进而具有一定的特异性。

因为外泌体具有特异性,所以不同来源的外泌体甚至不同条件产生的外泌体都具有不同的功能和特征,针对不同疾病、症状需选择不同来源或不同条件下生产的外泌体进行治疗。然而,目前关于外泌体特异性评价指标和体系尚不完善,建立外泌体特异性评价体系在外泌体功能研究和临床应用中十分必要。

二、纯度及效率评价

纯度是评估不同批次的外泌体标准化的度量。目前没有理想的分离纯化方法,所获得的外泌体是一种复合物,包含细胞培养基的一些颗粒物、细胞碎片、蛋白聚集体等物质。非外泌体颗粒造成的干扰可能会影响外泌体生物活性及其功能的研究结果。获得高质量的外泌体是功能研究及临床应用的重要前提。

(一) 纯度评价

目前没有公认的外泌体分离纯化的评价标准,可从以下几方面进行外泌体纯度评价:① 电镜观察获得的外泌体背景是否干净,大小是否相对均一;NTA 检测粒径分布是否相对集中,可初步判断外泌体纯度;② Western blotting、ELISA、蛋白质组学等方法检测外泌体中标志蛋白质的种类和表达丰度[155,169];③ 检测母细胞或其他 EV 表达而外泌体中不表达的蛋白质或 RNA,评价外泌体纯度。研究报道显示 calnexin 在精子细胞中高表达,而精子细胞外泌体不表达该蛋白,通过检测外泌体中 calnexin 的表达可评价外泌体纯度[174]。检测是否表达其他 EV 表面标志物整合素-β1、p-选择素和 CD40 和内质网标记钙连蛋白检测获得的外泌体是否包含其他 EV[151];④ 检测外泌体中 mRNA 及脂质种类及含量变化来评价外泌体的纯度[158];⑤ 蛋白质与纳米囊泡计数的比率也可作为一种纯度指标[175];⑥ 根据 EV 和外泌体特异性标志物的数量,以每单位的蛋白质重量评估 EV 和外泌体,可促进使用相似细胞的实验室之间 EV 和外泌体纯度的比较[168]。

然而,高纯度的外泌体可能不如纯度较低的外泌体有效,因为获得纯的外泌体所需严格的纯化程序可能破坏部分外泌体完整性,使其丧失部分功能[168]。因此,外泌体纯化方案应根据来源、预期治疗目的、给药途径和所需的最终产品等来确定。

(二) 效率评价

如何更有效率地分离纯化外泌体对其功能研究和临床应用尤为重要,也可能是临床大规模应用的一个限制因素[159]。影响外泌体获得效率的主要因素有细胞培养上清及生物体液的获得、外泌体分离纯化、鉴定等。

疾病诊断或外泌体成分分析所需外泌体量较小,细胞培养上清及生物体液获得的外泌体可满足需求;机制研究或疾病治疗需要的大量外泌体,则需提高外泌体产生的效率、细胞培养上清及生物体液获得的效率。外泌体产生的效率可通过选择适宜的细胞类型、优化细胞培养条件提高[2,176];细胞培养上清及生物体液获得的效率主要受操作者、细胞类型、培养条件、培养规模或生物体液来源及获取等因素影响。

分离纯化方法效率的评价目前没有公认的评价标准,笔者认为应该从方法的通量(throughput)、所需时间、获得外泌体量等方面进行评估。差速超速离心法是分离纯化外泌体常用的方法,通量主要受仪器和细胞培养上清及生物体液的限制,该法耗时较长,需要 3~9 h,当使用黏性生物体液如血浆和血清时效率会降低[177]。超速离心法,耗时较短(2~2.5 h),但在处理大量的细胞培养上清及生物体液时操作烦琐,反复的超速离心可能破坏部分外泌体,降低得率[178]。超速离心的替代方案是使用超滤装置浓缩大量细胞培养上清及生物体液,增加通量,提高分离纯化的效率[177,178]。密度梯度离心法,获得的外泌体纯度高,但耗时长(>16 h),效率低[177]。免疫亲和捕获法,不适合大量外泌体的分离纯化,耗时1.5 h 左右,但产量较低[179]。商品化试剂盒法,产量高、简单、耗时短、效率较高[177]。随着外泌体研究的深入和技术的不断发展,高效的分离方法也不断涌现,如 He 等[180]将超速离心法进行优化,使其在分离纯化外泌体时具有更高的效率,有助于大量尿液外泌体分离纯化,使其更好地应用于临床研究;传统的外泌体提取都是从上清或体液中进行提取,而 Xia 等[181]建立了一种直接从小肠上皮细胞中提取外泌体的高效方法;Haraszti 等[176]将 3D 培养模式与切向流过滤进行结合,提高外泌体分离纯化效率。

外泌体鉴定效率主要受样品预处理、样本量、仪器通量等影响。扫描电子显微镜要求样本需要附着在导电材料上且通量低,其鉴定效率低[177]。透射电子显微镜技术所测样品需要固定和脱水,通量低[177]。原子力显微镜不需要制备大量样本,且可在水溶液中直接进行测量,但通量较小。动态光散射检测技术样品制备简单,所需样本量少,可在几秒钟内计算出外泌体粒径,效率高。NTA 检测样品制备简单、可快速多次测量[177]。外泌体蛋白质分析中,Western blotting 是常用的技术,但耗时较长(>10 h),不能进行大批量样本同时分析,不适合临床应用[178]。需建立更高效率的分离纯化以及鉴定的方法,使外泌体分离纯化满足其功能研究和临床应用。

三、安全性评价

外泌体在疾病发生、诊断治疗、组织修复、递送药物等方面都发挥安全作用,具有良好的临床应用前景。外泌体功能研究和临床应用除了需要制备高质量的外泌体外,安全性也至关重要。外泌体可从生物体液、食物、植物及细胞培养上清中获取,可见外泌体来源途径复杂,因此对外泌体安全性提出更高要求。外泌体可通过过滤除菌,也要求对终产品进行内毒素检测,观察其有无微生物及病毒等污染。临床应用的外泌体要求在密闭的系统内进行或在 B 级甚至 A 级的开放系统进行生产,建立符合 GMP 标准的封闭系统可降低受微生物污染的可能性,保证外泌体安全性[168]。外泌体现在被定义为生物医学产品,与小分子药物化合物不同,没有确定的基于外泌体疗法的安全性评估的参数[168,182]。

观察外泌体在局部和全身系统的分布模式对于评估其安全性非常重要,可使用染料标记系统跟踪被注射到小鼠体内的外泌体在脾、肝、肺和肾等器官的分布[183,184]。Munagala 等[151]通过荧光标记技术发现牛奶来源的外泌体在小鼠的肝、肺、肾、脾、胰腺、卵巢、结肠和大脑均有分布。还观察了外泌体短期(6 h)和较长期(15 d)使用的安全性,发现外泌体对小鼠的存活、体重、饮食情况、肝肾功能都没有明显的不利影响,提示外泌体具有较好的安全性。

本团队从免疫原性、溶血、肝肾功能、血管刺激性、肌肉刺激性、过敏反应、热原、血液指标等方面对 hucMSC－Ex 的安全性进行了评估[185]。① 溶血:将人 hucMSC－Ex 与健康兔的心脏血液一起温育,观察是否会出现溶血;② 血管刺激性:通过健康兔耳边缘静脉输注 hucMSC－Ex,观察血管和周围组织是否出现异常变化,组织病理学检查评估 hucMSC－Ex 对血管的刺激性;③ 肌肉刺激性:通过健康兔股四头肌输注 hucMSC－Ex,观察注射部位是否出现刺激性变化,组织病理学检查评估 hucMSC－Ex 肌肉刺激的程度;④ 过敏反应:以豚鼠为研究对象,观察并记录过敏症状、出现和消失的时间,判断和计算反应程度和过敏发生率;⑤ 热原检测:实验前,测量健康兔的直肠温度,通过耳边缘静脉缓输注 hucMSC－Ex,再测量直肠温度,如温度变化超过 0.6℃ 或温度变化的总和超过 1.4℃,则热原呈阳性;⑥ 血液学指标的检查:通过尾静脉给予大鼠 hucMSC－Ex 处理,检测红细胞、血红蛋白、血细胞比容、白细胞、淋巴细胞、单核细胞和粒细胞等变化;⑦ 肝肾功能检测:以急性心肌梗死的大鼠为研究对象,尾静脉输注 hucMSC－Ex,收集尾静脉血液用于评估肝和肾功能。上述研究结果显示 hucMSC－Ex 在动物模型中不会引起体重丢失、溶血、过敏反应、血管和肌肉刺激、明显的肝肾损伤,血液学相关指标改变,不包含热原,表明 hucMSC－Ex 具有一定的安全性。此外,指纹分析和效力分析也可提供外泌体制备过程中的安全性数据,进而进行外泌体安全性评估[168]。

上述研究提示外泌体作为一种新型的生物医学产品具有较高的安全性,但现在还没有建立公认的安全性评价体系,外泌体在进入临床应用前须进行严格的体内外测试,以保证其对人体的安全。

(梁照锋)

本章参考文献

[1] Raposo G, Stoorvogel W. Extracellular vesicles: exosomes, microvesicles, and friends. J Cell Biol, 2013, 200(4): 373-383.

［2］ Gurunathan S, Kang MH, Jeyaraj M, et al. Review of the isolation, characterization, biological function, and multifarious therapeutic approaches of exosomes. Cells, 2019, 8(4): 307.

［3］ Théry C, Witwer KW, Aikawa E, et al. Minimal information for studies of extracellular vesicles 2018 (MISEV2018): a position statement of the international society for extracellular vesicles and update of the MISEV2014 guidelines. J Extracell Vesicles, 2018, 7(1): 1535750.

［4］ Simons M, Raposo G. Exosomes — vesicular carriers for intercellular communication. Curr Opin Cell Biol, 2009, 21(4): 575 −581.

［5］ Properzi F, Logozzi M, Fais S. Exosomes: the future of biomarkers in medicine. Biomark Med, 2013, 7(5): 769 −778.

［6］ Pan BT, Johnstone RM. Fate of the transferrin receptor during maturation of sheep reticulocytes in vitro: selective externalization of the receptor. Cell, 1983, 33(3): 967 −978.

［7］ Harding C, Heuser J, Stahl P. Endocytosis and intracellular processing of transferrin and colloidal gold-transferrin in rat reticulocytes: demonstration of a pathway for receptor shedding. Eur J Cell Biol, 1984, 35(2): 256 −263.

［8］ Pan BT, Teng K, Wu C, et al. Electron microscopic evidence for externalization of the transferrin receptor in vesicular form in sheep reticulocytes. J Cell Biol, 1985, 101(3): 942 −948.

［9］ Johnstone RM, Adam M, Hammond JR, et al. Vesicle formation during reticulocyte maturation. Association of plasma membrane activities with released vesicles (exosomes). J Biol Chem, 1987, 262(19): 9412 −9420.

［10］ Raposo G, Nijman HW, Stoorvogel W, et al. B lymphocytes secrete antigen-presenting vesicles. J Exp Med, 1996, 183(3): 1161 −1172.

［11］ Zitvogel L, Regnault A, Lozier A, et al. Eradication of established murine tumors using a novel cell-free vaccine: dendritic cell-derived exosomes. Nat Med, 1998, 4(5): 594 −600.

［12］ Valadi H, Ekström K, Bossios A, et al. Exosome-mediated transfer of mRNAs and microRNAs is a novel mechanism of genetic exchange between cells. Nat Cell Biol, 2007, 9(6): 654 −659.

［13］ Söllner T, Whiteheart SW, Brunner M, et al. SNAP receptors implicated in vesicle targeting and fusion. Nature, 1993, 362(6418): 318 −324.

［14］ Kaiser CA, Schekman R. Distinct sets of SEC genes govern transport vesicle formation and fusion early in the secretory pathway. Cell, 1990, 61(4): 723 −733.

［15］ Hata Y, Slaughter CA, Südhof TC. Synaptic vesicle fusion complex contains unc −18 homologue bound to syntaxin. Nature, 1993, 366(6453): 347 −351.

［16］ Zomer A, Maynard C, Verweij FJ, et al. In vivo imaging reveals extracellular vesicle-mediated phenocopying of metastatic behavior. Cell, 2015, 161(5): 1046 −1057.

［17］ Melo SA, Luecke LB, Kahlert C, et al. Glypican − 1 identifies cancer exosomes and detects early pancreatic cancer. Nature, 2015, 523(7559): 177 −182.

［18］ Hoshino A, Costa-Silva B, Shen TL, et al. Tumour exosome integrins determine organotropic metastasis. Nature, 2015, 527(7578): 329 −335.

［19］ Votteler J, Ogohara C, Yi S, et al. Designed proteins induce the formation of nanocage-containing extracellular vesicles. Nature, 2016, 540(7632): 292 −295.

［20］Kamerkar S, LeBleu VS, Sugimoto H, et al. Exosomes facilitate therapeutic targeting of oncogenic KRAS in pancreatic cancer. Nature, 2017, 546(7659)：498－503.

［21］Cheng Q, Shi X, Han M, et al. Reprogramming exosomes as nanoscale controllers of cellular immunity. J Am Chem Soc, 2018, 140(48)：16413－16417.

［22］Gao X, Ran N, Dong X, et al. Anchor peptide captures, targets, and loads exosomes of diverse origins for diagnostics and therapy. Sci Transl Med, 2018, 10 (444). doi：10. 1126 ／ scitranslmed.aat0195.

［23］Chen G, Huang AC, Zhang W, et al. Exosomal PD－L1 contributes to immunosuppression and is associated with anti－PD－1 response. Nature, 2018, 560 (7718)：382－386.

［24］Genschmer KR, Russell DW, Lal C, et al. Activated PMN exosomes：pathogenic entities causing matrix destruction and disease in the lung. Cell, 2019, 176(1－2)：113－126.

［25］Guay C, Kruit JK, Rome S, et al. Lymphocyte-derived exosomal microRNAs promote pancreatic β cell death and may contribute to type 1 diabetes development. Cell Metab, 2019, 29(2)：348－361.

［26］Poggio M, Hu T, Pai CC, et al. Suppression of exosomal PD－L1 induces systemic anti-tumor immunity and memory. Cell, 2019, 177(2)：414－427.

［27］Jeppesen DK, Fenix AM, Franklin JL, et al. Reassessment of exosome composition. Cell, 2019, 177(2)：428－445.

［28］Flaherty SE, Grijalva A, Xu X, et al. A lipase-independent pathway of lipid release and immune modulation by adipocytes. Science, 2019, 363(6430)：989－993.

［29］Ruiz JC, Hunter OV, Conrad NK. Kaposi's sarcoma-associated herpesvirus ORF57 protein protects viral transcripts from specific nuclear RNA decay pathways by preventing hMTR4 recruitment. PLoS Pathog, 2019, 15(2)：e1007596.

［30］Atayde VD, da Silva Lira Filho A, Chaparro V, et al. Exploitation of the Leishmania exosomal pathway by Leishmania RNA virus 1. Nat Microbiol, 2019, 4(4)：714－723.

［31］Li T, Yan Y, Wang B, et al. Exosomes derived from human umbilical cord mesenchymal stem cells alleviate liver fibrosis. Stem Cells Dev, 2013, 22(6)：845－854.

［32］Zhou Y, Xu H, Xu W, et al. Exosomes released by human umbilical cord mesenchymal stem cells protect against cisplatin-induced renal oxidative stress and apoptosis *in vivo* and *in vitro*. Stem Cell Res Ther, 2013, 4(2)：34.

［33］Zhang B, Wang M, Gong A, et al. hucMSC-exosome mediated-Wnt4 signaling is required for cutaneous wound healing. Stem Cells, 2015, 33(7)：2158－2168.

［34］Zhang B, Shi Y, Gong A, et al. hucMSC exosome-delivered 14－3－3ζ orchestrates self-control of the Wnt response via modulation of YAP during cutaneous regeneration. Stem Cells, 2016, 34 (10)：2485－2500.

［35］Shi H, Xu X, Zhang B, et al. 3, 3′－Diindolylmethane stimulates exosomal Wnt11 autocrine signaling in human umbilical cord mesenchymal stem cells to enhance wound healing. Theranostics, 2017, 7(6)：1674－1688.

［36］Jia H, Liu W, Zhang B, et al. hucMSC exosomes-delivered 14－3－3ζ enhanced autophagy via modulation of ATG16L in preventing cisplatin-induced acute kidney injury. Am J Transl Res,

2018, 10(1): 101 −113.

[37] Sun Y, Shi H, Yin S, et al. Human mesenchymal stem cell derived exosomes alleviate type 2 diabetes mellitus by reversing peripheral insulin resistance and relieving β − cell destruction. ACS Nano, 2018, 12(8): 7613 −7628.

[38] Zhu W, Huang L, Li Y, et al. Exosomes derived from human bone marrow mesenchymal stem cells promote tumor growth *in vivo*. Cancer Lett, 2012, 315(1): 28 −37.

[39] Ji R, Zhang B, Zhang X, et al. Exosomes derived from human mesenchymal stem cells confer drug resistance in gastric cancer. Cell cycle, 2015, 14(15): 2473 −2483.

[40] Gu J, Qian H, Shen L, et al. Gastric cancer exosomes trigger differentiation of umbilical cord derived mesenchymal stem cells to carcinoma-associated fibroblasts through TGF − β /Smad pathway. PLoS One, 2012, 7(12): e52465.

[41] Zhang X, Shi H, Yuan X, et al. Tumor-derived exosomes induce N2 polarization of neutrophils to promote gastric cancer cell migration. Mol Cancer, 2018, 17(1): 146.

[42] Mathivanan S, Ji H, Simpson RJ. Exosomes: extracellular organelles important in intercellular communication. J Proteomics, 2010, 73(10): 1907 −1920.

[43] Théry C, Ostrowski M, Segura E. Membrane vesicles as conveyors of immune responses. Nat Rev Immunol, 2009, 9(8): 581 −593.

[44] Yang XX, Sun C, Wang L, et al. New insight into isolation, identification techniques and medical applications of exosomes. J Control Release, 2019, 308: 119 −129.

[45] Camussi G, Deregibus MC, Bruno S, et al. Exosome/microvesicle-mediated epigenetic reprogramming of cells. Am J Cancer Res, 2011, 1(1): 98 −110.

[46] Livshts MA, Khomyakova E, Evtushenko EG. et al. Isolation of exosomes by differential centrifugation: theoretical analysis of a commonly used protocol. Sci Rep, 2015, 5: 17319.

[47] Fu H, Yang H, Zhang X, et al. The emerging roles of exosomes in tumor-stroma interaction. J Cancer Res Clin Oncol, 2016, 142(9): 1897 −1907.

[48] Théry C, Zitvogel L, Amigorena S. Exosomes: composition, biogenesis and function. Nat Rev Immunol, 2002, 2(8): 569 −579.

[49] Trajkovic K, Hsu C, Chiantia S, et al. Ceramide triggers budding of exosome vesicles into multivesicular endosomes. Science, 2008, 319(5867): 1244 −1247.

[50] Henne WM, Buchkovich NJ, Emr SD. The ESCRT pathway. Dev Cell, 2011, 21(1): 77 −91.

[51] Christ L, Raiborg C, Wenzel EM, et al. Cellular functions and molecular mechanisms of the ESCRT membrane-scission machinery. Trends Biochem Sci, 2017, 42(1): 42 −56.

[52] Raiborg C, Stenmark H. The ESCRT machinery in endosomal sorting of ubiquitylated membrane proteins. Nature, 2009, 458(7237): 445 −452.

[53] Schöneberg J, Lee IH, Iwasa JH, et al. Reverse-topology membrane scission by the ESCRT proteins. Nat Rev Mol Cell Biol, 2017, 18(1): 5 −17.

[54] Baietti MF, Zhang Z, Mortier E, et al. Syndecan-syntenin-ALIX regulates the biogenesis of exosomes. Nat Cell Biol, 2012, 14(7): 677 −685.

[55] Roucourt B, Meeussen S, Bao J, et al. Heparanase activates the syndecan-syntenin-ALIX exosome pathway. Cell Res, 2015, 25(4): 412 −428.

[56] Thompson CA, Purushothaman A, Ramani VC, et al. Heparanase regulates secretion, composition, and function of tumor cell-derived exosomes. J Biol Chem, 2013, 288(14): 10093 – 10099.

[57] Ghossoub R, Lembo F, Rubio A, et al. Syntenin-ALIX exosome biogenesis and budding into multivesicular bodies are controlled by ARF6 and PLD2. Nat Commun, 2014, 5: 3477.

[58] Villarroya-Beltri C, Baixauli F, Mittelbrunn M, et al. ISGylation controls exosome secretion by promoting lysosomal degradation of MVB proteins. Nat Commun, 2016, 7: 13588.

[59] Ostrowski M, Carmo NB, Krumeich S, et al. Rab27a and Rab27b control different steps of the exosome secretion pathway. Nat Cell Biol, 2010, 12(1): 19 – 30.

[60] Hsu C, Morohashi Y, Yoshimura S, et al. Regulation of exosome secretion by Rab35 and its GTPase-activating proteins TBC1D10A – C. J Cell Biol, 2010, 189(2): 223 – 232.

[61] Savina A, Furlan M, Vidal M, et al. Exosome release is regulated by a calcium-dependent mechanism in K562 cells. J Biol Chem, 2003, 278(22): 20083 – 20090.

[62] Parolini I, Federici C, Raggi C, et al. Microenvironmental pH is a key factor for exosome traffic in tumor cells. J Biol Chem, 2009, 284(49): 34211 – 34222.

[63] Yu JL, May L, Lhotak V, et al. Oncogenic events regulate tissue factor expression in colorectal cancer cells: implications for tumor progression and angiogenesis. Blood, 2005, 105(4): 1734 – 1741.

[64] Yu X, Harris SL, Levine AJ. The regulation of exosome secretion: a novel function of the p53 protein. Cancer Res, 2006, 66(9): 4795 – 4801.

[65] Lespagnol A, Duflaut D, Beekman C, et al. Exosome secretion, including the DNA damage-induced p53 – dependent secretory pathway, is severely compromised in TSAP6/Steap3 – null mice. Cell Death Differ, 2008, 15(11): 1723 – 1733.

[66] Riches A, Campbell E, Borger E, et al. Regulation of exosome release from mammary epithelial and breast cancer cells — a new regulatory pathway. Eur J Cancer, 2014, 50(5): 1025 – 1034.

[67] Miyanishi M, Tada K, Koike M, et al. Identification of Tim4 as a phosphatidylserine receptor. Nature, 2007, 450(7168): 435 – 439.

[68] Segura E, Nicco C, Lombard B, et al. ICAM – 1 on exosomes from mature dendritic cells is critical for efficient naive T-cell priming. Blood, 2005, 106(1): 216 – 223.

[69] Tian T, Wang Y, Wang H, et al. Visualizing of the cellular uptake and intracellular trafficking of exosomes by live-cell microscopy. J Cell Biochem, 2010, 111(2): 488 – 496.

[70] Feng D, Zhao WL, Ye YY, et al. Cellular internalization of exosomes occurs through phagocytosis. Traffic, 2010, 11(5): 675 – 687.

[71] Escrevente C, Keller S, Altevogt P, et al. Interaction and uptake of exosomes by ovarian cancer cells. BMC Cancer, 2011, 11: 108.

[72] Christianson HC, Svensson KJ, van Kuppevelt TH, et al. Cancer cell exosomes depend on cell-surface heparan sulfate proteoglycans for their internalization and functional activity. Proc Natl Acad Sci USA, 2013, 110(43): 17380 – 17385.

[73] Shao H, Im H, Castro CM, et al. New technologies for analysis of extracellular vesicles. Chem Rev, 2018, 118(4): 1917 – 1950.

[74] Ratajczak J, Miekus K, Kucia M, et al. Embryonic stem cell-derived microvesicles reprogram hematopoietic progenitors: evidence for horizontal transfer of mRNA and protein delivery. Leukemia, 2006, 20(5): 847-856.

[75] Ridder K, Keller S, Dams M, et al. Extracellular vesicle-mediated transfer of genetic information between the hematopoietic system and the brain in response to inflammation. PLoS Biol, 2014, 12(6): e1001874.

[76] Ridder K, Sevko A, Heide J, et al. Extracellular vesicle-mediated transfer of functional RNA in the tumor microenvironment. Oncoimmunology, 2015, 4(6): e1008371.

[77] Pegtel DM, Cosmopoulos K, Thorley-Lawson DA, et al. Functional delivery of viral miRNAs via exosomes. Proc Natl Acad Sci USA, 2010, 107(14): 6328-6333.

[78] Thomou T, Mori MA, Dreyfuss JM, et al. Adipose-derived circulating miRNAs regulate gene expression in other tissues. Nature, 2017, 542(7642): 450-455.

[79] Thakur BK, Zhang H, Becker A, et al. Double-stranded DNA in exosomes: a novel biomarker in cancer detection. Cell Res, 2014, 24(6): 766-769.

[80] Sansone P, Savini C, Kurelac I, et al. Packaging and transfer of mitochondrial DNA via exosomes regulate escape from dormancy in hormonal therapy-resistant breast cancer. Proc Natl Acad Sci USA, 2017, 114(43): E9066-E9075.

[81] Sisquella X, Ofir-Birin Y, Pimentel MA, et al. Malaria parasite DNA-harbouring vesicles activate cytosolic immune sensors. Nat Commun, 2017, 8(1): 1985.

[82] Lan YY, Londoño D, Bouley R, et al. DNase2a deficiency uncovers lysosomal clearance of damaged nuclear DNA via autophagy. Cell Rep, 2014, 9(1): 180-192.

[83] Takahashi A, Okada R, Nagao K, et al. Exosomes maintain cellular homeostasis by excreting harmful DNA from cells. Nat Commun, 2017, 8: 15287.

[84] Record M, Silvente-Poirot S, Poirot M, et al. Extracellular vesicles: lipids as key components of their biogenesis and functions. J Lipid Res, 2018, 59(8): 1316-1324.

[85] Bhatnagar S, Schorey JS. Exosomes released from infected macrophages contain mycobacterium avium glycopeptidolipids and are proinflammatory. J Biol Chem, 2007, 282(35): 25779-25789.

[86] Vega VL, Rodriguez-Silva M, Frey T, et al. Hsp70 translocates into the plasma membrane after stress and is released into the extracellular environment in a membrane-associated form that activates macrophages. J Immunol, 2008, 180(6): 4299-4307.

[87] Gastpar R, Gehrmann M, Bausero MA, et al. Heat shock protein 70 surface-positive tumor exosomes stimulate migratory and cytolytic activity of natural killer cells. Cancer Res, 2005, 65(12): 5238-5247.

[88] Skokos D, Botros HG, Demeure C, et al. Mast cell-derived exosomes induce phenotypic and functional maturation of dendritic cells and elicit specific immune responses *in vivo*. J Immunol, 2003, 170(6): 3037-3045.

[89] Segura E, Amigorena S, Théry C. Mature dendritic cells secrete exosomes with strong ability to induce antigen-specific effector immune responses. Blood Cells Mol Dis, 2005, 35(2): 89-93.

［90］ Wolfers J, Lozier A, Raposo G, et al. Tumor-derived exosomes are a source of shared tumor rejection antigens for CTL cross-priming. Nat Med, 2001, 7(3): 297－303.

［91］ Budnik V, Ruiz-Cañada C, Wendler F. Extracellular vesicles round off communication in the nervous system. Nat Rev Neurosci, 2016, 17(3): 160－172.

［92］ Zhang G, Li J, Purkayastha S, et al. Hypothalamic programming of systemic ageing involving IKK－β, NF－κB and GnRH. Nature, 2013, 497(7448): 211－216.

［93］ Zhang Y, Kim MS, Jia B, et al. Hypothalamic stem cells control ageing speed partly through exosomal miRNAs. Nature, 2017, 548(7665): 52－57.

［94］ Yáñez-Mó M, Siljander PR, Andreu Z, et al. Biological properties of extracellular vesicles and their physiological functions. J Extracell Vesicles, 2015, 4: 27066.

［95］ Arck PC, Hecher K. Fetomaternal immune cross-talk and its consequences for maternal and offspring's health. Nat Med, 2013, 19(5): 548－556.

［96］ Jiang N, Xiang L, He L, et al. Exosomes mediate epithelium-mesenchyme crosstalk in organ development. ACS Nano, 2017, 11(8): 7736－7746.

［97］ Lo Cicero A, Delevoye C, Gilles-Marsens F, et al. Exosomes released by keratinocytes modulate melanocyte pigmentation. Nat Commun, 2015, 6: 7506.

［98］ Nojima H, Freeman CM, Schuster RM, et al. Hepatocyte exosomes mediate liver repair and regeneration via sphingosine－1－phosphate. J Hepatol, 2016, 64(1): 60－68.

［99］ EL Andaloussi S, Mäger I, Breakefield XO, et al. Extracellular vesicles: biology and emerging therapeutic opportunities. Nat Rev Drug Discov, 2013, 12(5): 347－357.

［100］ Rong L, Li R, Li S, et al. Immunosuppression of breast cancer cells mediated by transforming growth factor-β in exosomes from cancer cells. Oncol Lett, 2016, 11(1): 500－504.

［101］ Marleau AM, Chen CS, Joyce JA, et al. Exosome removal as a therapeutic adjuvant in cancer. J Transl Med, 2012, 10: 134.

［102］ Zhang X, Yuan X, Shi H, et al. Exosomes in cancer: small particle, big player. J Hematol Oncol, 2015, 8: 83.

［103］ Meckes DG Jr, Shair KH, Marquitz AR, et al. Human tumor virus utilizes exosomes for intercellular communication. Proc Natl Acad Sci USA, 2010, 107(47): 20370－20375.

［104］ Dreux M, Garaigorta U, Boyd B, et al. Short-range exosomal transfer of viral RNA from infected cells to plasmacytoid dendritic cells triggers innate immunity. Cell Host Microbe, 2012, 12(4): 558－570.

［105］ Mack M, Kleinschmidt A, Brühl H, et al. Transfer of the chemokine receptor CCR5 between cells by membrane-derived microparticles: a mechanism for cellular human immunodeficiency virus 1 infection. Nat Med, 2000, 6(7): 769－775.

［106］ Wu P, Zhang B, Shi H, et al. MSC-exosome: A novel cell-free therapy for cutaneous regeneration. Cytotherapy, 2018, 20(3): 291－301.

［107］ Coumans FAW, Brisson AR, Buzas EI, et al. Methodological guidelines to study extracellular vesicles. Circ Res, 2017, 120(10): 1632－1648.

［108］ Li P, Huang TJ. Applications of acoustofluidics in bioanalytical chemistry. Anal Chem, 2019, 91(1): 757－767.

［109］ Lee K, Shao H, Weissleder R, et al. Acoustic purification of extracellular microvesicles. ACS Nano, 2015, 9(3): 2321－2327.

［110］ Wu M, Ouyang Y, Wang Z, et al. Isolation of exosomes from whole blood by integrating acoustics and microfluidics. Proc Natl Acad Sci USA, 2017, 114(40): 10584－10589.

［111］ Ibsen SD, Wright J, Lewis JM, et al. Rapid isolation and detection of exosomes and associated biomarkers from plasma. ACS Nano, 2017, 11(7): 6641－6651.

［112］ Wunsch BH, Smith JT, Gifford SM, et al. Nanoscale lateral displacement arrays for the separation of exosomes and colloids down to 20 nm. Nat Nanotechnol, 2016, 11(11): 936－940.

［113］ Liu C, Guo J, Tian F, et al. Field-free isolation of exosomes from extracellular vesicles by microfluidic viscoelastic flows. ACS Nano, 2017, 11(7): 6968－6976.

［114］ Zhou Y, Ma Z, Tayebi M, Ai Y. Submicron particle focusing and exosome sorting by wavy microchannel structures within viscoelastic fluids. Anal Chem, 2019, 91(7): 4577－4584.

［115］ Zhao Z, Yang Y, Zeng Y, et al. A microfluidic ExoSearch chip for multiplexed exosome detection towards blood-based ovarian cancer diagnosis. Lab Chip, 2016, 16(3): 489－496.

［116］ Kanwar SS, Dunlay CJ, Simeone DM, et al. Microfluidic device (ExoChip) for on-chip isolation, quantification and characterization of circulating exosomes. Lab Chip, 2014, 14(11): 1891－1900.

［117］ Kang D, Oh S, Ahn SM, et al. Proteomic analysis of exosomess from human neural stem cells by flow field-flow fractionation and nanoflow liquid chromatography-tandem mass spectrometry. J Proteome Res, 2008, 7(8): 3475－3480.

［118］ Zhang H, Lyden D. Asymmetric-flow field-flow fractionation technology for exomere and small extracellular vesicle separation and characterization. Nat Protoc, 2019, 14(4): 1027－1053.

［119］ Wang Z, Wu HJ, Fine D, et al. Ciliated micropillars for the microfluidic-based isolation of nanoscale lipid vesicles. Lab Chip, 2013, 13(15): 2879－2882.

［120］ Lim J, Choi M, Lee H, et al. Direct isolation and characterization of circulating exosomess from biological samples using magnetic nanowires. J Nanobiotechnology, 2019, 17(1): 1.

［121］ Sokolova V, Ludwig AK, Hornung S, et al. Characterisation of exosomes derived from human cells by nanoparticle tracking analysis and scanning electron microscopy. Colloids Surf B Biointerfaces, 2011, 87(1): 146－150.

［122］ Shao H, Chung J, Balaj L, et al. Protein typing of circulating microvesicles allows real-time monitoring of glioblastoma therapy. Nat Med, 2012, 18(12): 1835－1840.

［123］ Street JM, Barran PE, Mackay CL, et al. Identification and proteomic profiling of exosomes in human cerebrospinal fluid. J Transl Med, 2012, 10: 5.

［124］ Yuana Y, Oosterkamp TH, Bahatyrova S, et al. Atomic force microscopy: a novel approach to the detection of nanosized blood microparticles. J Thromb Haemost, 2010, 8(2): 315－323.

［125］ Akers C, Ramakrishnan V, Nolan P, et al. Comparative analysis of technologies for quantifying extracellular vesicles (EVs) in clinical cerebrospinal fluids (CSF). PLoS One, 2016, 11: e0149866.

［126］ Sitar S, Kejžar A, Pahovnik D, et al. Size characterization and quantification of exosomes by asymmetrical-flow field-flow fractionation. Anal Chem, 2015, 87(18): 9225 −9233.

[127] Park J, Hwang M, Choi B, et al. Exosome classification by pattern analysis of surface-enhanced raman spectroscopy data for lung cancer diagnosis. Anal Chem, 2017, 89(12): 6695 −6701.

[128] Vogel R, Pal K, Jambhrunkar S, et al. High-resolution single particle zeta potential characterisation of biological nanoparticles using tunable resistive pulse sensing. Sci Rep, 2017, 7(1): 17479.

[129] Orozco AF, Lewis DE. Flow cytometric analysis of circulating microparticles in plasma. Cytometry A, 2010, 77(6): 502 −514.

[130] van der Pol E, van Gemert MJ, Sturk A, et al. Single vs. swarm detection of microparticles and exosomes by flow cytometry. J Thromb Haemost, 2012, 10(5): 919 −930.

[131] Nolan JP, Jones JC. Detection of platelet vesicles by flow cytometry. Platelets, 2017, 28(3): 256 −262.

[132] Stoner SA, Duggan E, Condello D, et al. High sensitivity flow cytometry of membrane vesicles. Cytometry, 2016, 89(2): 196 −206.

[133] Patching SG. Surface plasmon resonance spectroscopy for characterisation of membrane protein-ligand interactions and its potential for drug discovery. Biochim Biophys Acta-Biomembr, 2014, 1838(1 Pt A): 43 −55.

[134] Rupert DL, Lässer C, Eldh S, et al. Determination of exosome concentration in solution using surface plasmon resonance spectroscopy. Anal Chem, 2014, 86(12): 5929 −5936.

[135] Mathivanan S, Fahner CJ, Reid GE, et al. ExoCarta 2012: database of exosomal proteins, RNA and lipids. Nucleic Acids Res, 2012, 40(Database issue): D1241 −D1244.

[136] Lobb RJ, Becker M, Wen SW, et al. Optimized exosome isolation protocolfor cell culture supernatant and human plasma. J Extracell Vesicles, 2015, 4: 27031.

[137] Ueda K, Ishikawa N, Tatsuguchi A, et al. Antibody-coupled monolithic silica microtips for highthroughput molecular profiling of circulating exosomes. Sci Rep, 2015, 4: 6232.

[138] Pocsfalvi G, Stanly C, Vilasi A, et al. Mass spectrometry of extracellular vesicles. Mass Spectrom Rev, 2016, 35(1): 3 −21.

[139] Choi DS, Kim DK, Kim YK, et al. Proteomics, transcriptomics and lipidomics of exosomes and ectosomes. Proteomics, 2013, 13(10 −11): 1554 −1571.

[140] Schubert W, Bonnekoh B, Pommer AJ, et al. Analyzing proteome topology and function by automated multidimensional fluorescence microscopy. Nat Biotechnol, 2006, 24(10): 1270 −1278.

[141] Lin JR, Fallahi-Sichani M, Sorger PK. Highly multiplexed imaging of single cells using a high-throughput cyclic immunofluorescence method. Nat Commun, 2015, 6: 8390.

[142] Shao H, Min C, Issadore D, et al. Magnetic nanoparticles and micronmr for diagnostic applications. Theranostics, 2012, 2(1): 55 −65.

[143] Lee H, Sun E, Ham D, et al. Chip-NMR biosensorfor detection and molecular analysis of cells. Nat Med, 2008, 14(8): 869 −874.

[144] Lee H, Yoon TJ, Figueiredo JL, et al. Rapid detection and profiling of cancer cells in fine-

needle aspirates. Proc Nat Acad Sci USA, 2009, 106(30)：12459－12464.

[145] Im H, Shao H, Weissleder R, et al. Nano-plasmonic exosome diagnostics. Expert Rev Mol Diagn, 2015, 15(6)：725－733.

[146] Jeong S, Park J, Pathania D, et al. Integrated magneto-electrochemical sensor for exosome analysis. ACS Nano, 2016, 10(2)：1802－1809.

[147] Yoshioka Y, Kosaka N, Konishi Y, et al. Ultra-sensitive liquid biopsy of circulating extracellular vesicles using ExoScreen. Nat Commun, 2014, 5：3591.

[148] Enderle D, Spiel A, Coticchia CM, et al. Characterization of RNA from exosomes and other extracellular vesicles isolated by a novel spin column-based method. PLoS One, 2015, 10 (8)：e0136133.

[149] Van Deun J, Mestdagh P, Sormunen R, et al. The impact of disparate isolation methods for extracellular vesicleson downstream RNA profiling. J Extracel Vesicles, 2014, 3：10.3402/ jev. v3.24858.

[150] Kalra H, Adda CG, Liem M, et al. Comparative proteomics evaluation of plasma exosome isolation techniques and assessment of the stability of exosomes in normal human blood plasma. Proteomics, 2013, 13(22)：3354－3364.

[151] Munagala R, Aqil F, Jeyabalan J, et al. Bovine milk-derived exosomes for drug delivery. Cancer Lett, 2016, 371(1)：48－61.

[152] Qi HZ, Yang LJ, Li XP, et al. Exosomes separated based on the "STOP" criteria for tumor-targeted drug delivery. J Mater Chem B, 2018, 18(6)：2758－2768.

[153] Mendt M, Kamerkar S, Sugimoto H, et al. Generation and testing of clinical-grade exosomes for pancreatic cancer. JCI insight, 2018, 3(8)：e99263.

[154] Bosch S, de Beaurepaire L, Allard M, et al. Trehalose prevents aggregation of exosomes and cryodamage. Sci Rep, 2016, 6：36162.

[155] 韩金秀,李宏远,撒亚莲,等.采用高速离心及 ExoQuick－TC 法提取小鼠骨髓间充质干细胞来源外泌体比较及鉴定.安徽医科大学学报,2017,(4)：611－614.

[156] Zhang B, Shen L, Shi H, et al. Exosomes from human umbilical cord mesenchymal stem cells：Identification, purification, and biological characteristics. Stem Cells Int, 2016, 2016：1929536.

[157] Batrakova EV, Kim MS. Using exosomes, naturally-equipped nanocarriers, for drug delivery. J Control Release, 2015, 219：396－405.

[158] Rupert DLM, Claudio V, Lässer C, et al. Methods for the physical characterization and quantification of extracellular vesicles in biological samples. Biochim Biophys Acta Gen Subj, 2017, 1861(1 Pt A)：3164－3179.

[159] Li Z, Wang Y, Xiao K, et al. Emerging role of exosomes in the joint diseases. Cell Physiol Biochem, 2018, 47(5)：2008－2017.

[160] Witwer KW, Soekmadji C, Hill AF, et al. Updating the MISEV minimal requirements for extracellular vesicle studies：building bridges to reproducibility. J Extracell Vesicles, 2017, 6(1)：1396823.

[161] Carpintero-Fernandez P, Fafian-Labora J, O'Loghlen A. Technical advances to study

extracellular vesicles. Front Mol Biosci, 2017, 4: 79.

[162] Varga Z, Yuana Y, Grootemaat AE, et al. Towards traceable size determination of extracellular vesicles. J Extracell Vesicles, 2014, 3: 10.3402/jev.v3.23298.

[163] Lacroix R, Robert S, Poncelet P, et al. Overcoming limitations of microparticle measurement by flow cytometry. Semin Thromb Hemost, 2010, 36(8): 807 −818.

[164] Mallardi A, Nuzziello N, Liguori M, et al. Counting of peripheral extracellular vesicles in multiple sclerosis patients by an improved nanoplasmonic assay and dynamic light scattering. Colloids Surf B Biointerfaces, 2018, 168: 134 −142.

[165] Agarwal K, Saji M, Lazaroff SM, et al. Analysis of exosome release as a cellular response to mapk pathway inhibition. Langmuir, 2015, 31(19): 5440 −5448.

[166] Colao IL, Corteling R, Bracewell D, et al. Manufacturing exosomes: a promising therapeutic platform. Trends Mol Med, 2018, 24(3): 242 −256.

[167] Pietrowska M, Funk S, Gawin M, et al. Isolation of exosomes for the purpose of protein cargo analysis with the use of mass spectrometry. Methods Mol Biol, 2017, 1654: 291 −307.

[168] Reiner AT, Witwer KW, van Balkom BWM, et al. Concise review: developing best-practice models for the therapeutic use of extracellular vesicles. Stem Cells Transl Med, 2017, 6(8): 1730 −1739.

[169] Marote A, Teixeira FG, Mendes-Pinheiro B, et al. MSCs-derived exosomes: cell-secreted nanovesicles with regenerative potential. Front Pharmacol, 2016, 7: 231.

[170] O'Loughlin AJ, Woffindale CA, Wood MJ. Exosomes and the emerging field of exosome-based gene therapy. Curr Gene Ther, 2012, 12(4): 262 −274.

[171] Sun L, Su Y, Liu X, et al. Serum and exosome long non coding RNAs as potential biomarkers for hepatocellular carcinoma. J Cancer, 2018, 9(15): 2631 −2639.

[172] Sun F, Wang JZ, Luo JJ, et al. Exosomes in the oncobiology, diagnosis, and therapy of hepatic carcinoma: a new player of an old game. Biomed Res Int, 2018, 2018: 2747461.

[173] Zheng G, Huang R, Qiu G, et al. Mesenchymal stromal cell-derived extracellular vesicles: regenerative and immunomodulatory effects and potential applications in sepsis. Cell Tissue Res, 2018, 374(1): 1 −15.

[174] 杨诚, 郭文彬, 张万松, 等. 基于 PEG6000 富集精液来源外泌体的提取及鉴定[J]. 南方医科大学学报, 2016, (11): 1531 −1535.

[175] Webber J, Clayton A. How pure are your vesicles? J Extracell Vesicles, 2013, 2: 10.3402/jev.v2i0.19861.

[176] Haraszti RA, Miller R, Stoppato M, et al. Exosomes produced from 3d cultures of mscs by tangential flow filtration show higher yield and improved activity. Mol Ther, 2018, 26 (12): 2838 −2847.

[177] Sun B, Peng J, Wang S, et al. Applications of stem cell-derived exosomes in tissue engineering and neurological diseases. Rev Neurosci, 2018, 29(5): 531 −546.

[178] Lobb RJ, Becker M, Wen SW, et al. Optimized exosome isolation protocol for cell culture supernatant and human plasma. J Extracell Vesicles, 2015, 4: 27031.

[179] He M, Crow J, Roth M, et al. Integrated immunoisolation and protein analysis of circulating

exosomes using microfluidic technology. Lab Chip, 2014, 14(19): 3773 −3780.

[180] He L, Zhu D, Wang J, et al. A highly efficient method for isolating urinary exosomes. Int J Mol Med, 2019, 43(1): 83 −90.

[181] Xia F, Ding F, Lv Y, et al. A high efficient method to isolate exosomes from small intestinal epithelium. Mol Biotechnol, 2019, 61(5): 325 −331.

[182] Lener T, Gimona M, Aigner L, et al. Applying extracellular vesicles based therapeutics in clinical trials — an isev position paper. J Extracell Vesicles, 2015, 4: 30087.

[183] Lai CP, Mardini O, Ericsson M, et al. Dynamic biodistribution of extracellular vesicles *in vivo* using a multimodal imaging reporter. ACS Nano, 2014, 8(1): 483 −494.

[184] Lai CP, Kim EY, Badr CE, et al. Visualization and tracking of tumour extracellular vesicle delivery and RNA translation using multiplexed reporters. Nat Commun, 2015, 6: 7029.

[185] Sun L, Xu R, Sun X, et al. Safety evaluation of exosomes derived from human umbilical cord mesenchymal stromal cell. Cytotherapy, 2016, 18(3): 413 −422.

第二章 ｜ 干细胞外泌体

生命科学是 20 世纪末和 21 世纪初自然科学中发展最为迅猛的学科,干细胞研究及产品开发成为最令人瞩目的领域之一。干细胞目前已成功应用于白血病、自身免疫性疾病、心血管疾病等疾病的治疗。

第一节 干细胞与干细胞外泌体

干细胞研究在 1999 年被美国《科学》杂志评为年度世界十大科学成果之首,于 2000 年再度入选世界十大科学成果。干细胞技术、产品开发和转化应用成为生物医药领域的热点。2012 年诺贝尔生理学或医学奖授予英国 John Gorden 和日本 Shinya Yamanaka 两位科学家,表彰他们在体细胞核重编程技术及将体细胞重新诱导成多能干细胞方面的杰出贡献。干细胞的基础与临床转化研究成果显示,干细胞在组织再生修复及难治性疾病的治疗性研究中,通过分化替代和旁分泌等发挥作用。外泌体是干细胞旁分泌的重要成分,近年来受到大家的广泛关注。2013 年诺贝尔生理学或医学奖授予发现囊泡运输机制的三位科学家,极大地推动了外泌体基础与转化研究。本节将讨论干细胞及其外泌体在组织再生修复与疾病治疗中的基础与应用。

一、干细胞与干细胞治疗

干细胞的基础与临床应用一直是生物医学领域的研究热点和前沿。了解干细胞的基本生物学特性对于干细胞研究具有重大的意义。

(一)干细胞

干细胞(stem cell, SC)是一类具有自我更新和多向分化潜能的细胞群,根据来源、发育阶段的不同,大致可以分为 3 类:胚胎干细胞(embryonal stem cell, ESC)、诱导多能干细胞(induced pluripotent stem cell, iPSC)及成体干细胞(adult stem cell, ASC)。ESC 是高度未分化细胞,能够被诱导分化为几乎所有细胞类型。

iPSC 是在成体细胞内导入外源基因发生重编程后诱导产生的多能干细胞。日本科学家 Shinya Yamanaka 利用病毒载体将四个转录因子 *Oct4*、*Sox2*、*Klf4* 和 *c - Myc* 转入成熟体细胞,使其重编程而得到的类似 ESC 的诱导多能干细胞。ASC 是存在于已分化组织中的、具有高度自我更新能力和增殖潜能的未分化细胞。在生理情况下,ASC 在体内可以分化为该组织或器官特定的细胞类型,但在病理或者体外诱导情况下,ASC 可以实现跨系或跨胚层分化,也称为横向分化(transdifferentiation)。ASC 主要包括造血干细胞、间质干细胞、神经干细胞及各类组织定向干细胞等。干细胞具有明显的异质性,Li 等[1]利用磁珠分选出表达阶段特异性胚胎抗原-4(SSEA-4)的 hucMSC 亚群,该群 hucMSC 具有更强的自我更新能力,且体外自发向三个胚层分化,成脂成骨能力和皮肤组织损伤修复能力高于 $SSEA-4^-$ hucMSC。

(二)干细胞治疗

干细胞的可塑性和旁分泌特性使其成为治疗多种疾病的有效手段。干细胞作为细胞治疗的种子细胞,已经广泛应用于神经系统、心血管、消化和泌尿等疾病的治疗,部分成果已经应用于临床。

1. ESC 与疾病治疗

ESC 的多向分化潜能使其能够分化为任何组织类型的细胞。随着 hESC 建系技术的进展,ESC 定向诱导分化的逐步成熟,ESC 在疾病治疗中的应用也越来越广泛。

(1)ESC 与神经系统疾病　　ESC 与神经系统损伤修复研究是再生医学领域中极为关注的领域之一。2017 年,中国科学院动物研究所周琪教授的研究团队在郑州大学第一附属医院进行了全球第一个使用人受精胚胎的 ESC 治疗帕金森病(Parkinson's disease, PD)的临床试验。他们评估了数百名候选人,选择了人类白细胞抗原(HLA)最匹配的 ESC 和患者,将 400 万个未成熟人类 ESC 的神经元前体细胞注入 PD 患者的大脑纹状体,取得良好的效果[2,3]。Kirkeby 等[4]利用基因表达分析 30 余批移植的人 ESC(hESC)来源祖细胞,发现移植后呈现出多巴胺能(DA)神经元类似的表型。

尽管 ESC 治疗 PD 的临床试验才刚刚开始,但是其治疗的基础研究却十分深厚。研究早期,人们发现内源性 Wnt 信号在 ESC 源性的神经干/祖细胞的维持过程中起到重要作用。在神经元特化过程中,人们还发现重组人音猬因子(human sonic hedgehog, SHH)和 FGF8 联合应用,可以使 ESC 分化为 DA 神经元[5]。星形胶质细胞为 DA 神经元的变性提供神经保护作用,并在神经干细胞的 DA 分化中起作用。光照工程化的通道视紫红质变体(ChETA)可以显著增强碱性成纤维细胞生长因子(bFGF)的释放,促进体外 hESC 的 DA 神经元分化。黑质(SN)中内源性星形胶质细胞的特异性光活化可以上调 bFGF 水平,增强移植的 ESC 的 DA 神经元分化,促进 PD 小鼠的脑功能修复。该研究表明,星形胶质细胞衍生的 bFGF 在调节干细胞 DA 神经元分化中发挥重要作用[6]。以上研究成果为应用 ESC 治疗神经系统退行性疾病提供可能。

脊髓损伤会造成严重的功能障碍,影响患者生活质量。受损脊髓中 γ-氨基丁酸(GABA)神经元功能降低,导致神经性疼痛和膀胱功能障碍。研究表明,从内侧神经节隆起(MGE)移植抑制性中枢神经元前体可增强脑和脊髓中的 GABA 信号。2016 年,科学家移植 hESC 衍生的 MGE 样细胞到损伤的小鼠脊髓,hESC-MGE 分化成 GABA 产生神经元亚型并接受突触输入,使小鼠膀胱功能改善、疼痛相关症状减轻。hESC 衍生的 MGE 样细胞可以修复脊髓损伤[7]。

(2)ESC 与心脏病　　ESC 治疗心血管疾病的研究一直如火如荼。2015 年,Menasche 等[8]报道了 hESC 源性心脏祖细胞治疗重度心力衰竭的第 1 个临床病例。科学家首先将骨形态发生蛋白-2 和成纤维细胞生长因子受体抑制剂与未分化的 hESC(I6 系)培养,扩增后的 ESC 进行心脏定型。响应这些心脏指导信号的 ESC 表达心肌转录因子 Isl-1 和 SSEA-1,然后通过免疫磁珠分选纯化。将 Isl-1$^+$、SSEA-1$^+$细胞包埋到纤维蛋白支架中,该支架通过外科手术递送到患有严重心力衰竭的 68 岁患者的梗死区域(纽约心脏协会功能等级Ⅲ;左心室射血分数:26%)。在非梗死区域同时进行冠状动脉旁路术,植入的细胞具有高纯度,SSEA-1$^+$细胞为 99%,而 *Sox-2* 和 *Nanog* 的表达阴性,且 *Isl-1* 表达强阳性。3 个月后,患者症状得到改善(纽约心脏协会功能等级Ⅰ级,左心室射血分数:36%)。在细胞/贴片治疗的非血运重建区域中,收缩性超声心动图明显,没有心律失常、肿瘤形成或免疫抑制相关并发症[8]。结果证明了 hESC 衍生的心脏祖细胞在心力衰竭治疗中的可行性。

2018 年,Liu 等[9]移植 hESC 来源的心肌细胞增强了大面积心肌梗死猕猴的心脏功能。在移植后 1 个月,左心室射血分数改善;到 3 个月时,治疗组的治疗效果进一步提高,移植物平均占梗死面积的 11.6%,与宿主心脏形成机电连接。但是一部分动物发生了移植物相关的室性心律失常。因此,hESC 来源的心肌细胞尚不适合临床试验[10]。

虽然 ESC 移植在临床上的应用还存在局限,但相关基础研究的进步将进一步为 ESC 移植提供理论支持。将 hESC 衍生的心血管祖细胞(hESC-CVPC)注射到急性梗死的心肌中(AMF),显著改善功能恶化和瘢痕形成,降低炎症反应、减少心肌细胞凋亡以及增加血管形成。在心肌梗死的早期阶段,hESC-CVPC 通过分泌细胞因子 IL-4/IL-13 介导 STAT6 激活,调节巨噬细胞极化,促进梗死修复[11]。转录因子 Foxc1 在心肌发育过程中发挥重要作用,与 ESC 衍生的功能性心肌细胞关系密切。Foxc1 调控 *Myh7* 的表达,参与调节肌动蛋白细胞骨架、细胞黏附、紧密和间隙连接以及钙信号传导的心脏功能[12]。缺氧诱导因子 1α（HIF-1α）在 ESC 向心血管分化过程中发挥作用。在小鼠 ESC 向心肌细胞分化早期，褪黑色素降低 HIF-1α 的稳定性及转录活性上调 SIRT-1，增加 HIF-2α 的稳定性及其下游 Oct4，促进 ESC 心肌分化。在分化后期及 HIF-1α 完全缺失时，褪黑素则失去作用[13]。在小鼠心肌缺血性（IHD）模型中，移植的 ESC 衍生的动脉内皮细胞能够恢复心脏功能，介导缺血组织的动脉生成和血运重建[14]。

（3）ESC 与肝病　　肝炎、肝硬化、肝癌及其他慢性肝病严重威胁人类健康，严重肝硬化和肝癌治疗依赖肝移植。研究表明，ESC 体外能够诱导为肝细胞样细胞、胆管上皮样细胞，并且移植到体内后能够代替肝细胞行使功能。ESC 在脱离饲养层细胞后会自发分化并形成胚胎体，胚胎体在贴壁培养条件下再自发分化成三个胚层不同的细胞类型，包括肝脏细胞[15]。这种自发分化形成的肝脏细胞纯度不高，得率较低，但通过在诱导胚胎体形成的悬浮培养基中加入 activin，能获得 80% hESC 来源的内胚层细胞[16]。酸性 FGF 和 HGF 能够有效诱导小鼠和猴肝祖细胞的形成，却不能诱导成熟的有功能的肝细胞[17]。Agarwal[18]、Shircki N[19] 等报道在不同时间点加入 activin、bFGF、HGF、OSM 和 Dex 能够直接诱导小鼠和 hESC 向成熟的肝细胞分化。BMP4、FGF10 和维甲酸 RA 可诱导有功能的肝细胞[20]。HGF 和 FGF 体外诱导小鼠 ESC 向肝细胞分化的中、后期，抑制 Wnt/β-catenin 信号以降低 EMT 水平，可有效促进 ESC 向肝脏组织结构分化。

目前 hESC 的肝分化方案仍需不断改进。MiRNA 在肝脏发育过程中调节肝细胞的命运。ESC 衍生的肝细胞样细胞（HLC）中抑制 miR-199a-5p 能够促进肝细胞分化。移植后 HLCs 能够重新填充 Fah$^{-/-}$/Rag2$^{-/-}$/ IL-2rg$^{-/-}$ 小鼠的肝脏。研究结果表明，miR-199a-5p 能够增强 hESC 衍生的 HLC 的再生能力。因此，miRNA 促进 hESC 产生更成熟的 HLC，用于治疗肝脏疾病[21]。

hESC 分化为肝祖细胞后，利用生长激素、表皮生长因子、白细胞介素-6 和牛磺胆酸钠刺激，进一步分化为胆管细胞。hESC 来源的胆管细胞样细胞表达包括细胞角蛋白 7 和骨桥蛋白在内的胆管细胞标志物，如转录因子 SOX9 和肝细胞核因子 6。这些细胞还表达对胆管细胞功能重要的特定蛋白质，包括囊性纤维化跨膜电导调节器、分泌素受体和核受体。它们形成原发纤毛，并通过细胞内 Ca^{2+} 的增加对激素刺激做出反应[22]。

（4）ESC 与其他疾病　　hESC 在其他类型的组织器官修复中也具有一定的意义。将源自 hESC 的软骨细胞包裹在纤维蛋白凝胶中并植入裸鼠髌骨沟的骨缺损中，植入 hESC 衍生的软骨细胞的缺损区域表达胶原蛋白 I，在 12 周时检测到活细胞，并伴随着 SOX9 的高表达和番红 O 的强染色，提示 hESC 衍生的软骨细胞能够促进软骨修复[23]。

2. ASC 与疾病治疗

ASC 可塑性的揭示具有重要的科学价值和实用意义。近年来,随着 ASC 理论和技术的发展,一个个成功的应用案例点燃了人们对其应用于治疗疾病的希望,也使其成为干细胞治疗的重要种子细胞。

(1) HSC 与疾病　　造血干细胞(HSC)是目前临床应用最为广泛的成体干细胞,在自身免疫性疾病和白血病治疗方面取得显著成效。1995 年 Marmont 等[24]首先报道了第一例造血干细胞移植(HSCT)治疗自身免疫性疾病。1996 年欧洲血液和骨髓移植学会(EBMT)自身免疫疾病工作组成立,欧洲抗风湿联盟会(EULAR)与 EBMT 开始了长期合作,EULAR 和 EBMT 联合发表了关于干细胞移植在自身免疫性疾病中的共识报告[25],详细描述了 HSCT 方案如收集和动员干细胞、调理和选择 CD34+ 干细胞等。目前,HSCT 临床试验已经涉及系统性硬化症(SSc)、类风湿性关节炎(RA)、青少年特发性关节炎(JIA)、系统性红斑狼疮(SLE)及干燥综合征等。临床 I 期和 II 期试验初步证实了 HSCT 对于重症药物耐受的自身免疫疾病的可行性、安全性和有效性,继而推动 III 期和 IV 期试验进行。截至 2012 年,有大约 3 000 位自身免疫性疾病患者接受了 HSCT 治疗[26]。

在白血病治疗方面,HSCT 在骨髓增生异常综合征(MDS)、慢性髓细胞白血病(CMML)[27]、非霍奇金淋巴瘤(iNHL)[28]、急性淋巴细胞白血病(AML)等血液病治疗中均见成效,但选择自体干细胞还是异体 HSCT[29]、异体 HSCT 的移植物抗宿主病(GVHD)的预防、移植后感染、难治性白血病[30]等仍需要开展深入研究。同种异体 HSCT 是 MDS 唯一治愈性治疗方法。免疫抑制剂阿扎胞苷(azacitidine,AZA)在欧洲仅被批准用于不符合 HSCT 资格的患者。近年来,研究证实高风险的 MDS 的 HSCT 治疗前,应用 AZA 进行免疫抑制可能比强化疗更好[31]。菌血症在急性白血病患儿和接受 HSCT 的儿童中具有相当大的发病率,左氧氟沙星能够有效减少 AML 和复发性急性淋巴细胞白血病儿童化疗的感染率[32]。高剂量化疗联合自体 HSCT 治疗难治性原发性中枢神经系统淋巴瘤安全有效[33]。

(2) BMMSC 与疾病　　骨髓间质干细胞(BMMSC)是使用最广泛的间质干细胞之一,在多种组织损伤修复中具有广阔的应用前景。

1) BMMSC 与心脏病:BMMSC 在缺血性心力衰竭患者治疗中具有良好应用前景。本团队早期利用 5 氮胞苷诱导人 BMMSC 分化成心肌样细胞,显示低浓度的钾离子刺激后,细胞内钙离子浓度增加,为 MSC 修复心肌损伤提供理论支持[34]。心肌内注射自体培养扩增的 BMMSC 治疗重度心力衰竭患者的临床随机试验,证实 BMMSC 能够有效改善左心室收缩末期容量,改善心肌功能,且没有副反应[35]。为提高移植 BMMSC 对心脏修复的有效性,研究者在环境氧或 0.5% 氧下培养 BMMSC 24 h,然后植入心脏梗死的食蟹猴。低氧预处理增加 MSC 促血管生成因子的表达,使食蟹猴在心肌梗死后第 90 日的梗死面积和左心室功能显著改善。正常培养的 BMMSC 处理的猴子的功能改善不显著。HP－MSC 移植还与心肌细胞增殖、血管密度、心肌葡萄糖摄取和移植细胞的增加以及内源性细胞凋亡的减少有关,但并未增加心律失常并发症的发生[36]。此外,心肌营养素－1(cardiotrophin－1)预处理的 BMMSC 心肌内单次注射,能够保留心脏功能和减少梗死面积,该细胞能够在心肌梗死处存活 2 个月之久。心肌营养素－1 处理的BMMSC 通过转录激活因子 3(STAT3)介导黏着斑激酶及其相关的黏着斑复合物的活化,细胞获得黏附特性,提高了 BMMSC 的移植效率[37]。

2)BMMSC 与肾病:BMMSC 对肾组织疾病的治疗大多处于基础研究阶段。本团队采用荧光原位杂交技术证实人 BMMSC 特异性归巢至损伤部位,移植 14 d后存在成水通道蛋白 1(AQP1)、角蛋白 18 阳性的肾小管上皮样细胞,可治疗丙三醇诱导的大鼠急性肾损伤[38]。BMMSC 与抗纤维化药物 serelaxin 联合治疗小鼠输尿管单侧结扎(UUO)所致的小鼠肾纤维化模型,发现 UUO 诱导的肾纤维化减轻、巨噬细胞浸润减少、基质金属蛋白酶－2(MMP－2)的活性上调[39]。BMMSC 条件培养基(BMMSC－CM)尾静脉注射顺铂诱导的大鼠急性肾损伤模型,发现BMMSC－CM 活化 wnt/β－catenin 信号通路,减少顺铂诱导的肾损伤,增强细胞增殖,减少细胞凋亡和细胞内线粒体 ROS 水平[40]。

3)BMMSC 与肝病:BMMSC 在多种病因导致的肝损伤中均发挥一定的治疗作用。徐会娟等证实 SD 大鼠 BMMSC 能够减少日本血吸虫所致的肝肉芽肿直径、降低血清透明质酸;减少 α－平滑肌蛋白和胶原Ⅲ沉积,缓解寄生虫所致肝纤维化,延长小鼠生存时间[41]。HBV 相关慢性肝衰急性发作(ACLF)临床试验显示,外周输注同种异体 BMMSC 能够改善患者的肝功能、降低感染发生率,提高生存率[42]。酒精性肝硬化的自体 BMMSC 移植治疗临床Ⅱ期试验显示,自体 BMMSC移植可改善酒精性肝硬化患者的组织纤维化和肝功能[43]。在 CCl$_4$ 诱导的小鼠肝纤维化模型中,将包被在藻酸盐-聚乙二醇微球中 BMMSC 移植入小鼠腹腔,发现其能够抑制肝星状细胞活化并释放抗细胞凋亡蛋白(IL－6、IGFBP－2)和抗炎(IL－1Ra)细胞因子,缓解小鼠的肝纤维化[44]。同种异体移植 BMMSC 减弱了Con A诱导的肝损伤小鼠的肝细胞凋亡。BMMSC 增加血清 IL－10(IL－10)和肝脏 STAT3 磷酸化水平,降低肝脏 IFN－γ 和磷酸化 STAT1 水平。值得注意的是,BMMSC 主要被捕获在肺,促进巨噬细胞 M2 极化,促成了肺和血清中 IL－10 水平的增加。敲除 MSC 中 IL－1Ra,治疗效果丧失。研究表明,BMMSC 依赖 IL－1Ra将 Con A 刺激的巨噬细胞转换为 M2 表型,从而导致 IL－10 产生增加,减轻Con A所致的肝损伤[45]。

4)BMMSC 与神经系统疾病:BMMSC 通过不同的机制治疗神经退行性疾病。

全基因组关联研究已经确定α-突触核蛋白(SNCA)和微管(MT)相关蛋白 Tau 是 PD 的常见危险因素。α-突触核蛋白通过 Tau 磷酸化直接使 MT 不稳定并诱导轴突运输缺陷,导致α-突触核蛋白异常积聚,引起黑质多巴胺能细胞损失。BMMSC 可以调节细胞骨架网络和运输,在野生型或 A53T SNCA 过度表达的细胞和小鼠中发挥神经保护作用。此外,BMMSC 分泌的可溶性真核延伸因子 1A-2,通过降低钙/钙调蛋白依赖性 Tau 磷酸化和诱导自体溶酶体融合来稳定 MT 组装,伴随着轴突运动蛋白和神经元的增加[46]。

BMMSC 通过调节 galectin-1 与 N-甲基-D-天冬氨酸受体的相互作用来阻断网格蛋白介导的细胞外α-突触核蛋白的内吞作用,从而抑制α-突触核蛋白的传递,导致皮质和多巴胺能神经元的存活,改善α-突触核蛋白富集模型中的运动功能缺陷[47]。数据表明,BMMSC 可能在α-突触核蛋白病的轴突运输缺陷的早期阶段发挥保护作用。肝 X 受体(LXR)兴奋剂能够调节 DA 神经元发育相关基因的表达,提高诱导效率,缩短大鼠 BMMSC 向 DA 神经元样细胞的诱导时间[48]。

5)BMMSC 与其他疾病:系统性硬化症(SSc)是一种自身免疫性疾病,可能由于 IL-4Rα/mTOR 通路的激活而引起显著的骨质减少。MSC 移植(MSCT)可通过诱导免疫耐受改善 SSc 中的免疫紊乱。研究显示,MSCT 可以通过拯救受体 BMMSC 受损谱系分化来有效改善 SSc 小鼠的骨质减少。在机制上,供体 MSC 将 SSR 小鼠中的 miR-151-5p 转移至受体 BMMSC 以抑制 IL-4Rα 表达,从而下调 mTOR 活化以增强成骨分化并减少脂肪形成。此外,miR-151-5p 的全身递送能够挽救 SSc 小鼠中的骨质减少、BMMSC 受损、皮肤紧张和免疫紊乱,表明 miR-151-5p 可能是 SSc 治疗的特异性靶标。该研究证实,MSCT 可以通过非编码 RNA 途径将 miRNA 转移到受体细胞以改善骨质减少[49]。

(3)hucMSC 与疾病 hucMSC 因其取材方便、免疫原性低等优势,逐步成为 MSC 中的优势细胞,在多种疾病的治疗中取得成效。

1)hucMSC 与肝病:本团队[50]利用荧光原位杂交检测人源 X 染色体证实 hucMSC 迁移至肝损伤部位,表达人肝细胞特异性色氨酸-2,3-双加氧酶、甲胎蛋白、角蛋白 18、成纤维细胞分泌蛋白 1 及α-平滑肌蛋白,提示 hucMSC 可能通过分化成肝细胞样细胞,减轻 CCl_4 诱导的小鼠肝损伤。hucMSC 在小鼠胎肝条件培养基诱导下,蛋白激酶 ERK1/2 持续活化,促进 MSC 肝细胞样分化[51]。hucMSC 分泌抗纤维化蛋白乳脂球-EGF 因子 8(MFG-E8),抑制 TGF-β 信号传导并减少 CCl_4 诱导的小鼠模型的细胞外基质沉积和肝纤维化[52]。此外,肝细胞生长因子修饰的 hucMSC 能够迁移至肝损伤部位,减少肝细胞坏死、变性及炎症反应,缓解 CCl_4 诱导的小鼠肝损伤,增强总体生存率[53]。

2）hucMSC 与肾病：本团队 Cao 等[54]证实 hucMSC 能够迁移至肾损伤部位，通过旁分泌作用促进肾细胞增殖、减轻肾细胞凋亡及炎症，治疗缺血/再灌注诱导的大鼠急性肾损伤。本团队 Chen 等[55]通过活体成像显示 HGF 修饰的 hucMSC 能够归集至肾损伤部位，减轻凋亡和炎症、巨噬细胞浸润，诱导浸润的巨噬细胞 M2 样极化，基因修饰后 hucMSC 未见体内致瘤；同时 Li 等[56]证实了在再灌注损伤修复后期，巨噬细胞的浸润对于 hucMSC 发挥小鼠肾缺血/再灌注治疗作用是至关重要的。此外，在顺铂诱导的急性肾损伤模型中，本团队 Peng 等[57]发现 hucMSC 缓解顺铂诱导的急性肾损伤炎症反应、增强肾细胞再生、促进肾细胞增殖减少凋亡；并阻止肾小管小管上皮细胞间质样转化（EMT），减轻肾纤维化，从而减少急性肾损伤向慢性肾间质纤维化发展（图 2-1）。

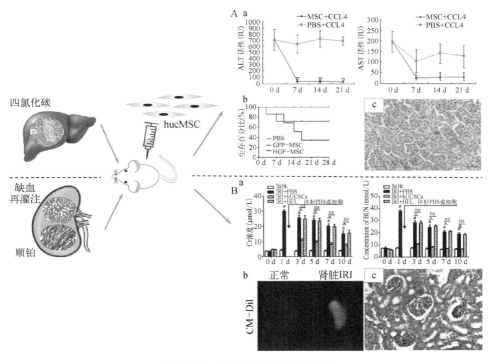

图 2-1　hucMSC 促进肝、肾损伤修复

ALT：谷丙转氨酶；AST：谷草转氨酶；Cr：肌酐；BNU：尿素氮；HFL：人肺成纤维细胞
A. hucMSC 治疗肝损伤模型；a. 血 ALT、AST 检测；b. 生存曲线；c. 肝组织 HE 染色
B. hucMSC 治疗肾损伤模型；a. 血 Cr、BUN 测定；b. hucMSC 在肾组织定位；c. 肾组织 HE 染色

3）hucMSC 与神经系统疾病：旁分泌效应和分化被认为是 MSC 移植治疗的两个主要机制。hucMSC 定向神经诱导后，细胞显示出神经元样形态并表达高水平的神经标记。hucMSC 促进缺氧缺血性脑损伤（HIBD）大鼠的学习和记忆功能

恢复。hucMSC 分泌 IL-8 活化 JNK 信号通路增强海马中的血管生成。该研究表明,hucMSC 具有 MSC 的生物学特性和神经分化潜能,并通过分泌 IL-8 发挥治疗优势,参与大鼠 HIBD 模型中的血管生成,改善神经元功能[58]。

4) hucMSC 与皮肤病:在小鼠皮肤切除伤口模型中,褪黑激素预处理的 hucMSC 移植增强了小鼠皮肤伤口部位的伤口闭合、肉芽形成和再上皮化。通过褪黑素受体 2(MT2)触发 FAK/桩蛋白磷酸化以刺激肌动蛋白细胞骨架的重组,从而活化 Cdc42/Arp2/3 褪黑激素信号传导促进 hucMSC 迁移[59]。

5) hucMSC 与自身免疫性疾病:hucMSC 在自身免疫性疾病治疗中也发挥有效的作用。olfactory 1/早期 B 细胞因子相关锌脂蛋白(OAZ)是系统性红斑狼疮(systemic lupus erythematosus, SLE)的易感基因,hucMSC 能够发挥免疫抑制作用,抑制 B 细胞的 OAZ 表达,缓解症状[60]。2017 年,研究者发现 hucMSC 能够通过调节 SLE 患者外周血 Th17/Treg 的动态平衡[61]。2018 年,Wang 等[62]报道了 hucMSC 治疗 SLE 的长期随访,在 5 年的随访中,27% 的患者(22/81)临床症状完全缓解,另有 7%(6/81)处于部分临床缓解期,5 年疾病缓解率为 34%(28/81)。

3. iPSC 与疾病治疗

ESC 在临床应用上的存在伦理问题,iPSC 治疗作为 ESC 替代疗法取得许多新的进展。

(1) iPSC 与心血管疾病　　iPSC 在心律不齐、肥厚型心肌病、扩张型心肌病、心力衰竭等均有研究报道。由于心肌的自我修复能力有限,而心脏移植只适用于有限数量的患者,因此,iPSC 被认为是治疗严重心肌病的有效方法[63]。前期报道显示,移植的 hiPSC 衍生的心肌细胞能够在啮齿类动物体内形成心肌层,但该移植的心肌细胞生存率很低。为此,心肌片或心肌聚合物被应用于心血管疾病的治疗研究[64]。在豚鼠冷冻损伤后第 7 d,将 hiPSC 衍生的心肌细胞和 hiPSC 衍生的内皮细胞创建的人心肌贴片(hCMP)移植到豚鼠心脏,发现移植后 28 d,心脏组织贴片修复的心脏瘢痕内显示出人心肌移植物,梗死面积的 12% 再次血管化。这些移植物显示心肌细胞增殖,血管形成和在移植物与完整心脏组织电耦合[65]。2018 年,利用 hiPSC 衍生的悬浮心肌细胞、平滑肌细胞和内皮细胞产生临床相关尺寸(4 cm×2 cm×1.25 mm)的 hCMP,用于猪心肌梗死的治疗。研究发现,hCMP 的移植减少梗死面积、改善左心室壁应力,且无明显的心律失常[66]。

针对 hiPSC 衍生的心肌细胞植入率低的问题,Zhu 等[67]利用慢病毒介导的基因转染将细胞周期蛋白 D2(CCND2)递送至 hiPSC,通过增加移植细胞的增殖来增加移植物大小并改善心肌梗死小鼠的心肌恢复。结果表明,CCND2 过表达激活 hiPSC 衍生的心肌细胞的细胞周期进展,促进损伤心肌再血管化,心肌修复能力显著增强,未观察到肿瘤形成。

（2）iPSC 与肝病　　肝细胞移植是治疗肝衰竭最有效的方法之一。因为 iPSC 衍生的肝细胞样细胞(hiPS－HLC)可以大规模生产,并且由肝衰竭患者产生,所以预期它们可用于肝细胞移植。然而,当使用常规移植方法即脾内或门静脉输注时,难以控制植入效率及在其他器官的意外植入。为了解决该问题,采用细胞片工程技术进行实验性肝细胞移植。将 hiPS－HLC 片连接到肝损伤小鼠的肝脏表面。hiPS－HLC 片移植成功改善了输注 CCl_4 引起的致死性急性肝损伤。此外,hiPS－HLC 片分泌的 HGF 在急性肝衰竭小鼠的治疗中起重要作用[68]。

虽然 hiPS－HLC 解决了原代人肝细胞的短缺,然而,HLC 的体内再增殖能力仍然有限。c－Met 受体激动剂显著刺激 c－Met 受体下游信号传导并以剂量依赖性和可逆方式加速 hiPSC－HLC 增殖。更重要的是,hiPSC－HLC 移植显著延长了动物存活时间,改善由 Fas 激动性抗体、CCl_4 或酪氨酸应激引起的急性或慢性小鼠肝损伤[69]。

（3）iPSC 与神经系统疾病　　iPSC 是除了 ESC 之外的基于细胞疗法治疗 PD 的新希望。hiPSC 衍生的多巴胺能祖细胞植入神经毒素处理的食蟹猴帕金森病动物模型中,移植后食蟹猴自发运动增加。组织学研究表明,成熟的多巴胺能神经元将致密的神经突延伸到宿主纹状体中,发挥成熟的多巴胺能神经元功能,且在脑中至少两年不形成任何肿瘤。因此,hiPSC 衍生的多巴胺能祖细胞在临床上适用于治疗 PD[70]。

2019 年,iPSC 创造性地应用于体外模拟 PD,揭示其发病机制及治疗靶点。利用携带 GBA－N370S 帕金森病风险变体的 iPSC 衍生的多巴胺能神经元,通过单细胞测序鉴定转录抑制因子组蛋白脱乙酰酶 4(HDAC4)是导致内质网应激的上游调控因子,HDAC4 能够校正 PD 相关的细胞表型[71]。

iPSC 在脊髓损伤修复中也有大量的应用,但长期应用可能存在如上皮间质转化等安全性问题[72]。在脊髓中移植的某些 hiPSC－神经干/祖细胞(hiPSC－NS/PC)会呈现肿瘤样过度生长,导致随后的运动功能恶化。因此,移除残留的未成熟细胞或诱导成更成熟的细胞类型是避免 hiPSC－NS/PC 移植不利影响的重要解决方案。由于 Notch 信号在维持 NS/PC 中发挥作用,研究者利用 γ－分泌酶抑制剂(GSI)预处理 hiPSC－NS/PC,发现 GSI 可促进体外神经元分化和成熟,减少移植的 hiPSC－NS/PC 过度生长,抑制体内运动功能的恶化[73]。该研究表明,GSI 预处理 hiPSC－NS/PC 能够提高基于 hiPSC 再生医学方法的安全性。

（4）iPSC 与肾病　　hiPSC 能够分化成肾脏细胞或形成三维的肾脏结构。目前,已经建立了健康人尿液中的系膜细胞、肾小管细胞以及常染色体显性遗传的多囊肾患者的成纤维细胞诱导形成的 hiPSC 细胞,用于遗传性肾病的治疗。同时,iPSC 治疗缺血性肾病也有报道。移植的 iPSC 抑制氧化物质、前炎症因子和凋亡因子的表达,提高急性缺血性肾病大鼠的生存率。

虽然 hiPSC 衍生细胞移植对肾脏疾病的缓解有一定的作用,但对于肾衰竭患者,肾脏移植是唯一的治疗方法。但由于肾源紧张,目前人类更加注重用 hiPSC 产生有功能的肾类器官,以期用于临床的肾移植。用化学方法体外诱导 hiPSC 分化成输尿管芽(UB)祖细胞样细胞,该细胞可以在 18 d 内与胚胎小鼠肾细胞自组装成嵌合肾 3D 结构[74]。该模型为研究人体肾脏发育、模拟疾病、评估再生医学策略以及毒理学研究提供了新的机会。

(三)干细胞疗法存在问题

虽然干细胞治疗已经开展,但由于该技术存在生物安全性和伦理等问题,仍需要进行大量多中心临床前研究。

1. 干细胞异质性及制备的标准化

ESC 可以分化成各种组织特异性干细胞,在相应的组织损伤修复中发挥作用。但是,ESC 来源困难,存在伦理争议,限制 ESC 治疗的应用。成体干细胞虽然在人体的各种组织中均有分布且不存在伦理争议等问题,但其分离、纯化、鉴定、检测、洗涤、冻存等操作程序复杂,缺乏标准的制备方案,难以评价其疗效,增加了干细胞治疗的难度。

2. 干细胞异常分化

干细胞具有多向分化潜能,这种潜能也有可能使得干细胞分化成其他的功能性细胞。例如,MSC 有很强的骨形成能力,植入体内的干细胞在炎症因子的刺激下,可形成异位的骨组织,而不形成治疗所需的目的细胞。

3. 干细胞恶性转化

干细胞治疗需要足够的细胞数量,需要在体外经过多次传代扩增。然而,长期培养会引起端粒长度变化,染色质不稳定性增加,细胞群体中会出现突变的细胞克隆,细胞发生恶性转化。早在 2004 年,本团队就发现体外培养的 BMMSC 突变成肿瘤细胞[75]。

4. 免疫排斥

成体干细胞尤其是 MSC 表面的抗原表达很微弱,患者自身的免疫系统对这种未分化细胞的识别能力很低。ESC 抗原性在分化过程中逐渐表现,即使是同种异体干细胞移植治疗也可存在排斥反应[30]。

5. 治疗效率

尽管干细胞能够迁移到组织损伤部位,分化为功能性组织细胞修复损伤,但有研究发现只有少于<1%的干细胞到达损伤组织,而大部分被滞留在肺、肝和脾。此外,移植的干细胞在损伤部位的分化也受到限制,与内源性宿主细胞的融合也较少[76]。

(四)干细胞治疗前景

鉴于干细胞的重要科研和应用价值,针对目前干细胞治疗存在的问题,研究者们正致力寻找有别于传统干细胞治疗的新方法,将干细胞治疗推向新高度。

1. 工程化干细胞治疗

随着 ESC 分化研究的逐渐深入,材料科学与交叉学科蓬勃发展,开始应用生物材料或方法对干细胞进行修饰,以期获得更有效的治疗效果。用含有 VEGF 释放微管的壳聚糖水凝胶,构建表达 CD31 的细胞和内皮细胞,增强治疗性新生血管形成[77]。

多光子激发 3D 打印生成具有亚微米分辨率的类天然细胞外基质支架,然后将支架与 hiPSC 来源的心肌细胞、平滑肌细胞和内皮细胞接种,产生心肌贴片(hCMP),移植入手术诱导的心肌梗死小鼠,显著改善缺血性心肌损伤[78]。

2. 干细胞成分治疗

目前,尽管大量报道认为干细胞分化是其进行损伤组织结构和功能修复的关键,但愈来愈多研究显示干细胞的治疗效果不依赖于干细胞的迁移及分化能力[79],而其持续分泌的因子则可能是其参与组织损伤修复重要因素。最近研究发现,外泌体是干细胞旁分泌作用中的关键生物活性成分[80]。外泌体能够携载活性分子发挥类似干细胞的治疗效果,引起了广泛关注,成为干细胞再生领域的又一研究热点。

二、干细胞外泌体与非细胞治疗

早在 1983 年,首次报道外泌体为绵羊网织红细胞成熟过程中分泌转铁蛋白受体时向胞外释放出的一种无用的细胞器,很长一段时间,外泌体一直被认为是细胞用来装载自身"废物"的垃圾。直到 2007 年,Valadi 等[81]证实肥大细胞外泌体介导的 miRNA、mRNA 和 mRNA 翻译产生的蛋白同时输送到靶细胞,外泌体才被确定为"细胞间遗传交换的新机制"。外泌体在细胞与细胞之间通信中发挥重要作用,引起了人们的极大兴趣,成为国内外研究的热点。近年来,干细胞外泌体在多种疾病和组织损伤修复中崭露头角,技术和服务研发层出不穷,显示了良好的转化应用前景。

（一）干细胞外泌体主要成分

根据干细胞种类不同称为相应干细胞外泌体，如 hucMSC-Ex、AdMSC-Ex、NSC-Ex 等。干细胞外泌体具有其通用和特异的携载成分如表面分子、内容物以及干细胞在不同刺激或者不同诱导条件下产生的成分变化，特异的携载分子决定了其临床应用。

外泌体表面分子存在一定的保守性[82]如黏附分子 CD9、CD81、整合素，抗原提呈分子 MHC I、MHC II，膜转运分子 RABs、ARFs、腺苷、flotillins，脂质分子神经酰胺、胆固醇、神经鞘磷脂、磷脂酰丝氨酸。目前干细胞外泌体特定携载分子各实验室报道不一，这可能是因为干细胞培养条件、分离和鉴定方法存在差异。

本团队十多年来致力于 hucMSC-Ex 的基础和转化研究，2013 年采用液相质谱的方法对其蛋白质组学进行了分析和研究[83,84]（图 2-2a），并证实 hucMSC-Ex 中存在多种功能蛋白质，如 14-3-35、Wnt4 等。2013 年，Chase 等[85]利用 Exocarta 数据库，对该数据库中收录的 MSC-Ex 蛋白质组进行富集分析和注释，发现 857 种基因产物蛋白质，这些蛋白质涉及炎症反应、生物合成、组织再生修复以及细胞代谢等生命进程。

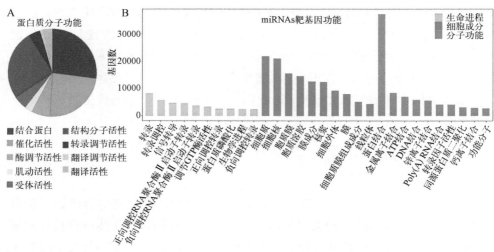

图 2-2　hucMSC-Ex 内蛋白质、miRNA 功能聚类分析

A. LC-MS/MS 质谱分析结果；B. 高通量测序结果

ESC-Ex 能够转运 mRNA 至靶细胞，影响靶细胞基因的表达[86]。在外周血细胞 MV 发现 miRNA[87]。随着第二代测序技术的发展，外泌体中发现的核酸分子种类越来越丰富[88]，非编码 RNA 如 rRNA、mtRNA[89]等 RNA 分子陆续被检测出来。

2018 年，Ferguson 等[90] 首先通过 NanoString 平台获得 hMSC－Ex 内的 miRNA 表达谱，这些 miRNA 的靶基因大部分参与特定的生物进程如心血管发育、血管形成和脉管形成，细胞凋亡和发育信号通路，纤维化相关信号通路如 Wnt 信号、PDGF 和 TGF－β 等。本团队在 2018 年利用第二代测序获得 hucMSC－Ex 内 miRNA 的表达谱，预测了 miRNA 靶 mRNA，进行了聚类分析（图 2－2b）。随着研究的深入，更多的 MSC－Ex 内容物如脂质、代谢酶、DNA 等，将逐渐被挖掘出来。

（二）干细胞外泌体治疗

干细胞外泌体在多种疾病治疗中取得成效，了解其生物学特性及分子调控机制将为干细胞外泌体临床应用提供重要的理论依据。

1. 维持细胞干性

干细胞外泌体作为一个旁分泌成分可能诱导受体细胞表型转变，建立起干细胞与受体组织在不同病理或生理条件下的功能性联系。组织内源性干细胞的自我更新、增殖、分化等对于损伤组织的再生是至关重要的。例如，MSC－Ex 表达干性转录因子 Nanog、Oct4、HoxB4、Rex－1 以及干细胞特异性 Wnt－3 蛋白，在维持自我更新及扩增等干细胞特性方面发挥重要作用。研究表明，MSC－Ex 表达的干细胞特异性效应分子 Wnt、Hedgehog、β－catenin 可能参与维持干性[91,92]（图 2－3）。更重要的是，MSC－Ex 表达的干细胞特征性分子对维持干细胞分化、

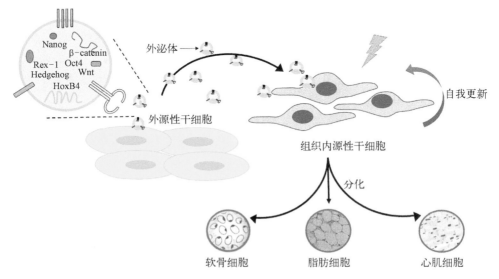

图 2－3　外源性干细胞外泌体维持组织内源性干细胞特性

自我更新以及成熟等有重要作用[93-95]。因此,干细胞外泌体在组织损伤中维持组织内源性干细胞干性及遗传稳定性方面发挥作用。

2. 诱导再生表型

细胞增殖、新生血管形成以及神经再生等表型被认为是损伤组织愈合的重要现象。MSC-Ex 可以诱导再生表型参与损伤修复。

（1）调节细胞增殖　　干细胞外泌体介导 miRNA 的传递在促进细胞增殖中发挥重要作用。ESC-Ex 能够转运 miR-294 保护心脏祖细胞,促进祖细胞增殖[96]。人脂肪来源干细胞外泌体(AdSC-Ex)富集的 miRNA 分子[97]促进真皮成纤维细胞增殖。干细胞外泌体携载蛋白质成分至靶细胞,同样能够增强细胞增殖。BMMSC 来源 $CD63^+$ 外泌体转运 Wnt3a,与 LRP6 受体结合[98],以及 hucMSC-Ex 转运 Wnt4 分子促进真皮成纤维细胞增殖和迁移[99]。ESC-Ex 转运的 CD73 蛋白活化软骨细胞 AKT 和 ERK 信号通路,促进软骨细胞增殖和迁移[100]。在皮肤溃疡患者的成纤维细胞中,干细胞外泌体活化 Akt、ERK 和 Stat3 信号通路,促进成纤维细胞增殖[101]。缺血再灌注损伤大鼠中,hucMSC-MV 阻滞肾小管上皮细胞处在 G_2/M 期,降低肾纤维化水平[102]。

（2）促进血管新生　　在小鼠后肢缺血再灌注模型中,人 $CD34^+$ 干细胞外泌体转运的 miR-126-3P 直接作用于血管内皮细胞 SPRED1,进而调节 VEGF、血管生成素 1/2(ANG1/2)、基质金属蛋白酶(MMP9)、血小板反应蛋白 1(TSP1),增加血管密度,改善小鼠缺血性后肢血流灌注及后肢运动机能[103]。人尿源性干细胞外泌体携带促血管生成蛋白(DMBT1)促进糖尿病小鼠的血管生成,加速糖尿病难愈伤口的愈合[104]。

（3）调节神经再生　　干细胞外泌体能够有效地促进神经再生,大鼠 BMMSC-Ex 通过促进内源性神经发生减少创伤性脑损伤后大鼠的炎症,改善认知和感觉运动功能[105]。此外,大鼠 BMMSC-Ex 尾静脉注射显著提高脑卒中大鼠的功能恢复,增强神经突触重塑,调节神经再生[106]。

3. 抑制细胞凋亡

干细胞外泌体在多种因素所致的病理条件下均能抑制细胞凋亡,减轻组织损伤程度。目前,干细胞外泌体在抑制链脲佐菌素诱导的 SD 大鼠胰岛 β 细胞[107]、过氧化氢诱导的肺 L2 细胞[108]、不同因素导致的肾/肝/神经细胞等凋亡中均发挥重要作用。干细胞外泌体转运抗凋亡相关的生物活性物质,抑制靶细胞内凋亡相关基因和促进生存相关基因的表达,保护细胞生存[109]。

hucMSC-Ex 转运的线粒体抗氧化酶和锰超氧化物歧化酶能够抑制肝细胞氧化应激导致的肝细胞凋亡[110]。BMMSC-Ex 活化 AMPK-mTOR 和 Akt-mTOR 自噬相关信号通路,减少 ROS 产生,抑制过氧化氢导致的大鼠心肌细胞凋亡[111]。羊水干细胞外泌体通过其表面的 VEGFR1 捕获 VEGF,与肾小球内皮细胞上 VEGFR 竞争性结合 VEGF,保护 VEGF 诱导的肾小球内皮细胞损伤[112]。

干细胞外泌体对细胞凋亡的抑制作用还体现在靶细胞凋亡相关基因的表达变化。人尿液干细胞外泌体能够抑制高糖诱导的肾足细胞和肾小球内皮细胞凋亡,减少 caspase－3 的表达[113]。hucMSC－Ex 上调 Bcl2 和 caspase－3 表达,下调 Bax、caspase－3 和 PARP 剪切体的表达,增加卵巢颗粒细胞活细胞数量,治疗顺铂化疗引起的卵巢颗粒细胞凋亡相关的原发性卵巢功能发育不全[114]。

4. 调节免疫反应

干细胞免疫调节功能依赖细胞间的直接接触还是旁分泌作用仍存在争议,干细胞外泌体通过转运免疫调节分子如转录因子、非编码 RNA 和细胞因子等发挥免疫调节作用。研究发现 MSC－Ex 能够抑制 NK 细胞增殖,促进 Treg 增殖以减轻哮喘小鼠的气道炎症[115,116]。胎肝 MSC－Ex 携带潜伏相关肽(LAP),TGF－β 和血小板反应蛋白1(TSP1)诱导 NK 细胞 TGF－β/Smad2/3 信号传导,抑制 NK 细胞毒性作用[117]。hucMSC－Ex 能减少缺血再灌注损伤的肝组织中性粒细胞浸润,抑制中性粒细胞呼吸爆发[110]。Ju 等[118]发现细胞外黏附分子-1(ICAM－1)的小干扰 RNA 导入到剥落的肾内皮细胞 iPSC－Ex,能够沉默 LPS 诱导的肺微血管内皮细胞黏附分子 ICAM－1 和 PMN－EC 表达,从而减少中心粒细胞与内皮细胞的黏附。

BMMSC－Ex 转运 miR－125a－3p 降低移植物抗宿主病 CD62L－CD44+/CS62+CD44−T 细胞比值,抑制原始 T 细胞向效应细胞分化[119]。BMMSC－Ex 能诱导 Th1 型 T 细胞向 Th2 型转变,减少 T 细胞向 Th17 细胞分化。hucMSC－Ex 也能够抑制 Th17 分化[120]。Chen 等[121]将 BMMSC－Ex 体外与 T 细胞共培养,发现 T 细胞分泌促炎因子 TNF－α 和 IL－1β 减少,抑炎因子 TGF－β 增多。进一步发现,MSC－Ex 能够增加 Treg/Teff 细胞比值,增加免疫抑制因子 IL－10 的分泌[122]。

羊膜 MSC－Ex 减少 LPS 诱导的巨噬细胞分泌促炎因子 TGF－β、TNF－α[123]。hucMSC－Ex 也能转运 miR－181c 下调 LPS 诱导的巨噬细胞 TLR4 的表达,减少 TNF－α、IL－1β 分泌,增加 IL－10 的水平,减轻炎症反应[124]。IL－1β 预处理的 hucMSC－Ex 选择性包裹 miR－146a 诱导巨噬细胞 M2 型极化[125]。AdSC－Ex 能够转运 miR－30d－5p 预防自噬介导的小胶质细胞 M1 型极化[126]。

随着 MSC－Ex 调节组织损伤修复的机制(图 2－4)研究的深入,人们将通过一系列临床前试验进一步明确其疗效,最终将其运用到临床。

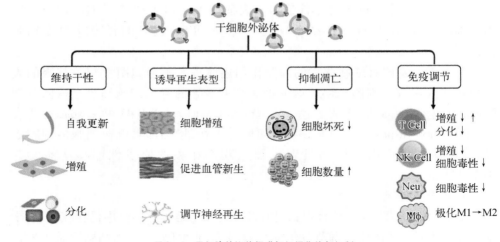

图2-4　干细胞外泌体促进组织损伤修复机制

（石映红　陶志敏）

第二节　干细胞外泌体的转化应用

干细胞可通过支持血管再生、减轻炎症、降低氧化应激等多种方式促进组织损伤修复。在损伤环境的诱导下，干细胞可直接分化成多类细胞替代受损组织，也可通过旁分泌作用完成修复过程。干细胞目前已应用于恶性血液病、移植物抗宿主病、急性血小板减少症、自身免疫性疾病等。干细胞应用存在规模化生产、储存、免疫排斥、体内突变致瘤等限制因素，寻找干细胞替代物成为研究的新热点。干细胞外泌体作为干细胞旁分泌主要成分具备与干细胞类似的功能，可用于脑、神经、心血管、肝、肾、皮肤、骨及软骨等多种组织损伤修复。干细胞外泌体还可以向损伤组织趋化，通过基因编辑或物理化学手段使外泌体负载一些治疗性分子或靶向分子，具备精准治疗的潜力。本节将讨论干细胞外泌体在组织损伤修复中的转化应用。

一、干细胞外泌体与组织损伤修复

干细胞外泌体作为干细胞旁分泌的一种活性成分，可避免干细胞临床应用的诸多限制及潜在风险。临床前期试验显示，干细胞外泌体可运载蛋白质、脂质和核酸等活性分子，穿过血-脑屏障，对脑、神经、心血管、肝、肾、皮肤等器官组织损伤有良好的修复效果。

（一）干细胞外泌体与脑、神经组织损伤修复

脑卒中又称"中风"，是由于脑部血管突然破裂或因血管阻塞，导致血液不能流入大脑而引起脑组织损伤的疾病，是中国成年人死亡及残疾的重要原因，一直缺乏有效的治疗手段。研究发现干细胞外泌体具备治疗脑卒中的潜力，可以修复受损的血-脑屏障，通过血-脑屏障到达损伤部位，促进血管新生和神经突触重塑，降低脑卒中的发生率，促进脑卒中发病后神经功能的恢复[127,128]。BMMSC-Ex 过表达 miR-133b 提升脑卒中后的神经修复效果[129]。临床已启动过表达 miR-124 的 MSC-Ex 治疗缺血性脑卒中研究（ClinicalTrials. gov；注册号：NCT03384433）。BMMSC-Ex 在阿尔茨海默病动物模型中可有效降低神经细胞内 Aβ 蛋白堆积[130]，降低炎症水平[131]，并改善动物的认知功能和阿尔茨海默病症状[132]。缺氧刺激 BMSC 可进一步提高 BMSC-Ex 的治疗效果[132]。

脑外伤是导致神经损伤及残疾的常见疾病，前期动物实验也发现人 AdMSC-Ex 可显著增加脑外伤大鼠神经元数目，减轻炎症反应，改善感觉及认知功能，效果优于干细胞本身，有较好的临床应用前景[133]。

脊髓损伤发生率逐年增高，常造成下肢瘫痪、失禁等严重的后遗症，目前缺乏有效的治疗。BMMSC-Ex 可以靶向到脊髓损伤部位，抑制神经细胞凋亡，减轻神经炎症反应，促进局部血管再生，拮抗 A1 星形胶质细胞的活化，通过多种途径促进脊髓损伤后的功能恢复[134]。BMMSC 取材不便，且体外增殖能力有限，因此 BMSC-Ex 产量不能满足临床要求。此外，BMMSC-Ex 在体内可能有促瘤的风险，限制了其临床应用。近期发现，hucMSC-Ex 对于脊髓损伤也具有良好的治疗效果[135]。hucMSC 取材方便，免疫原性低，体外增殖能力强，有望成为脊髓损伤治疗的理想方案。

（二）干细胞外泌体与心血管疾病治疗

心血管疾病发病率高，死亡率高，严重威胁人类健康。如何促进心脏损伤后修复，仍然是世界性难题。近年干细胞疗法为心血管疾病提供了新的治疗途径，干细胞外泌体作为干细胞的一种衍生物，具备和干细胞类似的治疗效果，且在体内易于输送，可规避干细胞体内突变和促瘤的风险。正常生理状态下，心肌细胞增殖能力很弱，在损伤情况下很难通过自身调节完成自我修复。干细胞外泌体可以提升病理状态下心肌细胞的存活率，促进心肌细胞的增殖。在小鼠心肌梗死模型中，ESC-Ex 可以促进心脏血流恢复，抑制心肌纤维化，减小梗死面积，使心脏功能明显恢复[136]。

干细胞外泌体可以促进心血管再生与修复。外泌体可以促进内皮祖细胞增殖、迁移与分化，小血管及毛细血管再生，修复大血管管壁[137]。低氧预处理小鼠 BMMSC，增加 BMMSC-Ex 中富集促血管新生相关的 miRNA，能更有效地促进血

管新生,提升治疗效果[138]。

干细胞外泌体可以减轻心血管疾病炎症反应。心肌梗死后,会招募和激活巨噬细胞及中性粒细胞迁移至损伤部分,释放大量炎症因子从而引发一系列炎症反应。BMMSC、AdMSC、hucMSC 等多种干细胞来源的外泌体均具有免疫调节作用,可减少心脏中性粒细胞和巨噬细胞的浸润、极化以及外周血中白细胞数目,降低组织炎症因子的表达,或通过携载特定的 miRNA 促进自噬,从而减轻炎症反应[139-143]。

(三)干细胞外泌体与肝肾损伤修复

干细胞外泌体可以促进肝脏损伤修复。肝脏疾病常伴有肝组织纤维化改变,本团队[144,145]前期研究显示,hucMSC-Ex 可抑制 TGF-β/Smad 信号通路、炎症和氧化应激,减少肝脏胶原沉积,促进肝细胞存活,缓解肝纤维化。Tamura 等[146]发现小鼠 BMMSC-Ex 可抑制化学药物诱导的肝细胞损伤,通过免疫抑制及免疫保护促进肝细胞再生。另也有研究显示,hucMSC-Ex、AdMSC-Ex、经血外泌体分别对病毒性肝炎[147]、肝缺血再灌注损伤[148]、暴发性肝功能衰竭[149]具有良好的治疗效果。

干细胞外泌体对肾脏疾病也具有良好的疗效。hucMSC-Ex 可以转运 14-3-3ζ 蛋白活化自噬预防急性肾损伤的发生[84,150]。在缺血性及肾毒性药物诱导的肾损伤模型中,hucMSC-Ex[151]或 BMMSC-Ex[152]可促进肾上皮细胞增殖。干细胞外泌体也可以通过促进血管再生减轻肾脏急性损伤。在缺血性病灶的修复中,hucMSC-Ex 可传递 VEGF 促进缺血区血管再生改善肾功能[153]。BMMSC-Ex 对于尿路梗阻引起的肾纤维化也具有一定的治疗效果。小鼠 BMMSC-Ex 可以逆转 TGF-β1 引起的肾间质纤维化[154]。另外,BMMSC-Ex 和 AdMSC-Ex 分别通过传递 miR-let7c[155]、IL-10[156],减轻肾脏炎症,从而减少慢性病程中的纤维化病变。近期研究还发现,尿液 MSC-Ex[113]和 hucMSC-Ex[157]对于糖尿病肾病具有一定的治疗效果。

(四)干细胞外泌体与皮肤损伤修复

皮肤作为人体的第一道防线与外界环境直接接触,极易损伤。烧烫伤是一种常见的创伤,目前主要通过支持疗法、创面清理、外科植皮等方式治疗。我们团队研究发现,在大鼠深Ⅱ度皮肤烫伤模型中,hucMSC-Ex 可转运 Wnt4 蛋白活化 Wnt/β-catenin 信号,促进成纤维细胞的增殖和迁移,促进血管再生,缩短皮肤创面愈合时间[98,158]。此外,小分子药物 3,3′-二吲哚甲烷能够活化 hucMSC,自分泌外泌体运载 Wnt11 蛋白,增强干细胞增殖、分化及旁分泌能力,从而更好地促进创面修复[159]。

hucMSC-Ex 在皮肤愈合晚期可通过运载 14-3-3ζ 蛋白促进 YAP 磷酸化,抑制 Wnt/β-catenin 信号通路,防止成纤维细胞的过度增殖及胶原蛋白过度沉积,从而抑制瘢痕形成[83]。此外,hucMSC-Ex 内含 miR-21、miR-23a、miR-125b、miR-145 等多种 miRNA,拮抗 TGF-β/Smad2 信号通路,抑制肌成纤维细胞分化和积累,减少瘢痕形成,促进皮肤愈合[160]。尿液干细胞外泌体对于糖尿病皮肤溃疡也有良好的治疗效果[104]。

(五)干细胞外泌体与骨、软骨损伤治疗

骨及软骨损伤在临床中较为常见,目前尚缺少高效的治疗方法。临床前期实验证实多种类型干细胞外泌体,在骨组织或软骨组织损伤修复中发挥良好的治疗效果[161]。MSC-Ex 作用于成骨细胞,促进成骨相关基因 *ALP*、*OCN*、*OPN* 及 *RUNX2* 的表达,增加细胞增殖及骨基质分泌[162]。干细胞外泌体内含 CD73 蛋白,活化成骨细胞 AKT 和 ERK 信号通路,促进软骨细胞的增殖、迁移与基质成分的分泌[100]。干细胞外泌体还可以抑制炎症反应,改善成骨微环境促进骨再生或修复。

综上所述,干细胞外泌体可修复脑、神经、心血管、肝、肾、皮肤、骨、软骨等多类组织损伤(图 2-5)。随着干细胞外泌体功能研究的深入及分离、纯化技术的提升,干细胞外泌体将具有广阔的临床应用前景。

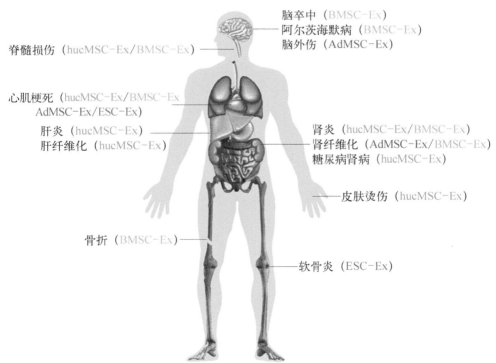

脑卒中(BMSC-Ex)
阿尔茨海默病(BMSC-Ex)
脑外伤(AdMSC-Ex)

脊髓损伤(hucMSC-Ex/BMSC-Ex)

心肌梗死(hucMSC-Ex/BMSC-Ex
AdMSC-Ex/ESC-Ex)

肝炎(hucMSC-Ex)
肝纤维化(hucMSC-Ex)

肾炎(hucMSC-Ex/BMSC-Ex)
肾纤维化(AdMSC-Ex/BMSC-Ex)
糖尿病肾病(hucMSC-Ex)

皮肤烫伤(hucMSC-Ex)

骨折(BMSC-Ex)

软骨炎(ESC-Ex)

图 2-5　干细胞外泌体与组织损伤修复

二、干细胞外泌体与药物载体

外泌体是细胞分泌的纳米级别的活性成分,内含蛋白、核酸、脂类等多种成分。生命领域所有细胞都能主动地将这些小囊泡释放到包括各种生物液体在内的环境中。外泌体可参与胞间物质运输和信号转导,具备高度生物相容性、安全性,可穿过血-脑屏障,可有效地装载药物并延长药物血液循环半衰期。以上诸多的优势使外泌体成为理想的药物输送工具。

(一) 载药方式

外泌体可以传递内源性分子,也可以设计运载外源性成分用于疾病治疗。作为一种药物载体,外泌体治疗潜能同其载药方式及载药效率密切相关。目前,外泌体主要通过间接载药和直接载药两种方式运载药物。

1. 间接载药

外泌体在合成过程中会携载来源细胞的核酸、蛋白质和脂质。因此,当用亲本的细胞表达具备治疗作用的目的核酸或蛋白质,在其分泌的外泌体中也可能存在,进而具备治疗的价值。另外,当亲本细胞在受到外界药物刺激时,可分泌外泌体来外排药物。通过药物刺激亲本细胞,收集外泌体,则外泌体中含有药物,因而具备治疗潜能。在采用外泌体作为药物载体时,其来源细胞的功能也需考虑,在兼顾疗效和低副反应的基础上,需要考虑外泌体的产量及载药效率。干细胞来源丰富,且干细胞外泌体在多类组织损伤中扮演着重要作用,可以通过分子生物学技术使来源细胞高表达治疗性蛋白质、核酸,或通过物理手段在外泌体内富集药物,收集治疗性外泌体。此外,可以使外泌体膜上稳定表达某些特定蛋白质或核酸,提高外泌体的靶向性。

2. 直接载药

外泌体直接载药的方式主要分为被动和主动载药。被动载药主要通过外泌体与治疗分子室温孵育,治疗分子可以通过自由扩散渗透到外泌体内部或黏附到外泌体表面。由于外泌体脂质双分子层的屏蔽效果,被动载药效率较低,被动载药更适合运载脂溶性分子或药物。为了提高载药效率,可以通过物理或生物化学方法改进载药途径。① 通过化学修饰使治疗分子和外泌体带正负两种不同电荷,利用电荷相互吸引的特性,提高载药效率;② 应用免疫学原理,使治疗分子和外泌体分别携载抗原、抗体,提高载药效率;③ 采用化学手段改造外泌体和治疗分子,使其能通过化学反应提高载药效率;④ 施加磁场、电场促进目标分子扩散增加外泌体载药。

主动载药是通过提高外泌体脂质双分子层的渗透效率优化外泌体的载药效果。电穿孔是主动载药最常用的策略，它主要通过电脉冲来增加外泌体膜的渗透率。Hood 等[163]将单脉冲电穿孔应用于外泌体装载 RNA，与室温孵育载药方式相比，电穿孔载药效率更高。Wahlgren 等[164]发现在电穿孔条件为 150 V/100 μF 时，外泌体装载 RNA 的效率最高，且电穿孔法可以保持外泌体结构完整性和功能完整性。除了电穿孔，皂素透化法、反复冻融法、超声法、挤压法也常用于主动载药。Haney 等[165]比较了室温孵育法、皂素透化法、反复冻融法、超声法、挤压法等方法的载药效率，发现超声法载药效率最好。

（二）载药种类

诸多的研究显示外泌体作为治疗载体具备巨大的应用前景。外泌体可以作为蛋白、核酸、脂质及小分子药物的运输载体，在疾病治疗中发挥巨大作用。目前，干细胞外泌体携载分子主要聚焦于运输核酸和小分子药物。

1. 核酸

2007 年，Valadi 等[166]发现外泌体参与细胞间 mRNA 和 miRNA 的交换，即使靶细胞源于另一物种，mRNA 和 miRNA 在其新位置也能发挥其功能。研究发现 mRNA、miRNA、siRNA、circRNA、piRNA 等都可以被外泌体携带[167-169]。大鼠 BMMSC－Ex 可以负载 miRNA－133b 用于脑卒中[170]和脊髓损伤[129]后神经恢复。过表达 miR－126 的大鼠 BMSC－Ex 可减少炎症因子的分泌，促进血管再生，减小心梗面积[171]。

在肿瘤中，BMMSC－Ex 可转运 miRNA－23b 下调靶基因 *MARCKS* 的表达，促进乳腺癌细胞休眠[172]。此外，BMMSC－Ex 通过运输靶向 VEGF 的 miRNA－16[173]和 miRNA－100[174]，显著抑制 VEGF 的表达和血管形成。

BMMSC－Ex、AdMSC－Ex 在体内可能会促进肿瘤的进展，不宜作为抗肿瘤载体。相比之下，hucMSC－Ex 对肿瘤有一定的抑制作用，也可增加抗肿瘤药物甲磺酸伊马替尼（格列卫）对白血病 K562 细胞的敏感性[175]，在体内外对膀胱癌细胞的生长、转移也有一定的抑制作用[176]。因此，hucMSC－Ex 可作为理想的抗肿瘤药物载体。hucMSC－Ex 可以运载外源性的 miR－145－5p，抑制胰腺导管腺癌细胞的增殖、侵袭，促进癌细胞凋亡，抑制移植瘤的生长[177]。hucMSC－Ex 还可以负载 miR－124 抑制胶质母细胞瘤细胞迁移，增加其对替莫唑胺的敏感性[178]。

2. 运输药物

Sun 等[179]发现外泌体具有载药潜能；与自由药物相比，EL4 细胞来源的外泌体与姜黄素混合体显示出更好的循环性和靶向性。药物运输的一个限制因素是外泌体的载药效率。干细胞相对于其他细胞对化疗药物更加耐受，干细胞外泌体外排药物的效率更高。利用这一特点,Pascucci 等[180]将 MSC 直接暴露于高浓度的治疗性药物中,从这些细胞中提取的外泌体负载有高浓度的药物;该方法在体外可以有效递送紫杉醇抑制胰腺癌细胞的增殖。此外,干细胞外泌体可与化疗药物协同发挥抗肿瘤作用[175]。

三、干细胞外泌体研究前景及展望

目前,干细胞外泌体在脑、神经、心血管、肝、肾、皮肤等多种组织和器官损伤中均显示良好的疗效,作为载体携带活性分子在组织损伤及抗肿瘤方面也具有良好的效果。随着 CRISPR/Cas9 及单碱基编辑技术的出现,对干细胞进行基因改造成为可能,我们预测干细胞外泌体改造将是未来干细胞疗法的发展趋势,拥有广阔的临床应用前景。外泌体作为药物载体用于疾病治疗仍存在一些问题,如干细胞外泌体的标准化、规模化生产、不良风险的控制,临床应用剂量及给药方式的选择。可应用 iPS 诱导技术、纳米材料靶向技术、单细胞测序技术、流式成像技术、基因编辑等新兴技术,努力解决外泌体生产、分离、纯化、鉴定和工程化中的问题,推进干细胞外泌体安全高效地应用于临床,给许多难治性疾病带来新的希望。

(尹　磊　钱　晖)

本章参考文献

［1］ Li W, Pan S, Wang X, et al. Characterization of stage-specific embryonic antigen－4（SSEA－4）－positive very small embryonic-like stem cells. Int J Clin Exp Med, 2017, 10（2）: 4188－4199.

［2］ First state-approved embryonic stem cell trials in China. Nat Biotechnol, 2017, 35（7）: 600.

［3］ Cyranoski D. Trials of embryonic stem cells to launch in China. Nature, 2017, 546（7656）: 15－16.

［4］ Kirkeby A, Nolbrant S, Tiklova K, et al. Predictive markers guide differentiation to improve graft outcome in clinical translation of hesc-based therapy for Parkinson's disease. Cell Stem Cell, 2017, 20（1）: 135－148.

［5］ Roussa E, Krieglstein K. Induction and specification of midbrain dopaminergic cells: focus on SHH, FGF8 and TGF－β. Cell Tissue Res, 2004, 318（1）: 23－33.

［6］ Yang F, Liu Y, Tu J, et al. Activated astrocytes enhance the dopaminergic differentiation of stem cells and promote brain repair through bFGF. Nat Commun, 2014, 17（5）: 5627.

［7］ Fandel T, Trivedi A, Nicholas C, et al. Transplanted human stem cell-derived interneuron precursors mitigate mouse bladder dysfunction and central neuropathic pain after spinal cord injury. Cell Stem Cell, 2016, 19(4): 544 – 557.

[8] Menasche P, Vanneaux V, Hagege A, et al. Human embryonic stem cell-derived cardiac progenitors for severe heart failure treatment: first clinical case report. Eur Heart J, 2015, 36 (30): 2011 – 2017.

[9] Liu YW, Chen B, Yang X, et al. Human embryonic stem cell-derived cardiomyocytes restore function in infarcted hearts of non-human primates. Nat Biotechnol, 2018, 36(7): 597 – 605.

[10] Anderson ME, Goldhaber J, Houser SR, et al. Embryonic stem cell-derived cardiac myocytes are not ready for human trials. Circ Res, 2014, 115(3): 335 – 338.

[11] Wang J, Liu M, Wu Q, et al. Human embryonic stem cell-derived cardiovascular progenitors repair infarcted hearts through modulation of macrophages via activation of signal transducer and activator of transcription 6. Antioxid Redox Signal, 2019, 31(5): 369 – 386.

[12] Lambers E, Arnone B, Fatima A, et al. Foxc1 regulates early cardiomyogenesis and functional properties of embryonic stem cell derived cardiomyocytes. Stem Cells, 2016, 34 (6): 1487 – 1500.

[13] Kudova J, Vasicek O, Ciz M, et al. Melatonin promotes cardiomyogenesis of embryonic stem cells via inhibition of HIF – 1alpha stabilization. J Pineal Res, 2016, 61(4): 493 – 503.

[14] Tsang KM, Hyun JS, Cheng KT, et al. Embryonic stem cell differentiation to functional arterial endothelial cells through sequential activation of etv2 and notch1 signaling by HIF1α. Stem Cell Rep, 2017, 9(3): S2213671117303107.

[15] Kumashiro Y, Teramoto K, Shimizusaito K, et al. Isolation of hepatocyte-like cells from mouse embryoid body cells. Transpl P, 2005, 37(1): 299 – 300.

[16] Kubo A, Shinozaki K, Shannon JM, et al. Development of definitive endoderm from embryonic stem cells in culture. Development, 2004, 131(7): 1651 – 1662.

[17] Tsukada H, Takada T, Shiomi H, et al. Acidic fibroblast growth factor promotes hepatic differentiation of monkey embryonic stem cells. *In Vitro* Cell Dev Biol Anim, 2006, 42(3/4): 83 – 88.

[18] Agarwal S, Holton KL, Lanza R. Efficient differentiation of functional hepatocytes from human embryonic stem cells. Stem Cells, 2010, 26(5): 1117 – 1127.

[19] Shiraki N, Umeda K, Sakashita N, et al. Differentiation of mouse and human embryonic stem cells into hepatic lineages. Genes Cells, 2010, 13(7): 731 – 746.

[20] Touboul T, Hannan NR, Corbineau S, et al. Generation of functional hepatocytes from human embryonic stem cells under chemically defined conditions that recapitulate liver development. Hepatology, 2010, 51(5): 1754 – 1765.

[21] Möbus S, Yang D, Yuan Q, et al. MicroRNA – 199a – 5p inhibition enhances the liver repopulation ability of human embryonic stem cell-derived hepatic cells. J Hepatology, 2015, 62 (1): 101 – 110.

[22] Noushin D, Hélène DPS, Clara S, et al. Generation of functional cholangiocyte-like cells from human pluripotent stem cells and heparg cells. Hepatology, 2014, 60(2): 700 – 714.

[23] Cheng A, Kapacee Z, Peng J, et al. Cartilage repair using human embryonic stem cell-derived chondroprogenitors. Stem Cells Transl Med, 2014, 3(11): 1287 – 1294.

［24］ Marmont, Alberto, Tyndan, et al. Haemopoietic precursorcell transplants for autoimmune diseases. The lancet, 1995, 345: 978.

［25］ Snowden JA, Saccardi R, Allez M, et al. Haematopoietic sct in severe autoimmune diseases: updated guidelines of the European group for blood and marrow transplantation. Bone Marrow Transpl, 2012, 47(6): 770－790.

［26］ Swart JF, Delemarre EM, van Wijk F, et al. Haematopoietic stem cell transplantation for autoimmune diseases. Nat Rev Rheumatol, 2017, 13(4): 244－256.

［27］ De Witte T, Bowen D, Robin M, et al. Allogeneic hematopoietic stem cell transplantation for MDS and CMML: Recommendations from an international expert panel. Blood, 2017, 129(13): 1753－1762.

［28］ Kuruvilla J. The role of autologous and allogeneic stem cell transplantation in the management of indolent B-cell lymphoma. Blood, 2016, 127(17): 2093.

［29］ Cornelissen JJ, Blaise D. Hematopoietic stem cell transplantation for patients with AML in first complete remission. Blood, 2016, 127(1): 62.

［30］ McDonald Hyman C, Turka LA, Blazar BR. Advances and challenges in immunotherapy for solid organ and hematopoietic stem cell transplantation. Sci Transl Med, 2015, 7(280): 280rv2.

［31］ Voso MT, Leone G, Piciocchi A, et al. Feasibility of allogeneic stem-cell transplantation after azacitidine bridge in higher-risk myelodysplastic syndromes and low blast count acute myeloid leukemia: results of the BMT-AZA prospective study. Ann Oncol, 2017, 28(7): 1547－1553.

［32］ Alexander S, Fisher BT, Gaur AH, et al. Effect of levofloxacin prophylaxis on bacteremia in children with acute leukemia or undergoing hematopoietic stem cell transplantation: a randomized clinical trial. JAMA, 2018, 320(10): 995－1004.

［33］ Kasenda B, Ihorst G, Schroers R, et al. High-dose chemotherapy with autologous haematopoietic stem cell support for relapsed or refractory primary CNS lymphoma: a prospective multicentre trial by the german cooperative pcnsl study group. Leukemia, 2017, 31(12): 2623－2629.

［34］ Xu W, Zhang X, Qian H, et al. Mesenchymal stem cells from adult human bone marrow differentiate into a cardiomyocyte phenotype *in vitro*. Exp Biol Med (Maywood), 2004, 229(7): 623－631.

［35］ Anders Bruun M, Abbas Ali Q, Erik JR, et al. Bone marrow-derived mesenchymal stromal cell treatment in patients with severe ischaemic heart failure: a randomized placebo-controlled trial (MSC-HF trial). Eur Heart J, 2015, 36(27): 1744－1753.

［36］ Hu XY, Xu YC, Zhong ZW, et al. A large-scale investigation of hypoxia-preconditioned allogeneic mesenchymal stem cells for myocardial repair in non-human primates. Circ Res, 2016, 118(6): 970－983.

［37］ Bortolotti F, Ruozi G, Falcione A, et al. *In vivo* functional selection identifies cardiotrophin－1 as a cardiac engraftment factor for mesenchymal stromal cells. Circulation, 2017, 136(16): 1509－1524.

［38］ Qian H, Yang H, Xu W, et al. Bone marrow mesenchymal stem cells ameliorate rat acute renal failure by differentiation into renal tubular epithelial-like cells. Int J Mol Med. 2008, 22(3): 325－332.

［39］ Huuskes BM, Wise AF, Cox AJ, et al. Combination therapy of mesenchymal stem cells and serelaxin effectively attenuates renal fibrosis in obstructive nephropathy. FASEB J, 2015, 29 （2）: 540－553.

［40］ Jiao X, Cai J, Yu X, et al. Paracrine activation of the Wnt-catenin pathway by bone marrow stem cell attenuates cisplatin-induced kidney injury. Cell Physiol Biochem, 2017, 44（5）: 1980－1994.

［41］ Xu H, Qian H, Zhu W, et al. Mesenchymal stem cells relieve fibrosis of schistosoma japonicum-induced mouse liver injury. Exp Biol Med（Maywood）, 2012, 237（5）: 585－592.

［42］ Lin BL, Chen JF, Qiu WH, et al. Allogeneic bone marrow-derived mesenchymal stromal cells for hepatitis B virus-related acute-on-chronic liver failure: a randomized controlled trial. Hepatology, 2017, 66（1）: 209.

［43］ Suk KT, Yoon JH, Kim MY, et al. Transplantation with autologous bone marrow-derived mesenchymal stem cells for alcoholic cirrhosis: phase 2 trial. Hepatology, 2016, 64（6）: 2185－2197.

［44］ Meier RPH, Redouan M, Philippe M, et al. Microencapsulated human mesenchymal stem cells decrease liver fibrosis in mice. J Hepatol, 2015, 62（3）: 634－641.

［45］ Lee KC, Lin HC, Huang YH, et al. Allo-transplantation of mesenchymal stem cells attenuates hepatic injury through IL1ra dependent macrophage switch in a mouse model of liver disease. J Hepatol, 2015, 63（6）: 1405－1412.

［46］ Oh SH, Lee SC, Kim DY, et al. Mesenchymal stem cells stabilize axonal transports for autophagic clearance of α-synuclein in Parkinsonian models. Stem Cells, 2017, 35（8）: 1934－1947.

［47］ Oh SH, Kim HN, Park HJ, et al. Mesenchymal stem cells inhibit transmission of α-synuclein by modulating clathrin-mediated endocytosis in a Parkinsonian model. Cell Rep, 2016, 14（4）: 835－849.

［48］ Cheng O, Tian X, Ying L, et al. Liver X receptors agonist promotes differentiation of rat bone marrow derived mesenchymal stem cells into dopaminergic neuron-like cells. Oncotarget, 2018, 9（1）: 576－590.

［49］ Chen C, Wang D, Moshaverinia A, et al. Mesenchymal stem cell transplantation in tight-skin mice identifies miR－151－5p as a therapeutic target for systemic sclerosis. Cell Res, 2017, 27 （4）: 559－577.

［50］ Yan Y, Xu W, Qian H, et al. Mesenchymal stem cells from human umbilical cords ameliorate mouse hepatic injury *in vivo*. Liver Int, 2009, 29（3）: 356－365.

［51］ Yan Y, Zhu Y, Sun F, et al. Extracellular regulated protein kinases 1/2 phosphorylation is required for hepatic differentiation of human umbilical cord-derived mesenchymal stem cells. Exp Biol Med（Maywood）, 2015, 240（4）: 534－545.

［52］ Su YA, Yu JJ, Lim HJ, et al. Milk fat globule-EGF factor 8, secreted by mesenchymal stem cells, protects against liver fibrosis in mice. Gastroenterology, 2017, 152（5）: 1174－1186.

［53］ Yan Y, Xu W, Qian H, et al. Hepatocyte growth factor modified human umbilical cord mesenchymal stem cells accelerate the recovery of mouse hepatic injury. Liver Int, 2009, 29 （3）: 356－365.

［54］Cao H, Qian H, Xu W, et al. Mesenchymal stem cells derived from human umbilical cord ameliorate ischemia/reperfusion-induced acute renal failure in rats. Biotechnol Lett, 2010, 32 (5): 725－732.

［55］Chen Y, Qian H, Zhu W, et al. Hepatocyte growth factor modification promotes the amelioration effects of human umbilical cord mesenchymal stem cells on rat acute kidney injury. Stem Cells Dev, 2011, 20(1): 103－113.

［56］Li W, Zhang Q, Wang M, et al. Macrophages are involved in the protective role of human umbilical cord-derived stromal cells in renal ischemia-reperfusion injury. Stem Cell Res, 2013, 10(3): 405－416.

［57］Peng X, Xu H, Zhou Y, et al. Human umbilical cord mesenchymal stem cells attenuate cisplatin-induced acute and chronic renal injury. Exp Biol Med (Maywood), 2013, 238(8): 960－970.

［58］Zhou X, Gu J, Gu Y, et al. Human umbilical cord-derived mesenchymal stem cells improve learning and memory function in hypoxic-ischemic brain-damaged rats via an IL－8 mediated secretion mechanism rather than differentiation pattern induction. Cell Physiol Biochem, 2015, 35(6): 2383－2401.

［59］Sei Jung L, Young Hyun J, Yub OS, et al. Melatonin enhances the human mesenchymal stem cells motility via melatonin receptor 2 coupling with gαq in skin wound healing. J Pineal Res, 2015, 57(4): 393－407.

［60］Feng X, Che N, Liu Y, et al. Restored immunosuppressive effect of mesenchymal stem cells on B cells after olfactory 1/early B cell factor-associated zinc-finger protein down-regulation in patients with systemic lupus erythematosus. Arthritis Rheumatol, 2014, 66(12): 3413－3423.

［61］Wang D, Huang S, Yuan X, et al. The regulation of the Treg/Th17 balance by mesenchymal stem cells in human systemic lupus erythematosus. Cell Mol Immunol, 2017, 14 (5): 423－431.

［62］Wang D, Zhang H, Liang J, et al. A long-term follow-up study of allogeneic mesenchymal stem/stromal cell transplantation in patients with drug-resistant systemic lupus erythematosus. Stem Cell Rep, 2018, 10(3): 933－941.

［63］Yoshida Y, Yamanaka S. Induced pluripotent stem cells 10 years later: for cardiac applications. Circ Res, 2017, 120(12): 1958－1968.

［64］Hattori F, Chen H, Yamashita H, et al. Nongenetic method for purifying stem cell-derived cardiomyocytes. Nat Methods, 2010, 7(1): 61－66.

［65］Weinberger F, Breckwoldt K, Pecha S, et al. Cardiac repair in guinea pigs with human engineered heart tissue from induced pluripotent stem cells. Sci Transl Med, 2016, 8 (363): 363ra148.

［66］Gao L, Gregorich ZR, Zhu W, et al. Large cardiac-muscle patches engineered from human induced-pluripotent stem-cell-derived cardiac cells improve recovery from myocardial infarction in swine. Circulation, 2018, 137(16): 1712－1730.

［67］Zhu W, Zhao M, Mattapally S, et al. Ccnd2 overexpression enhances the regenerative potency of human induced pluripotent stem cell-derived cardiomyocytes: remuscularization of injured ventricle. Circ Res, 2018, 122(1): 88−96.

[68] Nagamoto Y, Takayama K, Ohashi K, et al. Transplantation of a human iPSC-derived hepatocyte sheet increases survival in mice with acute liver failure. J Hepatol, 2016, 64 (5): 1068−1075.

[69] Yuan L, Zhang Y, Liu X, et al. Agonist c-met monoclonal antibody augments the proliferation of hiPSC-derived hepatocyte-like cells and improves cell transplantation therapy for liver failure in mice. Theranostics, 2019, 9(7): 2115−2128.

[70] Kikuchi T, Morizane A, Doi D, et al. Human iPS cell-derived dopaminergic neurons function in a primate Parkinson's disease model. Nature, 2017, 548(7669): 592−596.

[71] Lang C, Campbell KR, Ryan BJ, et al. Single-cell sequencing of iPSC-dopamine neurons reconstructs disease progression and identifies hdac4 as a regulator of Parkinson cell phenotypes. Cell Stem Cell, 2019, 24(1): 93−106.

[72] Satoshi, Okada, Yohei, et al. Long-term safety issues of iPSC-based cell therapy in a spinal cord injury model: oncogenic transformation with epithelial-mesenchymal transition. Stem Cell Rep, 2015, 4(3): 360−373.

[73] Okubo T, Iwanami A, Kohyama J, et al. Pretreatment with a γ-secretase inhibitor prevents tumor-like overgrowth in human iPSC-derived transplants for spinal cord injury. Stem Cell Rep, 2016, 7(4): 649−663.

[74] Yun X, Ignacio SM, Emmanuel N, et al. The generation of kidney organoids by differentiation of human pluripotent cells to ureteric bud progenitor-like cells. Nature Protoco, 2014, 9(11): 2693−2704.

[75] Xu W, Qian H, Zhu W, et al. A novel tumor cell line cloned from mutated human embryonic bone marrow mesenchymal stem cells. Oncol Rep, 2004, 12(3): 501−8.

[76] Wong SP, Rowley JE, Redpath AN, et al. Pericytes, mesenchymal stem cells and their contributions to tissue repair. Pharmacol Ther, 2015, 151: 107−120.

[77] Lee S, Valmikinathan CM, Byun J, et al. Enhanced therapeutic neovascularization by CD31−expressing cells and embryonic stem cell-derived endothelial cells engineered with chitosan hydrogel containing VEGF-releasing microtubes. Biomaterials, 2015, 63: 158−167.

[78] Gao L, Kupfer M, Jung J, et al. Myocardial tissue engineering with cells derived from human induced-pluripotent stem cells and a native-like, high-resolution, 3−dimensionally printed scaffold. Circ Res, 2017, 120(8): 1318.

[79] Prockop DJ. "Stemness" does not explain the repair of many tissues by mesenchymal stem/multipotent stromal cells (MSCs). Clin Pharmacol Ther, 2007, 82(3): 241.

[80] Newton WC, Kim JW, Luo JZQ, et al. Stem cell-derived exosomes: a novel vector for tissue repair and diabetic therapy. J Mol Endocrinol, 2017, 59(4): R155−R165.

[81] Johnstone RM, Adam M, Hammond JR, et al. Vesicle formation during reticulocyte maturation. Association of plasma membrane activities with released vesicles (exosomes). J Biol Chem, 1987, 262(19): 9412−9420.

[82] Simpson RJ, Jensen SS, Lim JW. Proteomic profiling of exosomes: current perspectives. Proteomics, 2008, 8(19): 4083−4099.

［83］Zhang B, Shi Y, Gong A, et al. hucMSC exosome-delivered 14－3－3ζ orchestrates self-control of the Wnt response via modulation of YAP during cutaneous regeneration. Stem Cells, 2016, 34（10）: 2485－2500.

［84］Wang J, Jia H, Zhang B, et al. hucMSC exosome-transported 14－3－3ζ prevents the injury of cisplatin to HK－2 cells by inducing autophagy *in vitro*. Cytotherapy, 2018, 20（1）: 29－44.

［85］Chase LG, Vemuri MC. Mesenchymal stem cell therapy. Humana Press, 2013: 161－172.

［86］Ratajczak J, Miekus K, Kucia M, et al. Embryonic stem cell-derived microvesicles reprogram hematopoietic progenitors: evidence for horizontal transfer of mRNA and protein delivery. Leukemia, 2006, 20(5): 847－856.

［87］Hunter MP, Ismail N, Zhang X, et al. Correction: detection of microRNA expression in human peripheral blood microvesicles. Plos One, 2010, 5(3): e3694.

［88］Nolte-'t Hoen EN, Buermans HP, Waasdorp M, et al. Deep sequencing of RNA from immune cell-derived vesicles uncovers the selective incorporation of small non-coding RNA biotypes with potential regulatory functions. Nucleic Acids Res, 2012, 40(18): 9272－9285.

［89］Kilchert C, Wittmann S, Vasiljeva L. The regulation and functions of the nuclear RNA exosome complex. Nat Rev Mol Cell Biol, 2016, 17(4): 227－239.

［90］Ferguson SW, Wang J, Lee CJ, et al. The microRNA regulatory landscape of MSC-derived exosomes: a systems view. Sci Rep, 2018, 8(1): 1419.

［91］Gross JC, Chaudhary V, Bartscherer K, et al. Active Wnt proteins are secreted on exosomes. Nat Cell Biol, 2012, 14(10): 1036－1045.

［92］Gradilla AC, González E, Seijo I, et al. Exosomes as hedgehog carriers in cytoneme-mediated transport and secretion. Nat Commun, 2014, 5(5649): 5649.

［93］Bauer N, Karbanová J, Fonseca AV, et al. Hematopoietic stem cell differentiation promotes the release of prominin－1/CD133－containing membrane vesicles — a role of the endocytic-exocytic pathway. Embo Mol Med, 2011, 3(7): 398－409.

［94］Mistry D, Chen Y, Sen G. Progenitor function in self-renewing human epidermis is maintained by the exosome. Cell Stem Cell, 2012, 11(1): 127－135.

［95］Mciver SC, Yoon-A K, Devilbiss AW, et al. The exosome complex establishes a barricade to erythroid maturation. Blood, 2014, 124(14): 2285－2297.

［96］Khan M, Nickoloff E, Abramova T, et al. Embryonic stem cell-derived exosomes promote endogenous repair mechanisms and enhance cardiac function following myocardial infarction. Circ Res, 2015, 117(1): 52－64.

［97］Choi EW, Seo MK, Woo EY, et al. Exosomes from human adipose derived stem cells promote proliferation and migration of skin fibroblasts. Exp Dermatol, 2018, 7(10): 1170－1172.

［98］McBride JD, Rodriguez-Menocal L, Guzman W, et al. Bone marrow mesenchymal stem cell-derived CD63（＋）exosomes transport Wnt3a exteriorly and enhance dermal fibroblast proliferation, migration, and angiogenesis *in vitro*. Stem Cells Dev, 2017, 26（19）: 1384－1398.

[99] Zhang B, Wu X, Zhang X, et al. Human umbilical cord mesenchymal stem cell exosomes enhance angiogenesis through the Wnt4/beta-catenin pathway. Stem Cells Transl Med, 2015, 4 (5): 513 – 522.

[100] Zhang S, Chuah SJ, Lai RC, et al. MSC exosomes mediate cartilage repair by enhancing proliferation, attenuating apoptosis and modulating immune reactivity. Biomaterials, 2018, 156: 16 – 27.

[101] Shabbir A, Cox A, Rodriguez-Menocal L, et al. Mesenchymal stem cell exosomes induce proliferation and migration of normal and chronic wound fibroblasts, and enhance angiogenesis *in vitro*. Stem Cells Dev, 2015, 24(14): 1635 – 1647.

[102] Chen W, Yan Y, Song C, et al. Microvesicles derived from human wharton's jelly mesenchymal stem cells ameliorate ischemia-reperfusion-induced renal fibrosis by releasing from G_2/M cell cycle arrest. Biochem J, 2017, 474(24): 4207 – 4218.

[103] Mathiyalagan P, Liang Y, Kim D, et al. Angiogenic mechanisms of human CD34$^+$ stem cell exosomes in the repair of ischemic hindlimb. Circ Res, 2017, 120(9): 1466 – 1476.

[104] Chen CY, Rao SS, Ren L, et al. Exosomal DMBT1 from human urine-derived stem cells facilitates diabetic wound repair by promoting angiogenesis. Theranostics, 2018, 8 (6): 1607 – 1623.

[105] Yanlu Z, Michael C, Yuling M, et al. Effect of exosomes derived from multipluripotent mesenchymal stromal cells on functional recovery and neurovascular plasticity in rats after traumatic brain injury. J Neurosurg, 2015, 122(4): 856 – 867.

[106] Hongqi X, Yi L, Yisheng C, et al. Systemic administration of exosomes released from mesenchymal stromal cells promote functional recovery and neurovascular plasticity after stroke in rats. J Cereb Blood Flow Metab, 2013, 33(11): 1711 – 1715.

[107] Sun Y, Shi H, Yin S, et al. Human mesenchymal stem cell derived exosomes alleviate type 2 diabetes mellitus by reversing peripheral insulin resistance and relieving β-cell destruction. ACS Nano, 2018, 12(8): 7613 – 7628.

[108] Silva AKA, Perretta S, Perrod G, et al. Thermoresponsive gel embedded with adipose stem-cell-derived extracellular vesicles promotes esophageal fistula healing in a thermo-actuated delivery strategy. ACS Nano, 2018, 12(10): 9800 – 9814.

[109] Yingjie W, Lan Z, Yongjun L, et al. Exosomes/microvesicles from induced pluripotent stem cells deliver cardioprotective miRNAs and prevent cardiomyocyte apoptosis in the ischemic myocardium. Int J Cardiol, 2015, 192: 61 – 69.

[110] Yao J, Zheng J, Cai J, et al. Extracellular vesicles derived from human umbilical cord mesenchymal stem cells alleviate rat hepatic ischemia-reperfusion injury by suppressing oxidative stress and neutrophil inflammatory response. FASEB J, 2019, 33(2): 1695 – 1710.

[111] Liu L, Jin X, Hu CF, et al. Exosomes derived from mesenchymal stem cells rescue myocardial ischaemia/reperfusion injury by inducing cardiomyocyte autophagy via AMPK and AKT pathways. Cell Physiol Biochem, 2017, 43(1): 52 – 68.

[112] Sedrakyan S, Villani V, Sacco SD, et al. Amniotic fluid stem cell-derived vesicles protect from VEGF-induced endothelial damage. Sci Rep, 2017, 7(1): 16875.

［113］ Jiang ZZ, Liu YM, Niu X, et al. Exosomes secreted by human urine-derived stem cells could prevent kidney complications from type Ⅰ diabetes in rats. Stem Cell Res Ther, 2016, 6: 7: 24.

［114］ Sun L, Li D, Song K, et al. Exosomes derived from human umbilical cord mesenchymal stem cells protect against cisplatin-induced ovarian granulosa cell stress and apoptosis *in vitro*. Sci Rep, 2017, 7(1): 2552.

［115］ Di Trapani M, Bassi G, Midolo M, et al. Differential and transferable modulatory effects of mesenchymal stromal cell-derived extracellular vesicles on T, B and NK cell functions. Sci Rep, 2016, 6: 24120.

［116］ Du YM, Yong-Xun Z, Chen R, et al. Mesenchymal stem cell exosomes promote immunosuppression of regulatory T cells in asthma. Exp Cell Res, 2018, 363(1): 114.

［117］ Fan Y, Herr F, Vernochet A, et al. Human fetal liver mesenchymal stem cell-derived exosomes impair natural killer cell function. Stem Cells Dev, 2019, 28(1): 44 − 55.

［118］ Ju Z, Ma J, Wang C, et al. Exosomes from iPSCs delivering siRNA attenuate intracellular adhesion molecule − 1 expression and neutrophils adhesion in pulmonary microvascular endothelial cells. Inflammation, 2017, 40(2): 486 − 496.

［119］ Fujii S, Miura Y, Fujishiro A, et al. Graft-versus-host disease amelioration by human bone marrow mesenchymal stromal/stem cell-derived extracellular vesicles is associated with peripheral preservation of naïve T cell populations. Stem Cells, 2018, 36(3): 434 − 445.

［120］ Monguio-Tortajada M, Roura S, Galvez-Monton C, et al. Nanosized ucMSC-derived extracellular vesicles but not conditioned medium exclusively inhibit the inflammatory response of stimulated t cells: Implications for nanomedicine. Theranostics, 2017, 7(2): 270 − 284.

［121］ Chen W, Huang Y, Han J, et al. Immunomodulatory effects of mesenchymal stromal cells-derived exosome. Immunol Res, 2016, 64(4): 831 − 840.

［122］ Del Fattore A, Luciano R, Pascucci L, et al. Immunoregulatory effects of mesenchymal stem cell-derived extracellular vesicles on T lymphocytes. Cell Transplant, 2015, 24(12): 2615 −2627.

［123］ Zucca E, Corsini E, Galbiati V, et al. Evaluation of amniotic mesenchymal cell derivatives on cytokine production in equine alveolar macrophages: an *in vitro* approach to lung inflammation. Stem Cell Res Ther, 2016, 7(1): 137.

［124］ Li X, Liu L, Yang J, et al. Exosome derived from human umbilical cord mesenchymal stem cell mediates miR − 181c attenuating burn-induced excessive inflammation. E Bio Medicine, 2016, 8: 72 − 82.

［125］ Song Y, Dou H, Li X, et al. Exosomal miR − 146a contributes to the enhanced therapeutic efficacy of interleukin − 1beta-primed mesenchymal stem cells against sepsis. Stem Cells, 2017, 35(5): 1208 − 1221.

［126］ Jiang M, Wang H, Jin M, et al. Exosomes from miR − 30d − 5p − adscs reverse acute ischemic stroke-induced, autophagy-mediated brain injury by promoting M2 microglial/macrophage polarization. Cell Physiol Biochem, 2018, 47(2): 864 − 878.

［127］ Xiao Y, Geng F, Wang G, et al. Bone marrow-derived mesenchymal stem cells-derived exosomes prevent oligodendrocyte apoptosis through exosomal miR − 134 by targeting caspase − 8. J Cell Biochem, 2019, 120(2): 2109 − 2118.

[128] Xin H, Katakowski M, Wang F, et al. MicroRNA cluster miR − 17 − 92 cluster in exosomes enhance neuroplasticity and functional recovery after stroke in rats. Stroke, 2017, 48(3): 747 − 753.

[129] Li D, Zhang P, Yao X, et al. Exosomes derived from miR − 133b − modified mesenchymal stem cells promote recovery after spinal cord injury. Front Neuro Sci, 2018, 12: 845.

[130] De Godoy MA, Saraiva LM, de Carvalho LRP, et al. Mesenchymal stem cells and cell-derived extracellular vesicles protect hippocampal neurons from oxidative stress and synapse damage induced by amyloid-beta oligomers. J Biol Chem, 2018, 293(6): 1957 − 1975.

[131] Wang SS, Jia J, Wang Z. Mesenchymal stem cell-derived extracellular vesicles suppresses iNOS expression and ameliorates neural impairment in Alzheimer's disease mice. J Alzheimers Dis, 2018, 61(3): 1005 − 1013.

[132] Cui GH, Wu J, Mou FF, et al. Exosomes derived from hypoxia-preconditioned mesenchymal stromal cells ameliorate cognitive decline by rescuing synaptic dysfunction and regulating inflammatory responses in APP/PS1 mice. FASEB J, 2018, 32(2): 654 − 668.

[133] Patel NA, Moss LD, Lee JY, et al. Long noncoding RNA MALAT1 in exosomes drives regenerative function and modulates inflammation-linked networks following traumatic brain injury. J Neuro Inflammation, 2018, 15(1): 204.

[134] Liu W, Wang Y, Gong F, et al. Exosomes derived from bone mesenchymal stem cells repair traumatic spinal cord injury by suppressing the activation of A1 neurotoxic reactive astrocytes. J Neurotrauma, 2019, 36(3): 469 − 484.

[135] Sun G, Li G, Li D, et al. hucMSC derived exosomes promote functional recovery in spinal cord injury mice via attenuating inflammation. Mater Sci Eng C Mater Biol Appl, 2018, 89: 194 − 204.

[136] Khan M, Nickoloff E, Abramova T, et al. Embryonic stem cell-derived exosomes promote endogenous repair mechanisms and enhance cardiac function following myocardial infarction. Circ Res, 2015, 117(1): 52 − 64.

[137] Kang K, Ma R, Cai W, et al. Exosomes secreted from CXCR4 overexpressing mesenchymal stem cells promote cardioprotection via Akt signaling pathway following myocardial infarction. Stem Cells Int, 2015, 2015: 659890.

[138] Zhu J, Lu K, Zhang N, et al. Myocardial reparative functions of exosomes from mesenchymal stem cells are enhanced by hypoxia treatment of the cells via transferring microRNA − 210 in an nSMase2 − dependent way. Artif Cells Nanomed Biotechnol, 2018, 46(8): 1659 − 1670.

[139] Wang N, Chen C, Yang D, et al. Mesenchymal stem cells-derived extracellular vesicles, via miR − 210, improve infarcted cardiac function by promotion of angiogenesis. Biochim Biophys Acta Mol Basis Dis, 2017, 1863(8): 2085 − 2092.

[140] Wang Y, Zhang L, Li Y, et al. Exosomes/microvesicles from induced pluripotent stem cells deliver cardioprotective miRNAs and prevent cardiomyocyte apoptosis in the ischemic myocardium. Int J Cardiol, 2015, 192: 61 − 69.

[141] Wang Y, Zhao R, Liu D, et al. Exosomes derived from miR-214-enriched bone marrow-derived mesenchymal stem cells regulate oxidative damage in cardiac stem cells by targeting CaMKII. Oxid Med Cell Longev, 2018, 2018: 4971261.

[142] Wang K, Jiang Z, Webster KA, et al. Enhanced cardioprotection by human endometrium mesenchymal stem cells driven by exosomal microRNA-21. Stem Cells Transl Med, 2017, 6 (1): 209-222.

[143] Zhao Y, Sun X, Cao W, et al. Exosomes derived from human umbilical cord mesenchymal stem cells relieve acute myocardial ischemic injury. Stem Cells Int, 2015, 2015: 761643.

[144] Yan Y, Jiang W, Tan Y, et al. hucMSC exosome-derived GPX1 is required for the recovery of hepatic oxidant injury. Mol Ther, 2017, 25(2): 465-479.

[145] Li T, Yan Y, Wang B, et al. Exosomes derived from human umbilical cord mesenchymal stem cells alleviate liver fibrosis. Stem Cells Dev, 2013, 22(6): 845-854.

[146] Tamura R, Uemoto S, Tabata Y. Immunosuppressive effect of mesenchymal stem cell-derived exosomes on a concanavalina-induced liver injury model. Inflamm Regen, 2016, 36: 26.

[147] Qian X, Xu C, Fang S, et al. Exosomal microRNAs derived from umbilical mesenchymal stem cells inhibit hepatitis C virus infection. Stem Cells Transl Med, 2016, 5(9): 1190-1203.

[148] Sun CK, Chen CH, Chang CL, et al. Melatonin treatment enhances therapeutic effects of exosomes against acute liver ischemia-reperfusion injury. Am J Transl Res, 2017, 9(4): 1543-1560.

[149] Chen L, Xiang B, Wang X, et al. Exosomes derived from human menstrual blood-derived stem cells alleviate fulminant hepatic failure. Stem Cell Res Ther, 2017, 8(1): 9.

[150] Jia H, Liu W, Zhang B, et al. hucMSC exosomes-delivered 14-3-3zeta enhanced autophagy via modulation of ATG16L in preventing cisplatin-induced acute kidney injury. Am J Transl Res, 2018, 10(1): 101-113.

[151] Zhou Y, Xu H, Xu W, et al. Exosomes released by human umbilical cord mesenchymal stem cells protect against cisplatin-induced renal oxidative stress and apoptosis *in vivo* and *in vitro*. Stem Cell Res Ther, 2013, 4(2): 34.

[152] Tomasoni S, Longaretti L, Rota C, et al. Transfer of growth factor receptor mRNA via exosomes unravels the regenerative effect of mesenchymal stem cells. Stem Cells Dev, 2013, 22(5): 772-780.

[153] Zou X, Gu D, Xing X, et al. Human mesenchymal stromal cell-derived extracellular vesicles alleviate renal ischemic reperfusion injury and enhance angiogenesis in rats. Am J Transl Res, 2016, 8(10): 4289-4299.

[154] He J, Wang Y, Lu X, et al. Micro-vesicles derived from bone marrow stem cells protect the kidney both *in vivo* and *in vitro* by microRNA-dependent repairing. Nephrology (Carlton), 2015, 20(9): 591-600.

[155] Wang B, Yao K, Huuskes BM, et al. Mesenchymal stem cells deliver exogenous microRNA-let7c via exosomes to attenuate renal fibrosis. Mol Ther, 2016, 24(7): 1290-1301.

[156] Eirin A, Zhu XY, Puranik AS, et al. Mesenchymal stem cell-derived extracellular vesicles attenuate kidney inflammation. Kidney Int, 2017, 92(1): 114-124.

[157] Nagaishi K, Mizue Y, Chikenji T, et al. Umbilical cord extracts improve diabetic abnormalities in bone marrow-derived mesenchymal stem cells and increase their therapeutic effects on diabetic nephropathy. Sci Rep, 2017, 7(1): 8484.

[158] Zhang B, Wang M, Gong A, et al. hucMSC-exosome mediated-Wnt4 signaling is required for cutaneous wound healing. Stem Cells, 2015, 33(7): 2158−2168.

[159] Shi H, Xu X, Zhang B, et al. 3,3′-Diindolylmethane stimulates exosomal Wnt11 autocrine signaling in human umbilical cord mesenchymal stem cells to enhance wound healing. Theranostics, 2017, 7(6): 1674−1688.

[160] Fang S, Xu C, Zhang Y, et al. Umbilical cord-derived mesenchymal stem cell-derived exosomal microRNAs suppress myofibroblast differentiation by inhibiting the transforming growth factor-beta/SMAD2 pathway during wound healing. Stem Cells Transl Med, 2016, 5(10): 1425−1439.

[161] Xie H, Wang Z, Zhang L, et al. Extracellular vesicle-functionalized decalcified bone matrix scaffolds with enhanced pro-angiogenic and pro-bone regeneration activities. Sci Rep, 2017, 7: 45622.

[162] Qi X, Zhang J, Yuan H, et al. Exosomes secreted by human-induced pluripotent stem cell-derived mesenchymal stem cells repair critical-sized bone defects through enhanced angiogenesis and osteogenesis in osteoporotic rats. Int J Biol Sci, 2016, 12(7): 836−849.

[163] Hood JL, Scott MJ, Wickline SA. Maximizing exosome colloidal stability following electroporation. Anal Biochem, 2014, 448: 41−49.

[164] Wahlgren J, De LKT, Brisslert M, et al. Plasma exosomes can deliver exogenous short interfering RNA to monocytes and lymphocytes. Nucleic Acids Res, 2012, 40(17): e130.

[165] Haney MJ, Klyachko NL, Zhao Y, et al. Exosomes as drug delivery vehicles for Parkinson's disease therapy. J Control Release, 2015, 207: 18−30.

[166] Valadi H, Ekstrom K, Bossios A, et al. Exosome-mediated transfer of mRNAs and microRNAs is a novel mechanism of genetic exchange between cells. Nat Cell Biol, 2007, 9(6): 654−659.

[167] Pegtel DM, Cosmopoulos K, Thorley-Lawson DA, et al. Functional delivery of viral miRNAs via exosomes. Proc Natl Acad Sci USA, 2010, 107(14): 6328−6333.

[168] Liu Y, Li D, Liu Z, et al. Targeted exosome-mediated delivery of opioid receptor Mu siRNA for the treatment of morphine relapse. Sci Rep, 2015, 5: 17543.

[169] Momen-Heravi F, Bala S, Bukong T, et al. Exosome-mediated delivery of functionally active miRNA−155 inhibitor to macrophages. Nanomedicine, 2014, 10(7): 1517−1527.

[170] Xin H, Wang F, Li Y, et al. Secondary release of exosomes from astrocytes contributes to the increase in neural plasticity and improvement of functional recovery after stroke in rats treated with exosomes harvested from microRNA 133b − overexpressing multipotent mesenchymal stromal cells. Cell Transplant, 2017, 26(2): 243−257.

[171] Luo Q, Guo D, Liu G, et al. Exosomes from miR−126−overexpressing AdSCs are therapeutic in relieving acute myocardial ischaemic injury. Cell Physiol Biochem, 2017, 44(6): 2105−2116.

［172］Ono M, Kosaka N, Tominaga N, et al. Exosomes from bone marrow mesenchymal stem cells contain a microRNA that promotes dormancy in metastatic breast cancer cells. Sci Signal, 2014, 7(332): ra63.

［173］Lee JK, Park SR, Jung BK, et al. Exosomes derived from mesenchymal stem cells suppress angiogenesis by down-regulating VEGF expression in breast cancer cells. PLoS One, 2013, 8 (12): e84256.

［174］Pakravan K, Babashah S, Sadeghizadeh M, et al. MicroRNA－100 shuttled by mesenchymal stem cell-derived exosomes suppresses *in vitro* angiogenesis through modulating the mTOR/ HIF－1alpha/VEGF signaling axis in breast cancer cells. Cell Oncol (Dordr), 2017, 40(5): 457－470.

［175］Liu Y, Song B, Wei Y, et al. Exosomes from mesenchymal stromal cells enhance imatinib-induced apoptosis in human leukemia cells via activation of caspase signaling pathway. Cytotherapy, 2018, 20(2): 181－188.

［176］Wu S, Ju GQ, Du T, et al. Microvesicles derived from human umbilical cord wharton's jelly mesenchymal stem cells attenuate bladder tumor cell growth *in vitro* and *in vivo*. PLoS One, 2013, 8(4): e61366.

［177］Ding Y, Cao F, Sun H, et al. Exosomes derived from human umbilical cord mesenchymal stromal cells deliver exogenous miR－145－5p to inhibit pancreatic ductal adenocarcinoma progression. Cancer Lett, 2019, 442: 351－361.

［178］Sharif S, Ghahremani MH, Soleimani M. Delivery of exogenous miR－124 to glioblastoma multiform cells by wharton's jelly mesenchymal stem cells decreases cell proliferation and migration, and confers chemosensitivity. Stem Cell Rev, 2018, 14(2): 236－246.

［179］Sun D, Zhuang X, Xiang X, et al. A novel nanoparticle drug delivery system: the anti-inflammatory activity of curcumin is enhanced when encapsulated in exosomes. Mol Ther, 2010, 18(9): 1606－1614.

［180］Pascucci L, Cocce V, Bonomi A, et al. Paclitaxel is incorporated by mesenchymal stromal cells and released in exosomes that inhibit *in vitro* tumor growth: a new approach for drug delivery. J Control Release, 2014, 192: 262－270.

第三章 │ 外泌体与组织损伤修复

外泌体是细胞间通信的工具,广泛参与细胞之间的交流,作用于靶细胞,调节生理病理过程。在多种疾病模型中发现,外泌体能够通过生物屏障在细胞间传递功能性核酸或蛋白质,从而发挥多样生物学功能。多种细胞尤其是干细胞分泌的外泌体,具有与来源细胞相似的促进组织损伤修复作用,有望成为再生医学中新的治疗策略。

第一节　外泌体与肝组织损伤修复

肝脏是人体腹腔最大的实质性器官,担负着重要生理功能。急慢性肝炎、脂肪肝、肝硬化等是我国常见肝脏疾病,发病率高,我国现有慢性乙肝患者 2 000 多万例,已成为我国高病死率的疾病之一[1]。终末期肝病广泛累及肝脏实质细胞,导致肝功能紊乱并最终造成不可逆的肝功能衰竭,而常规保肝方案对其治疗效果并不理想。目前,肝移植是治疗终末期肝病的唯一有效手段,但治疗费用较高、手术风险大、成功率较低且肝源较少,我国仅有万分之一的患者能得到肝移植治疗。此外,即使移植成功,手术后存在免疫排斥反应,需终身服用免疫抑制剂,给患者带来沉重的经济和心理负担[2]。近年来,多种外泌体在肝组织损伤修复中的作用已被证实,本节主要讨论干细胞外泌体在肝组织损伤修复中的应用。

一、干细胞外泌体与肝损伤

近年来,干细胞在肝病治疗研究中引起广泛关注。目前在干细胞临床治疗试验中,多数研究着眼于其旁分泌的活性因子,仅有少数基于其分化潜能,且长期临床应用安全性不明及疗效稳定性差等不足,使得其临床应用受到限制[3]。因此,干细胞外泌体作为基于干细胞的非细胞疗法在肝病及肝组织损伤治疗方面形成新策略(表3-1)。

表3-1　干细胞外泌体修复肝损伤

来　源	活性成分	模　型	作　用	参考文献
hiPSC - MSC	—	缺血再灌注/肝损伤	保护肝脏免受缺血再灌注伤害	[6]
AdMSC	—	缺血再灌注/肝损伤	抑制肝脏缺血再灌注损伤	[8]

来　源	活性成分	模　型	作　用	参考文献
AdMSC	miRNA-181-5p	CCl$_4$/小鼠肝损伤	激活自噬预防肝纤维化	[21]
AdMSC	miR-122	HepG2小鼠移植瘤	增强肝癌的化疗敏感性	[23]
HLSC	—	缺血再灌注/肝损伤	恢复肝功能,抑制肝损伤	[9]
MesSC	—	D半乳糖胺,LPS/暴发性肝衰竭	抑制肝细胞凋亡	[10]
hucMSC	—	CCl$_4$/小鼠肝纤维化	抑制肝细胞EMT和胶原生成	[12]
hucMSC	GPX1	CCl$_4$/肝衰竭	抑制肝细胞氧化应激	[13]
ESC-MSC	—	CCl$_4$/急性肝损伤	促进肝细胞增殖	[14]
BMMSC	miR-223	S100/小鼠免疫性肝炎	抑制肝细胞炎症和凋亡	[16]
BMMSC	—	Con A/小鼠肝损伤	抑制炎症,促进肝细胞增殖	[18]
CP-MSC	miR-125b	CCl$_4$/大鼠肝纤维化	促进肝再生,抑制HSC活化	[19]

注: hucMSC,人脐带间质干细胞;AdMSC,脂肪间质干细胞;HLSC,人肝干细胞;MenSC,经血干细胞;ESC-MSC,胚胎干细胞源间质干细胞;BMMSC,骨髓间质干细胞;hiPSC-MSC,人诱导多能干细胞源间质干细胞;CP-MSC,绒毛膜间质干细胞。

（一）干细胞外泌体修复急性肝损伤

作为人体重要解毒器官,许多物质可通过胃肠道门静脉或体循环进入肝脏进行转化,因此肝脏容易受到毒性物质损害。急性肝损伤是由病毒感染、乙醇摄入过多、化学毒物接触等引起的肝脏功能异常,严重或持续的肝损伤最终导致肝功能衰竭。

1. 肝脏缺血/再灌注(liver ischemia reperfusion, LIR)损伤

LIR发生于许多临床情况下,如长期心肺脑复苏(CPCR)、出血或脱水引起的低血容量休克、脓毒性休克、与心源性休克相关的严重充血性心力衰竭等。急性肝功能衰竭患者的院内发病率和死亡率较高,安全有效的治疗方法至关重要。外泌体作为一种天然纳米载体,通过转运核酸、蛋白质和脂质等参与细胞间通信,调节细胞生命活动如蛋白表达、细胞增殖和分化以及受体细胞的抗病毒反应等。干细胞外泌体已被应用于组织损伤修复、靶向给药等研究领域[4]。

Nong等[5]采用人诱导多能干细胞(hiPSC)来源间质干细胞外泌体(hiPSC-MSC-Ex)通过下腔静脉注射缺血/再灌注(I/R)损伤大鼠,发现肝细胞坏死和窦状隙充血被显著抑制,肝血清丙氨酸转氨酶(ALT)和天冬氨酸转氨酶(AST),炎症标志物如TNF-α、IL-6和高迁移率族蛋白1(HMGB1),细胞凋亡标志物如caspase-3和Bax的水平显著降低,抗氧化标志物如谷胱甘肽(GSH)、谷胱甘肽过氧化物酶(GSH-Px)等显著升高。以上结果表明hiPSC-MSC-Ex通过抑制炎症反应、抗细胞凋亡、抗氧化应激等作用减轻肝脏I/R损伤。此外,hiPSC-MSC-Ex可直接与肝细胞或HL7702细胞株融合,激活靶细胞的鞘氨醇激酶(SK)和鞘氨醇-1-磷酸(S1P)活性,促进细胞增殖,减轻肝脏LIR[6]。

Haga 等[7] 采用夹闭肝动脉和门静脉 90 min，再灌注 6 h 诱导 LIR 损伤模型，评估小鼠骨髓来源的 MSC－EV 的作用。在 I/R 前 30 min 静脉注射 MSC－EV 显著减轻组织坏死程度，凋亡细胞减少，血清转氨酶水平降低。在 I/R 期间，MSC－EV 注射促进肝组织中免疫受体 NLRP12（NACHT, LRR and PYD domains-containing protein 12）和趋化因子（C－X－C 基序）配体 1（CXCL1）mRNA 表达，下调了炎性细胞因子如 TNF－α、IL－1α、IL－1β、IL－6、IL－12 和 IFN－γ 等 mRNA 表达水平。在体外，MSC－EV 增加肝细胞活力，抑制了氧化损伤和 NF－κB 活性。

Sun 等[8] 发现外泌体与其他疗法联合使用的效果可能更佳。与单独使用褪黑激素或 AdMSC－Ex 治疗相比，联合使用组的肝损伤评分、血浆 AST、细胞凋亡、氧化应激以及 DNA 和线粒体损伤相关蛋白表达最低。两者相结合具有更好的抗 LIR 损伤效果。Rigo 等[9] 发现在低氧常温机器灌注（NMP）诱导的小鼠 LIR 模型中，肝细胞摄取人肝干细胞的 EV（HLSC－EV）后 AST 和乳酸脱氢酶水平降低，细胞凋亡减少。HLSC－EV 有效减少了低氧 NMP 诱导的 LIR 损伤。

2. 暴发性肝衰竭

暴发性肝衰竭（fulminant hepatic failure，FHF）是由多种病因引起大量肝细胞坏死及严重肝功能损害，8 周内出现肝性脑病综合征，会导致患者出现严重的临床症状如凝血病、黄疸和多器官衰竭。该病起病急、进展快、病死率高，早期治疗可降低病死率。目前，暴发性肝衰竭最佳临床治疗方案是肝移植，受到供体肝脏短缺的限制。而外泌体可能是治疗暴发性肝衰竭的新方法。

Chen 等[10] 分离了女性月经血源性干细胞外泌体（menstrual blood-derived stem cell-derived exosome，MenSC－Ex），观察了 MenSC－Ex 对小鼠肝细胞株（AML12）和脂多糖（LPS）/D－氨基半乳糖（D－galactosamine，D－GalN）诱导的暴发性肝衰竭小鼠的治疗效果，发现 MenSC－Ex 能显著改善肝功能，提高存活率，并在输注后 6 h 抑制肝细胞凋亡。MenSC－Ex 分别迁移至损伤部位和 AML12 细胞，减少了受损肝脏中单个核细胞的数量和 caspase－3 的活性，提示 MenSC－Ex 在 FHF 中具抗细胞凋亡能力，有望成为新的干预方案。此外，Haga 等[11] 发现尾静脉注射的 mMSC－EV 和 hMSC－EV 在 TNF－α/D－GalN 诱导的肝损伤小鼠肝脏内累积，抑制炎症、干细胞凋亡，显著提高损伤小鼠的存活率。冷冻保存 3 个月后，mMSC－EV 仍有较好的疗效。机制研究表明 hMSC－EV 内高度富集 lncRNAY－RNA－1，Y－RNA－1 敲减降低了 hMSC－EV 对肝细胞凋亡的保护作用。

3. 药物毒性肝损伤

抗肿瘤化疗药、抗结核药、免疫抑制剂等可以引起药物毒性肝损伤，由药物引起的肝病占非病毒性肝病中的 20%～50%，暴发性肝衰竭的 15%～30%。本团队[12,13] 对 hucMSC－Ex 在四氯化碳（CCl_4）诱导肝损伤中的作用进行了探索。CCl_4

在肝细胞内产生大量自由基,诱导脂质过氧化,使内质网改变,溶酶体破裂和线粒体损伤及钙离子通透性变化,引起肝细胞坏死。在 CCl_4 诱导的急慢性肝损伤和肝肿瘤小鼠模型中,尾静脉注射 hucMSC－Ex 能显著抑制肝细胞氧化应激和肝细胞凋亡,减轻 CCl_4 诱导的急性肝损伤和肝纤维化,并抑制肿瘤生长(图3－1)。与联苯双酯(4,4′－二甲氧基－5,6,5′,6′－二次甲二氧－2,2′－二甲酸甲酯联苯)相比,hucMSC－Ex 具有更明显的抗氧化和保肝作用。

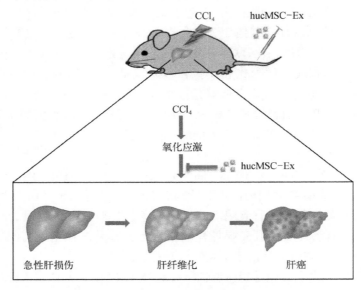

图3－1　hucMSC－Ex 抗氧化抑制肝损伤及肝纤维化

此外,探讨 hucMSC－Ex 的修复机制发现,hucMSC－Ex 中的谷胱甘肽过氧化物酶1(glutathione peroxidase 1, GPX1)能抑制 CCl_4 和 H_2O_2 诱导的氧化应激,减少细胞凋亡。敲除 GPX1 消除了 hucMSC－Ex 的抗氧化和抗细胞凋亡能力,降低了hucMSC－Ex 的保肝作用(图3－2)。通过尾静脉注射或口服灌胃不同剂量hucMSC－Ex,发现两种不同输注途径都具有抗氧化、抗细胞凋亡、逆转小鼠肝衰竭作用。单次给予 hucMSC－Ex 治疗即可有效抑制 CCl_4 诱导的肝损伤。因此,hucMSC－Ex 可通过递送 GPX1 发挥抗氧化功能,促进肝脏氧化损伤的恢复。

　　各种干细胞外泌体在肝损伤修复中的作用也得到了证实,Tan 等[14]研究发现hESC－MSC 的外泌体在 CCl_4 诱导的肝损伤小鼠中同样具有显著修复效果。hESC－MSC－Ex 处理后小鼠肝损伤减弱,肝细胞增殖增加,并且其细胞活力显著增高。其修复机制与肝再生期间启动子基因上调,增殖蛋白表达增强有关。hESC－MSC－Ex 还通过上调凋亡抑制蛋白 Bcl－xL 的表达,抑制 acetaminophen(APAP)和 H_2O_2 诱导的肝细胞凋亡。

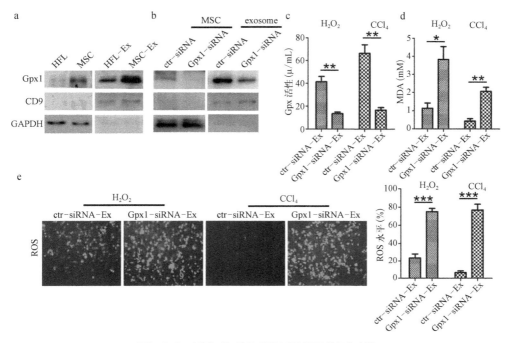

图 3－2　hucMSC－Ex 转运 GPX1 抑制肝细胞氧化应激

　　a. Western blotting 检测 Gpx－1 表达；b. Western blotting 检测 Gpx1 敲减 hucMSC 及 hucMSC－Ex 中 Gpx－1 表达；c. 比色法检测 Gpx－1 敲减 hucMSC－Ex 的 Gpx－1 活性；d. 比色法检测 Gpx－1 敲减 hucMSC－Ex 的 MDA；e. 荧光探针 DCFH－DA 检测 Gpx－1 敲减 hucMSC－Ex 的活性氧水平

　　外泌体不仅在 CCl₄ 诱导的肝损伤小鼠体内有保护作用，还可在体外诱导肝细胞的增殖。Herrera 等[15] 发现，HLSC－MV(human liver stem cell derived microvesicles，HLSC－MV) 通过整合素 4α 依赖机制内化进入肝细胞，诱导人和大鼠肝细胞的体外增殖，拮抗肝细胞凋亡。在 70% 肝切除大鼠模型中，MV 可加速肝脏组织结构和功能恢复。HLSC－MV 富含各种转录、翻译、增殖和凋亡调控相关 mRNA，通过转运这些 mRNA 促进肝细胞增殖，修复肝损伤。

(二) 干细胞外泌体修复肝纤维化和肝硬化

1. 干细胞外泌体调控免疫应答

　　自身免疫性肝炎是由自身免疫反应介导的慢性进行性肝脏炎症疾病，其临床特征是不同程度的血清转氨酶升高、高 γ－球蛋白血症、自身抗体阳性，组织学特征为淋巴细胞、浆细胞浸润，严重者可快速进展为肝硬化和肝衰竭。Chen 等[16] 在小鼠损伤的肝脏组织和肝细胞中研究 BMMSC 外泌体（BMMSC－Ex）和 miR－223 的保肝作用，发现 BMMSC－Ex 和 miR－223 过表达 BMMSC－Ex（BMMSC－

Ex$^{miR-223(+)}$）均显著逆转 S100 蛋白或 LPS/5′-三磷酸腺苷（ATP）诱导的小鼠和肝细胞损伤。BMMSC-Ex 和 BMMSC-Ex$^{miR-223(+)}$ 作用后肝组织和肝细胞炎症小体（NLRP3）和 caspase-1 表达下调，BMMSC-Ex 保护肝损伤可能与外源性 miR-223 调节 NLRP3 和 caspase-1 有关。miR-223 敲减逆转了 BMMSC-Ex 和 BMMSC-Ex$^{miR-223(+)}$ 的肝损伤修复作用。

Mardpour 等[17] 评估了人胚胎干细胞来源的 MSC（human embryonic stem cell-derived mesenchymal stem cell, hESC-MSC）及其 EV 对硫代乙酰胺（TAA）诱导慢性肝损伤的治疗效果。人 ESC-MSC 可显著抑制外周血单核细胞的增殖，减少促炎因子 IFN-γ，增加抗炎因子 TGF-β、IL-10 分泌。ESC-MSC-EV 显示出与 ESC-MSC 相似的免疫调节活性，且能在 TAA 诱导的慢性大鼠肝损伤中减少纤维化和胶原沉积、抑制肝细胞坏死，改善肝功能和肝硬化。基因表达分析显示 ESC-MSC 和 ESC-MSC-EV 处理后，胶原酶 MMP9/13、抗凋亡基因 *Bcl-2* 和抗炎因子表达上调，纤维化基因 *Col1α*、促凋亡基因和促炎因子表达下调。

Tamura 等[18] 观察小鼠 MSC-Ex 对 Con A 诱导的小鼠肝损伤的修复效果。多次注射 MSC-Ex 后，血清 ALT、肝脏坏死区域和细胞凋亡程度均有所下降，但 Ki-67 指数增加。此外，促炎因子 IL-2 mRNA 表达下降，抗炎因子 TGF-β、HGF mRNA 表达增强。在多次注射 MSC-Ex 的肝组织中，Treg 数量增加。MSC-Ex 抑制 Con A 诱导肝损伤的效果与 MSC 相同。MSC-Ex 作为 MSC 的非细胞活性成分，具有易保存，剂量可调控等优势，MSC-Ex 可成为 MSC 移植的替代方案。

2. 干细胞外泌体抑制肝星状细胞活化及增殖

肝星状细胞（hepatic stellate cell, HSC）激活并转化为肌成纤维细胞样细胞（myofibroblast-like cell, MFC），分泌大量胶原，是肝纤维化中细胞外基质（ECM）的主要来源。各种致纤维化因素均将 HSC 作为靶细胞，诱导其活化。正常情况下 HSC 处于静止状态。当肝脏受到炎症或机械刺激等损伤时，HSC 表型由静止型转变为激活型。激活的 HSC 一方面通过增生和分泌细胞外基质参与肝纤维化的形成和肝内结构的重建，另一方面通过细胞收缩使肝窦内压升高。本团队发现经 hucMSC-Ex 修复后，CCl$_4$ 诱导的纤维化肝脏表面的硬度降低且质地变得柔软，肝脏炎症和胶原沉积也减轻。hucMSC-Ex 输注显著降低血清 AST，抑制 Ⅰ 型和 Ⅲ 型胶原、TGF-β1 和磷酸化 Smad2 表达。EMT 的参与是纤维化的重要原因，肝细胞 EMT 也能够导致肝纤维化。结果表明 hucMSC-Ex 也通过逆转肝细胞 EMT 改善 CCl$_4$ 诱导肝纤维化（图 3-3）。

Hedgehog（Hh）信号通路与 HSC 激活密切相关，过度或持续的 Hh 信号通路的激活导致受损肝脏组织的过度再生，并促进肝纤维化发生。Hyun 等[19] 注射绒毛膜来源的 MSC（chorionic plate drived mesenchymal stem cell, CP-MSC）的外泌体治疗 CCl$_4$ 诱导大鼠肝纤维化，发现 CP-MSC 外泌体（CP-MSC-Ex）可抑制肝组

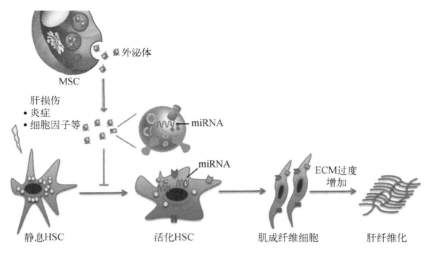

图3-3 hucMSC-Ex 抑制肝纤维化

织促纤维化基因表达、HSC 活化和胶原分泌。CP-MSC-Ex miRNA125b 通过靶向跨膜蛋白 Smoothened 表达抑制 Hh 信号转导的活化,修复肝纤维化。

Lou 等[20]发现 AdMSC 外泌体(AdMSC-Ex)介导 AdMSC 和 HSC 之间 miR-122 通信,抑制 miR-122 靶基因如胰岛素样生长因子受体 1(IGF1R)、CCNG1 和脯氨酰-4-羟化酶 α1(P4HA1)的表达,这些因子都参与 HSC 增殖和胶原沉积。外泌体介导的 miR-122 提高了 AdMSC 的肝纤维化治疗效果。Qu 等[21]在 AdMSC 中过表达 miRNA-181-5p 获得 miR-181-5p-AdMSC,miR-181-5p-AdMSC 外泌体下调 *Stat3* 和 *Bcl*-2 表达,激活小鼠肝星状细胞(HST-T6)自噬。此外,miR-181-5p-AdMSC 外泌体抑制 TGF-β1 诱导的纤维化相关基因表达,减轻肝纤维化小鼠的肝脏损伤并显著下调肝脏中的胶原蛋白 I、波形蛋白、α-SMA 等促纤维化基因表达。干细胞外泌体可以抑制 HSC 活化及增殖,并且干细胞外泌体经过修饰后,其作用更为显著。

(三)干细胞外泌体治疗肝细胞癌

肝细胞癌可分为原发性和继发性两大类。原发性肝脏恶性肿瘤起源于肝脏的上皮或间叶组织,前者称为原发性肝癌,是我国高发的危害极大的恶性肿瘤;后者称为肉瘤,与原发性肝癌相比较为少见。继发性或称转移性肝癌系指全身多个器官起源的恶性肿瘤侵犯至肝脏。

Ko 等[22]尝试使用磁共振表观扩散系数(ADC)、NKT 细胞反应和组织病理学特征评估 AdMSC-Ex 对大鼠肝细胞癌(HCC)的抑制作用。发现 AdMSC-Ex 处理组大鼠肿瘤数量和体积显著减小、磁共振 ADC、循环和肿瘤内的 NKT 细胞增加、

HCC 的恶性程度减低,ADC 与肿瘤体积显著负相关。AdMSC-Ex 可促进大鼠 NKT 细胞的抗肿瘤反应,从而抑制 HCC,促进早期 ADC 的增加,导致肿瘤的低级别分化。Lou 等[23]发现 miR-122 转染的 AdMSC-Ex 外泌体富集 miR-122,可介导 AdMSC 和 HCC 细胞之间的 miR-122 通信,改变 HCC 细胞中 miR-122 的靶基因表达,增加癌细胞的索拉非尼化疗敏感性。通过 AdMSC-Ex 运输 miR-122 代表了一种增强 HCC 化疗敏感性的新策略。外泌体修饰载药也可用于治疗肝细胞癌。Wang 等[24]进行了顺铂联合外泌体抗小鼠肝癌的研究。装载顺铂的外泌体可延缓 HCC 进展并延长生存期,说明顺铂与外泌体联合治疗具有协同抑制肿瘤的作用,其机制可能与增强 CTL 活性有关。

二、肝细胞外泌体与肝损伤

(一)肝细胞外泌体调控 HSC 活化

结缔组织生长因子2(CCN2)是 miR-199a-5p 的靶标,miR-199a-5p 主要在静息的小鼠 HSC 中表达并直接抑制 CCN2 的产生。Chen 等[25]报道小鼠静息 HSC 中的 miR-199a-5p 可抑制野生型 CCN2 3′非翻译区(3′-UTR)的活性,但不抑制缺乏 miR-199a-5p 结合位点的突变型 CCN2 3′-UTR 的活性。在活化的小鼠 HSC 中,CCN2、α-SMA 和 Colα1 被 miR-199a-5p mimics 抑制。而在静息的小鼠 HSC 中,抑制 CCN2 3′-UTR 的活性被 miR-199a-5p 抑制剂阻断。与活化 HSC 相比,静息 HSC 的外泌体中的 miR-199a-5p 水平更高。将含有 miR-199a-5p 的外泌体从静息小鼠 HSC 穿梭至活化的小鼠 HSC,其 CCN2 3′-UTR 活性被抑制。静息 HSC 外泌体在活化 HSC 中引起 miR-199a-5p 依赖的 CCN2、α-SMA 或 Colα1 的表达降低。

Nojima 等[26]研究肝细胞外泌体是否有助于肝脏修复和损伤后再生。肝细胞外泌体输注后,LIR 小鼠血液中具有促增殖作用的循环外泌体数量增加。原代小鼠肝细胞外泌体直接与靶肝细胞融合并转移中性神经酰胺酶和鞘氨醇激酶 2(SK2),导致靶肝细胞内鞘氨醇-1-磷酸(S1P)的合成增加,敲减 SK2 抑制了肝细胞外泌体的促增殖作用。

(二)肝细胞外泌体抑制肝癌细胞生长,促进其凋亡

中性鞘磷脂酶 1(NSMase1)可转化鞘磷脂(SM)为神经酰胺(Cer),介导 caspase-3 的激活和促进凋亡。Lin 等[27]报道 HCC 组织和外泌体中 NSMase1 显著下调,提示 HCC 患者的低存活率。过表达 NSMase1 的肝细胞外泌体(NSMase1-Ex)中的 NSMase 活性增加,NSMase1-Ex 可降低 SM/Cer 比率诱导细

胞凋亡并抑制 HCC 细胞生长。

三、DC 外泌体与肝损伤

树突状细胞(DC)是机体功能最强的专职抗原提呈细胞,它能高效地摄取、加工处理和提呈抗原,未成熟 DC 具有较强的迁移能力,成熟 DC 能有效激活初始 T 细胞,处于启动、调控,并维持免疫应答的中心环节。

(一)骨髓来源的树突状细胞(BMDC)外泌体减轻 LIR 损伤

Zheng 等[28]评估了 BMDC 和 BMDC 外泌体对 LIR 的作用及机制。经 BMDC 治疗后,抗炎因子 TGF-β、Foxp3 和 IL-10 上调,IL-17 下调,LIR 组织病理学评分和血清转氨酶降低。机制研究发现 BMDC 外泌体可转运 HSP70 至幼稚 T 细胞,激活 PI3K/mTOR 信号以调节 Treg 和 Th17 细胞平衡,缓解 LIR 损伤。

(二)树突状细胞外泌体抑制小鼠原发性肝癌

Lu 等[29]发现 DC 外泌体作为一种肿瘤免疫治疗疫苗,能够激活抗原特异性的抗肿瘤免疫反应。经过表达甲胎蛋白的 DC 外泌体作用后,肿瘤组织中表达 IFN-γ 的 CD8$^+$T 细胞增加,CD25$^+$Foxp3$^+$Treg 降低,提示 DC 外泌体 AFP 可重塑肿瘤微环境,抑制 HCC 肿瘤生长和提高 HCC 小鼠的存活率。DC 外泌体可能成为一类新的 HCC 免疫治疗疫苗。

(三)未成熟的树突状细胞外泌体诱导肝移植免疫耐受

未成熟的树突状细胞(immature dendritic cell,imDC)在免疫耐受建立中发挥重要作用,但存在体内存活时间和体外储存时间有限等缺陷。Ma 等[30]发现供体 imDC 来源的外泌体(imDC-Ex)能够与受体 DC 结合并提呈到 Treg,促进 Treg 扩增。imDC-Ex 外泌体可有效诱导免疫耐受,促进肝移植大鼠生存。在肝异体移植中,imDC-Ex 比 imDC 更具优势。

四、血清外泌体与肝损伤

Chen 等[31]发现健康小鼠的血清 EV 能够降低肝细胞死亡、炎性浸润、血清 AST/ALT 水平和肝促炎细胞因子水平。血清 EV 中富含 miR-34c、miR-151-3p、miR-483-5p、miR-532-5p 和 miR-687,能下调 HSC 中纤维化基因表达,抑制 HSC 活化,促进肝细胞增殖。说明健康个体的血清 EV 可通过携载 miRNA 发挥抗纤维化作用。

五、外泌体作为肝脏疾病的分子标志物和潜在治疗靶点

（一）外泌体与肝脏疾病诊断

不同肝脏疾病中，肝脏细胞分泌的外泌体所携带的活性组分不同，这些外泌体所携带的特异性 miRNA 是潜在的分子诊断标志物。在肝脏炎症疾病中，慢性丙型肝炎患者的血清外泌体 miRNAs（miR－1225－5p、miR－1275、miR－638、miR－762、miR－320c、miR－451、miR－1974、miR－1207－5p、miR－1246）的表达对丙型肝炎的筛查准确率高达 96.59%，可根据特定 miRNAs 的表达来区分丙肝，miR－1914、miR－193a－5p、miR－22、miR－659、miR－711 的表达水平与肝脏炎症进展相关[32]。乙型肝炎患者的血清外泌体 miR－21 的表达显著高于健康对照组，外泌体 miR－21 可作为乙型肝炎诊断的潜在分子标志物。酒精性肝炎患者的血清外泌体 miR－30a 和 miR－192 水平显著增加，可作为酒精性肝炎诊断的分子标志物。在酒精和脂多糖诱导的小鼠肝炎症损伤模型中，血清外泌体 miR－122 和 miR－155 表达显著升高，其作为诊断标志物的灵敏度和特异性高于 ALT[33]。蛋氨酸胆碱诱导的小鼠非酒精性脂肪肝的肝细胞外泌体 miR－122 表达显著下调，外泌体 miR－122 可作为非酒精性脂肪肝的潜在诊断指标[34]。

在肝纤维化中，HSC 外泌体可转运 miR－241，抑制肝纤维的发生，外泌体 miR－241 可作为肝纤维化的非侵入性标志物[35]。肝纤维化中损伤的肝细胞分泌的外泌体含有多种 self－RNA（自身 RNA），self－ncRNA 催化 Toll 样受体 3（TLR3），激活 HSC 细胞的 TLR3，促进 γδ T 细胞的 IL－17A 表达，促进肝纤维化[36]。而在 HCC 患者的血清外泌体中，miR－21、miR－18a、miR－221、miR－222 和 miR－224 显著上升，miR－101、miR－106b、miR－122 和 miR－195 显著下降，HCC 肝移植手术后复发患者的血清外泌体中 miR－718 水平显著下降。miR－122 在酒精性肝病中上调。也有研究发现，HCC 患者血清外泌体的 miR－92a 显著低于健康对照组，miR－92a 的低表达与肝癌进展相关，而 HCC 患者血清外泌体 miR－21 的表达明显高于慢性乙肝患者或健康对照组。此外，肝癌细胞外泌体 miR－27b－3p、miR－92a－3p 能够抑制肿瘤抑制因子 Vps4A 的表达，促进肝癌细胞生长，外泌体 miR－27b－3p、miR－92a－3p 可作为潜在的肝癌标志物[36]。

（二）外泌体作为肝脏疾病治疗的靶点

肝脏细胞外泌体及其组分参与肝细胞的增殖、再生和迁移，在肝炎、酒精性脂肪肝、肝纤维化、肝硬化、肝癌等肝脏疾病进展中起着重要作用[37]。抑制或阻止外泌体的分泌有可能成为肝脏疾病治疗的一种新型策略。如 HBV 感染患者的血清

外泌体携带 HBV 的 DNA 和蛋白,HBV 外泌体能够转运 HBV 到其他肝细胞。与 HBV 类似,HCV 感染的肝细胞外泌体中含有 HCV 的核酸和包膜蛋白,外泌体转运这些 HCV 分子感染其他肝细胞。外泌体研究也可以用于肝损伤、酒精或非酒精性脂肪肝等其他肝脏疾病的治疗研究。如药物诱导肝损伤大鼠模型中,尿液外泌体中 CD26、CD81 和其他潜在的标志物蛋白减少,血清外泌体 HSP70、HSP90 等蛋白增加。酒精刺激会促进外泌体的分泌,miRNAs 水平也会升高,并促进细胞因子的分泌,激活单核细胞的分化。这些外泌体有可能成为肝脏疾病治疗的新型靶点。目前,外泌体分离纯化技术已日趋成熟,且外泌体具有稳定性和生物安全性。血清或尿液外泌体 miRNA 和蛋白可作为肝脏疾病诊断新的标志物以及新的治疗靶点,进一步提高肝脏疾病诊断和治疗的水平。

(严永敏)

第二节　外泌体与肾组织损伤修复

急性肾损伤(acute kidney injury, AKI)是一种常见的临床疾病,根据病变部位和病因,分为肾前性、肾性和肾后性三类,主要由肾毒性药物、缺血/再灌注、肾移植及脓毒血症等引起,治疗不及时的 AKI 可进展为慢性肾病(chronic kidney disease, CKD)。糖尿病肾病、高血压肾小动脉硬化、继发性肾小球肾炎等是慢性肾病的主要原因。目前临床治疗以控制血压、饮食为主,效果不佳,亟需寻求新的治疗方法。近年来,干细胞疗法广泛应用于肾病研究,特别是骨髓、脐带血、脂肪、脐带等组织来源的 MSC,通过分泌外泌体携载的蛋白质、RNA 等修复急慢性肾损伤(图 3-4),成为

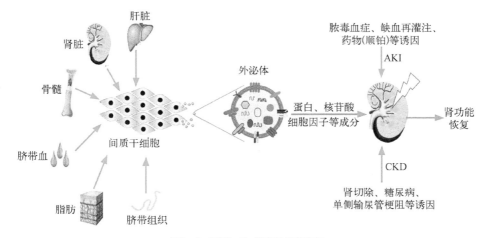

图 3-4　MSC-Ex 促进肾损伤修复

AKI 和 CKD 非细胞新疗法。本节主要介绍外泌体在急慢性肾损伤中的诊疗作用。

一、干细胞外泌体与急性肾损伤

AKI 是一种较为常见的临床综合征,其发病机制主要是肾小管上皮和微血管内皮损伤以及炎性反应。干细胞外泌体作为新型的非细胞治疗手段,在多种 AKI 模型中具有良好修复效果,特别是不同来源的 MSC-Ex 在肾损伤模型中的作用及修复机制备受关注。

(一)肾毒性因素诱导急性肾损伤

AKI 的发病率和死亡率居高不下,目前缺乏有效的治疗手段。药源性肾病(drug-induced nephropathy,DIN)是 AKI 常见类型,发病率高达 60%,非甾体抗炎药、抗生素、血管紧张素转化酶抑制剂和造影剂等引起肾小管间质炎症及肾小球损伤[39]。研究表明 MSC 移植可有效治疗 AKI,其机制以旁分泌为主[40]。2009年,Bruno 等[41]发现 BMMSC 微囊泡在甘油诱发 AKI 小鼠模型损伤修复中发挥重要作用,开启了 MSC 来源的 EV 与肾脏疾病的修复研究。Tomasoni 等[42]发现 hBMMSC-Ex 促进顺铂损伤的小鼠肾小管上皮细胞增殖,进一步证实其通过转运 IGF-1R mRNA 修复顺铂诱导肾损伤。尾静脉注射 hBMMSC-Ex,通过抑制炎症因子 IL-6、TNF-α,促进抗炎因子 IL-10 表达,修复庆大霉素诱导大鼠 AKI[43]。hucMSC-Ex 治疗顺铂诱导 AKI 模型中,通过活化自噬发挥抗凋亡和免疫调节作用,本团队[44,45]发现肾被膜注射 hucMSC-Ex,其转运 14-3-3ζ 与 ATG16 结合,活化自噬预防顺铂诱导的大鼠 AKI。此外,研究还发现甘油诱导 SCID 小鼠 AKI 模型中,静脉注射人肝脏干细胞(human liver stem cell,HLSC)和 HLSC-EV 抑制肾小管坏死和促进肾小管细胞增殖保护肾功能[46]。以上研究提示干细胞外泌体等微囊泡具有修复 DIN 的作用,为治疗肾损伤提供了新方法(表3-2)。

表3-2 干细胞外泌体在 AKI 修复中的作用

来 源	类 型	模 型	作 用	参考文献
hBMMSC	MV	甘油诱导 SCID 小鼠	形态和功能恢复	[41]
HLSC	外泌体	甘油诱导 C57 小鼠	改善肾功能	[42]
hucMSC	外泌体	顺铂诱导的 SD 大鼠	活化自噬预防肾损伤	[43,44]
BMMSC	外泌体	顺铂诱导的肾小管上皮细胞	转运 IGF-1R 促增殖	[46]
BMMSC	外泌体	庆大霉素介导的大鼠肾毒性	抑制坏死、凋亡,促进细胞增殖	[42]
MSC	外泌体	I/R 诱导的大鼠	降低损伤,促进增殖	[48]
hucMSC	外泌体	I/R 诱导的大鼠	促进肾小管细胞增殖	[49]

来 源	类 型	模 型	作 用	参考文献
BMMSC	外泌体	I/R 诱导的大鼠	调节 CXCL1 修复肾损伤	[51]
AdMSC	外泌体	I/R 诱导的大鼠	抑制炎症,降低氧化应激和线粒体损伤	[52]

(二) 缺血/再灌注肾损伤

缺血期缺氧和再灌注时产生的活性氧引发的炎症和肾小管细胞死亡是 AKI 的主要原因之一[47]。缺血阶段后立即静脉注射 hucMSC-Ex 可降低 NADPH 氧化酶2,减轻大鼠肾损伤[48]。肾脏缺血/再灌注大鼠中 23/5 000 静脉注射 hucMSC-EV 转运促血管生成因子(VEGF)增加肾脏毛细血管密度,减轻肾纤维化[49]。在缺血/再灌注肾损伤小鼠,发现 hBMMSC-Ex 增加肾小管上皮细胞 miR-199a-3p 表达,下调轴突导向因子(semaphorin 3A),活化 AKT/ERK 信号通路,减轻肾损伤[50]。单侧肾缺血大鼠肾被膜注射 BMMSC-Ex,其转运调节 CXCL1 的 miRNA 到受体细胞,降低肾脏巨噬细胞的数量和巨噬细胞趋化因子 CXCL1 的表达,有效抑制炎症反应,在炎症调节和肾损伤修复中发挥重要作用[51]。在对缺血/再灌注引起的 AKI 模型研究中,Link 等[52]比较了单独注射 AdMSC 和联合注射外泌体的修复效果,发现 AdMSC 联合外泌体的疗效更佳。以上研究显示,MSC-Ex 通过抗氧化、免疫调节、促血管生成等保护肾组织,修复缺血/再灌注引起的肾损伤。

(三) 脓毒血症诱导的肾损伤

脓毒症和脓毒症休克是感染性全身炎症反应综合征,也是重症监护病房中死亡的主要原因。外泌体在脓毒症中的作用目前正受到密切关注。烧伤伴有 AKI 患者血浆外泌体诱导足突细胞和小管上皮细胞凋亡,部分解释患者如何发展为蛋白尿和肾功能衰竭[53]。脓毒症患者血小板源性和内皮细胞源性 MV 水平升高,并且增强血管反应性加速肾损伤[54]。

(四) 肾移植排斥反应

肾脏移植是目前治疗终末期肾病的有效手段之一,但宿主移植排斥反应影响了移植效果。研究显示在肾脏移植模型中注射 MSC 能够降低移植反应,保护肾组织[55]。Gregorini 等[56]在进行大鼠肾脏移植造模前,进行 MSC 和 MSC-EV 输注,与低温灌注仪器中的标准输注液相比,发现 MSC-EV 显著降低肾脏损伤,同时 EV 效果优于 MSC。

二、干细胞外泌体与慢性肾损伤

8%～16%的 AKI 患者会进展为 CKD,进一步发展为终末期肾病(end stage renal disease, ESRD),我国成年人群中慢性肾病的患病率为 10.8%(约 1.2 亿),近年其发病率与病死率呈逐年增加趋势。慢性肾病如未能及时有效救治,将导致病情恶化进展为肾衰竭,亟需寻求新的治疗方法,进行早期干预。

(一) 外泌体与梗阻性肾病

梗阻性肾病是由结石、尿酸结晶等原因造成输尿管尿路梗阻尿流障碍,引起肾脏实质性和功能损害,而单侧输尿管梗阻(unilateral ureteral obstruction, UUO)模型构建两周肾组织出现肾实质炎症反应,肾小管细胞凋亡和间质纤维化,是研究梗阻性肾损伤的一种常用模型[57]。而 CKD 治疗关键在于早期干预,有助于肾功能恢复。UUO 大鼠模型 7 d 后静脉注射 MSC - Ex 减轻肾小管损伤和抑制肾间质纤维化,改善肾功能。BMMSC - MV 缓解肾纤维化,在体外 TGF - β1 诱导的肾小管上皮细胞中,降低 α - SMA 的分泌[58]。外泌体可通过转运 miRNA 调节上皮细胞 EMT 和抑制间质纤维化保护肾功能,在 UUO 大鼠模型中,rBMMSC - Ex 转运内源性 miRNA - let7c 减轻肾脏纤维化,过表达 let7c 显著下调胶原蛋白Ⅳ,MMP9,TGF - β$_1$ 和 TGF - βR$_1$,修复肾脏损伤[59]。以上研究表明 MSC - Ex 在梗阻性肾病中具有调节 EMT、抗纤维化和肾脏保护作用(表 3 - 3)。

表 3 - 3　MSC - Ex 在 CKD 模型的作用

来　源	类　型	模　　　型	作　　　用	参考文献
BMMSC	MV	UUO 大鼠	减轻损伤和纤维化	[58]
BMSC	外泌体	UUO 大鼠	转运 miRNA - let7c 改善纤维化	[59]
EMSC	CM	5/6 肾切除联合 L - NNA 和 6% NaCl 饮食	CKD 减缓、肾小球损伤减轻	[61]
BMMSC	外泌体	5/6 次肾切除小鼠	减轻淋巴细胞浸润,改善纤维化肾功能	[55]
hucMSC	EV	Ⅲ～Ⅳ级 CKD 患者	改善 CKD 炎症反应,改善肾功能	[62]
BMMSC	外泌体	MetS+RVD 猪	抑制促炎因子表达肾小管间质纤维化	[64]

(二) 外泌体与单侧肾切除

单侧肾切除是指手术切除 5/6 的肾脏组织,这一方法建立的动物模型也称为残肾模型。它的特点是肾单位和肾小球滤过率快速降低并伴随着肾小球高压,导致肾小球纤维化[60]。He 等[55]发现在手术切除 5/6 的肾脏组织建立的模型中多次注射 BMMSC-EV 可以阻止肾功能衰竭。Van 等[61]在肾脏 5/6 切除联合 L-精氨酸和 6% NaCl 饮食构建的 CKD 模型中,多次注射人胚胎 MSC 条件培养上清 CM(每日静脉注射 2 次,连续 4 d)能够改善肾功能的恶化。Nassar 等[62]在一项采用 VCMSC-EV 治疗第 Ⅱ/Ⅲ 期 CKD 的临床研究中,选取了 eGFR 在 15~60 mL/min 的 40 例患者,随机接受安慰剂或同种异体脐带血 VCMSC-EV,持续了 12 个月。发现 EV 治疗改善 eGFR、BUN 水平,患者血浆 TNF-α 下降。重要的是,在整个研究中,EV 治疗没有发生不良反应。此研究表明 MSC EV 治疗是安全的并且能够减轻 CKD,改善肾脏功能,为临床治疗 CKD 提供新策略。

(三) 外泌体与肾血管病

肾血管病(reno-vascular disease,RVD)是一种老年人群继发性高血压和 ESRD 的疾病。RVD 常与心血管危险因素代谢综合征(MetS)并存,加重肾损伤导致肾功能不全[63]。高脂肪/高果糖食物喂养 16 周诱导 MetS,肾动脉放置一个线圈,构建 MetS+RVD 猪模型,研究结果显示单独肾内输注自体 MSC-EV 降低 TNF-α、IL-6 和 IL-1β 抑制肾脏炎症,提示 MSC-EV 通过免疫调节改善肾功能[64]。

三、外泌体与肾损伤标志物

外泌体作为细胞间交流载体,携带大量蛋白质、核酸和脂质,与肾组织疾病密切相关。在急慢性肾病中,尿液标本携带肾组织疾病信息,易于收集检测分析,且尿液循环外泌体数量及内容物的改变,可作为肾病诊断的标志物。

(一) 外泌体作为 AKI 标志物

蛋白质组学分析显示尿液外泌体内蛋白质在多种肾脏病理情况下发生明显改变,提示外泌体蛋白质可作为肾脏疾病的生物标志物。在顺铂诱导大鼠模型和 ICU AKI 患者尿液中,fetuin-A 明显升高,且早于肌酐变化,尿液外泌体中 AQP1 蛋白明显下降,提示尿液外泌体中 fetuin-A 和 AQP1 蛋白是 AKI 潜在的标志物[65]。Zhou[66]和 Chen 等[67]在顺铂和缺血/再灌注诱导的 AKI 模型中,发现尿液外泌体活化转录因子 3(activating transcription factor 3,ATF3)升高,AKI 患者尿液外泌体 ATF3 mRNA 比对照组升高 60 倍。在盲肠结扎穿孔术(CLP)诱导脓毒血症 AKI 小鼠模型中,尿液外泌体 ATF3 升高而且早于尿素氮、肌酐变化,显示尿液外泌体 ATF3 可作为 AKI 早期诊断标志物[68]。本团队发现在顺铂诱导 AKI 大鼠模型中,肾脏组织 miR-146b 表达上调,血清 miR-146b 高表达早于 BUN 和 CREA 变化。

在 AKI 患者血清中 miR-146b 也迅速升高,提示其可能是 AKI 敏感的标志物[69]。

(二)外泌体为肾纤维化和终末期肾病标志物

在 CKD 研究中发现,尿液外泌体中足突细胞标志物 CD2AP mRNA 水平明显下降,miR-29 和 miR-200 也明显下降,而炎症标志物骨保护蛋白(osteoprotegerin)明显升高[70]。Lange 等[71]发现,与健康对照组相比,CKD 患者尿液外泌体 miR-21 显著升高,但 miR-21 表达不能区分 CKD 患者是否伴有糖尿病。Gudehithlu 等[72]发现在非糖尿病性 CKD 患者尿液外泌体铜蓝蛋白(ceruloplasmin, CP)水平是对照组的 10~20 倍。CP 作为一种急性时相反应蛋白,且在蛋白尿前迅速增加,可为早期诊断 CKD 的标志物。

(三)外泌体作为肾小球病标志物

生理状态下肾小球外泌体不断释放到尿液中,可能是足突细胞损伤的肾小球疾病直接标志物。肾小球损伤动物模型和慢性肾小球疾病患者中,尿液外泌体中 Wilms's 肿瘤 1 转录因子(WT-1)明显增加。10 例局灶性节段性肾小球硬化(FSGS)患者尿液外泌体 WT-1 显著上调,且在激素敏感性肾病综合征(SSNS)患者尿液外泌体中 WT-1 也升高[73]。Kalani 等[74]验证糖尿病患者尿液外泌体中 WT-1 明显增加。以上研究结果表明尿液外泌体 WT-1 可成为检测 FSGS/SSNS 早期足突细胞损伤的非侵入性标志物。Rood 等[75]报道了 FSGS 患者尿液外泌体内溶酶体膜蛋白 2 上调,提示肾小球损伤。

研究发现外泌体 circRNA 可作为动脉粥样硬化、神经系统疾病、糖尿病、肿瘤等诊断标志物。与健康组对比,特发性膜性肾病(idiopathic membranous nephropathy, IMN)患者血清外泌体中 89 种 circRNA 存在显著差异,其中 49 种表达上调;患者尿液外泌体中有 60 种 circRNA 表达差异显著,约 55% 为内含子来源,30% 为外显子来源,15% 为基因间区,其中 54 种表达上调,显示血清和尿液外泌体中差异表达的 circRNA 可以作为 IMN 诊断标志物[76]。综上,检测尿液外泌体内活性分子的改变,可成为诊断肾脏疾病生物标志物(表 3-4)。

表 3-4 外泌体在肾病中的潜在标志物

来 源	模 型	标 志 物	参考文献
uexosomes	I/R rat 移植患者	AQP1↓	[65]
uEV	I/R rat 移植患者	fetuin-A↑	[66]
uEV	顺铂 I/R rat 脓毒血症	ATF3↑	[67,68]
血清 Ex	顺铂大鼠,患者	miR-146b↑	[69]
uexosomes	CKD 患者	CD2AP↓,miR-29↓,miR-200↓,骨保护蛋白↑	[70]

续 表

来 源	模 型	标 志 物	参考文献
uexosome	CKD	miR-21↑	[71]
uexosome	CKD	CP↑	[72]
uexosome	DK 和 FSGS 患者	WT-1↑	[73,74]
血清和 uexosome	特发性膜性肾病	49 种 circRNA↑,40 种 circRNA↓	[76]

注:uexosomes,尿液外泌体;uEV,尿液细胞外囊泡。

四、应用前景与存在问题

AKI 作为常见的临床疾病,治疗不及时可进展为 CKD。目前临床治疗效果不佳,需要寻求新的治疗方法。而现阶段临床前试验证明了外泌体治疗急慢性肾疾病的安全性和可行性,通过 MSC 外泌体动物研究证明其治疗的有效性,利用外泌体递送系统可能会产生一些新的治疗药物,因此以外泌体为基础的非细胞疗法在临床上的应用具有广阔前景。

外泌体作为高效、无创或微创、便捷的液体活检诊断手段,与其他生物标志物相比具有明显优势,外泌体可以作为急慢性肾损伤的诊断及预后评价的生物标志物。但是目前外泌体缺乏工程化批量生产,而且无法量化,限制了大规模临床应用。进一步解析外泌体功能,揭示其治疗机制,为更深入转化应用研究提供实验基础。

(贾浩源 纪 成)

第三节 外泌体与糖尿病及并发症

胰岛素分泌缺陷或胰岛素作用障碍所致的以高血糖为特征的糖尿病,是最常见的代谢性疾病。2018 年全球糖尿病患者总人数达 4.5 亿,而中国就有 1.3 亿,是糖尿病患者数最多、增长最快的国家。糖尿病(diabetes mellitus, DM)主要分为 1型糖尿病(type 1 diabetes mellitus, T1DM)和 T2DM,T2DM 在糖尿病中约占 95%。葡萄糖代谢紊乱导致微血管功能损害诱发糖尿病肾病、视网膜病变、糖尿病足等并发症,已成为糖尿病患者主要致残、致死原因。糖尿病及其并发症缺乏早期诊断和有效治疗手段,严重影响患者健康和生活质量,因此糖尿病及并发症的防控工作被列为《"健康中国 2030"规划纲要》的重要内容[77]。寻求糖尿病诊疗新方法迫在眉睫,研究显示外泌体在糖尿病及其并发症的诊疗中具有重要作用。

一、外泌体与糖尿病及并发症诊断

外泌体作为细胞与细胞间通信的媒介,携带蛋白质、RNA、DNA 和脂质活性物质[78],与运动、肿瘤、心血管疾病和代谢疾病具有显著相关性[79-81]。在糖尿病发生发展中,循环外泌体数量及内容物的改变,提示其作为糖尿病新型诊断标志物的可能性。

(一) 外泌体诊断优势

糖尿病及其并发症是全身性疾病,影响多种器官,而外泌体由器官或细胞分泌并进入体液循环,作为糖尿病诊断标志物的主要优势如下:① 外泌体来自血清、血浆、尿液及其他体液,并富集大量的活性物质如蛋白质、核酸和脂质;② 无创或微创方式易于获取外泌体;③ 循环外泌体包含个体的整体生物学信息[82,83];④ 内容物相对稳定,可长期保存;⑤ 外泌体分离提纯方法简单,成本低;⑥ 易于分析检测,可采用液相色谱-质谱(LC/MS)、基因芯片、流式细胞仪等方法综合评价[84,85]。通过收集血清、血浆、尿液等外泌体,与健康人比较分析 DNA、RNA、蛋白质等差异,可筛选出敏感、特异的生物标志物(图 3-5)。

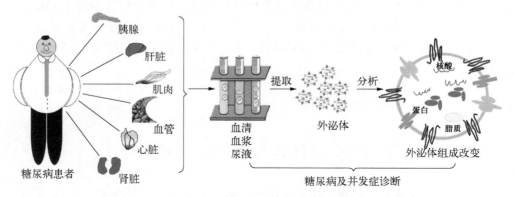

图3-5　糖尿病患者体液外泌体分析

(二) 糖尿病及其并发症外泌体变化

1. 外泌体数量改变

糖尿病患者和健康人相比,循环外泌体数量差异显著,持续的高糖血症诱导炎症细胞活化和内皮细胞凋亡[86]。Meta 分析发现糖尿病患者循环血小板显著增加,单核细胞和内皮细胞释放的外泌体增加,但白细胞外泌体在糖尿病患者和对照组之间无明显差异[87,88];其中高葡萄糖诱导内皮细胞外泌体分泌增加 3 倍[89]。

在糖尿病肾病诊断中,T2DM 患者尿液足细胞外泌体含量在尿白蛋白的变化之前明显增加,可作为肾小球损伤的早期标志物[90]。通过 NTA 或流式细胞仪分析,检测体液外泌体含量,可能是早期筛查糖尿病及其并发症的有效方法。

2. 外泌体内容物改变

研究显示糖尿病患者外泌体数量发生明显增加,且在糖尿病并发症中的变化更为显著。进一步发现糖尿病患者体液外泌体蛋白质有差异,尿液二肽基肽酶-Ⅳ(DPP-Ⅳ)和胰高血糖素样肽 1(GLP-1)显著高于健康组[91]。WT-1 蛋白是足细胞标志蛋白,足细胞损伤通过尿液外泌体排出,在糖尿病患者尿液外泌体 WT-1 明显增高,提示早期足细胞损伤[92]。Lange 等[93]发现 T2DM 和 T2DM 微血管并发症中,血清外泌体 miR-7 水平明显高于健康组,而糖尿病肾病尿液外泌体 miR-16 低于健康组。Mohan 等[94]发现糖尿病患者肾 miR-451-5p 相对升高对糖尿病引起的肾纤维化有保护作用,提示 miR-451-5p 与肾脏病理指标呈负相关,尿液外泌体内 miR-451-5p 可作为糖尿病肾病的早期非侵袭性指标。这些研究显示,外泌体中的内容物早于疾病其他标志物变化,而且尿液和血液样品易获取和分析,可作为早期诊断糖尿病及其并发症的潜在生物标志物(表 3-5)。

表 3-5　糖尿病及并发症外泌体标志物

模　型	外泌体变化	标本	方　法	参考文献
T2DM	数量↑	血清	Flow cytometry	[86]
糖尿病肾病	数量↑	尿液	Flow cytometry	[87]
糖尿病肾病	DPP-Ⅳ和 GLP-1↑	尿液	ELISA	[91]
糖尿病患者	WT-1↑	尿液	Western blotting	[92]
T2DM 和 T2DM 微血管并发症	miR-7↑和 miR-16↓	血清	Taqman qPCR	[93]
糖尿病肾病	miR-451-5p↑	尿液	Taqman qPCR	[94]

二、外泌体与糖尿病及并发症治疗

目前糖尿病治疗以降血糖、延缓并发症为主,但治疗效果不佳。干细胞治疗糖尿病引起广泛关注,有研究显示 MSC 能提高外周组织对胰岛素敏感性,促进 β 细胞胰岛素分泌调节血糖。但细胞治疗存在安全隐患及疗效差等问题,限制了其临床应用。研究发现干细胞外泌体可调节糖尿病模型血糖及延缓并发症,有望成为治疗糖尿病的新方法。

(一)胰腺或胰岛移植治疗糖尿病

胰腺或胰岛移植应用于 T1DM 和 T2DM,能成功恢复功能性 β 细胞[95]。胰腺和胰岛移植尚未得到广泛应用,主要原因是:① 胰腺或胰岛移植均需要手术,胰岛移植虽是微创的,但仍存在门静脉高压、血栓和梗死的风险[96];② 移植后自身免疫途径激活可诱导移植物排斥,导致手术失败[97];③ 为了减少供体抗原,来自单一供体的胰岛(>5 600 胰岛当量/kg)是最佳选择,但常常缺乏足够的供体[98];④ 葡萄糖不稳定、胰岛素抵抗、肥胖患者不是胰岛移植的良好候选者。为了解决这些问题,Sui 等[99]尝试将核转移 ESC(nuclear transfer embryonic stem cell, NT‐ES)诱导为 C 肽阳性细胞,体外平均效率为 55%,这可能是解决 β 细胞移植的好方法,但存在诱发畸胎瘤的风险。Loh 等[100]发现神经肽 Y(NPY)家族成员通过活化 Y 受体,抑制 β 细胞中胰高血糖素样肽 1(GLP‐1)信号转导,促进胰岛素分泌。因此,胰岛移植在临床的广泛应用仍需不断探索。

(二)MSC 输注治疗糖尿病及并发症

MSC 被认为是修复组织损伤的有效再生源,在动物模型和糖尿病患者中的研究发现,SD 大鼠高脂饮食/链脲佐菌素(STZ)诱导 T2DM,hucMSC 输注,可提高大鼠对胰岛素敏感性、促进胰岛素分泌,降低大鼠血糖[101,102],也有助于早期 T2DM 患者停止服用胰岛素,减少晚期 T2DM 患者的胰岛素用量。MSC 低免疫原性、易于增殖、多向分化的特征解决了胰腺或胰岛移植的问题。通过 CRISPER/Cas9 等基因编辑技术过量表达 exendine 4、PDX‐1,诱导 MSC 分化为胰岛素分泌样细胞,促进胰岛素分泌。

此外,MSC 在糖尿病并发症中表现出显著效果,胶原支架中 BMMSC 改善血管生成抑制糖尿病溃疡[103]。胎盘 MSC 可抑制 NF‐κB,促进抗炎因子 IL‐10 的分泌,加速 T2DM 大鼠足溃疡模型的修复。在糖尿病肾病中,多种来源的 MSC 通过抑制氧化应激,促炎细胞因子释放,巨噬细胞浸润来改善肾小球损伤[104]。MSC 可逆转糖尿病心肌病、糖尿病视网膜病变[105]等并发症,是通过抑制新生血管,调节氧化应激,控制炎症,抑制纤维化,还可能是糖尿病及其并发症治疗的较好选择。但 MSC 移植也存在许多未解决的问题,首先,体内 MSC 注射具有潜在致瘤危险;其次,输注大量 MSC 可能引发血栓、头痛和发烧;第三,体内 MSC 的存活时间和效率会限制其治疗效果。

(三)外泌体参与糖尿病进程

外泌体调节葡萄糖代谢首先在运动后的个体中被发现。体育锻炼是糖尿病护理中最重要的干预方案,锻炼能增加外周组织的胰岛素敏感性并保持 β 细胞功能,诱导骨骼肌快速释放外泌体进入循环,运动诱导的外泌体释放与胰岛素抵抗、β 细胞破坏存在一定关联,提示肌肉释放的外泌体可能参与糖尿病进程[106]。

Garcia 等[107]发现葡萄糖刺激心肌细胞释放含有葡萄糖转运蛋白 1（GLUT1）和葡萄糖转运蛋白 4（GLUT4）的外泌体，增加邻近内皮细胞的葡萄糖代谢酶表达、葡萄糖摄取和糖酵解。运动期间释放的外泌体含有 miR-455、miR-29b、miR-323-5p 和 miR-466，通过与其 3' 区域结合来下调 MMP9 的表达，抑制心肌纤维化，逆转糖尿病性心肌病。这些研究显示生理状态下，外泌体参与调节葡萄糖代谢。

（四）MSC 外泌体治疗糖尿病延缓并发症

在发达国家肥胖和糖尿病发生率增加，糖尿病肾病患者人数明显增加，糖尿病肾病早期特征是足突细胞损伤/丢失和系膜细胞肥大，继发细胞外基质蛋白沉积。MSC-Ex 在糖尿病中治疗作用广受关注，研究显示 MSC-Ex 可能是保护 T1DM 患者胰岛免受自身免疫的重要因素，减缓疾病的进展[108]。MSC-Ex 有利于移植胰岛的血管生成和存活，提高疗效和成功率[109]。携带 siFas 和抗 miR-375 的 MSC-Ex 抑制免疫反应，改善胰岛移植抵抗反应[109,110]。在糖尿病并发症中，MSC-Ex 可以诱导慢性创口部位的成纤维细胞增殖和迁移，促进血管生成，加速皮肤伤口愈合[111]。糖尿病引起的认知障碍和肾病也可以通过 BMMSC-Ex 来改善[112]。在 STZ 诱导 T1DM 和高脂饮食/STZ 诱导 T2DM 中，与 BMMSC 和 MSC 上清对比，外泌体更能促进肾组织再生，减轻间质纤维化，明显改善肾脏功能[113]。Jiang 等[114]报道在 STZ 诱导 DKD 大鼠模型，尾静脉注射尿液 MSC-Ex 持续 12 周，发现 EV 运载 TGF-β_1、VEGF 和 BMP-7，降低尿量、尿液微量白蛋白分泌，抑制肾小管上皮细胞和足细胞凋亡，延缓糖尿病肾病进程。

本团队[115]采用高脂饮食/STZ 尾静脉注射构建 T2DM 大鼠模型，尾静脉分别注射 hucMSC、hucMSC-CM、hucMSC-Ex、hucMSC-Ex free CM、人肺成纤维细胞外泌体（HFL$_1$-Ex）、胰岛素和胰岛素联合 hucMSC-Ex 组，发现 hucMSC-Ex 是 hucMSC 降血糖的关键成分，且 hucMSC-Ex 联合胰岛素降糖效果最佳。进一步研究显示 hucMSC-Ex 处理可增强外周组织胰岛素敏感性，活化胰岛素 IRS1/Akt 信号通路促进肝糖原合成，肌组织糖酵解，增加组织葡萄糖摄取。在胰岛组织中，hucMSC-Ex 减少胰岛 β 细胞凋亡，增加胰岛素分泌水平。总的来说，hucMSC-Ex 活化胰岛素通路逆转外周组织胰岛素抵抗并减少 β 细胞破坏，降低 T2DM 血糖水平（图 3-6）。

在 DKD 大鼠模型中，本团队发现尾静脉注射的 hucMSC-Ex 能定向迁移至 DKD 大鼠受损肾组织，在 DKD 大鼠肾组织中 YAP 蛋白显著增加，而 hucMSC-Ex 处理明显抑制 YAP 水平。体外实验证实高糖刺激肾小球系膜细胞 YAP 入核增加，hucMSC-Ex 处理后胞质内 Ser381-YAP、Ser127-YAP 明显上调，总 YAP 减少。免疫共沉淀显示 YAP 泛素化增加，研究发现 hucMSC-Ex 运载 CK1δ/

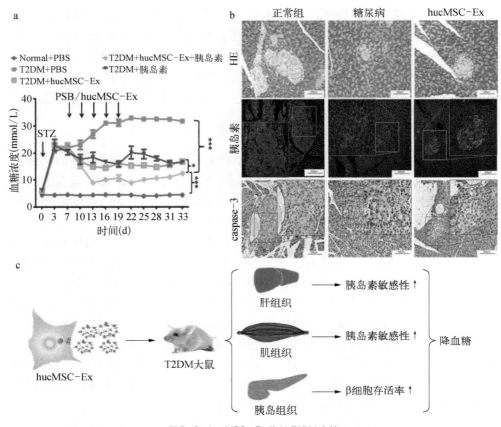

图3-6　hucMSC-Ex 降低 T2DM 血糖

a. 动态血糖监测图；b. 胰岛组织 HE 染色、胰岛素免疫荧光及 caspase-3 免疫组织化学染色；c. hucMSC-Ex 降血糖机制模式图

β-TRCP 激酶泛素系统，促进 YAP 泛素化降解，抑制肾间质纤维化缓解糖尿病肾病。综上，MSC-Ex 可抑制细胞凋亡，氧化应激，免疫反应，减少血管或神经元损伤，促进受损组织细胞修复，延缓糖尿病及并发症。

三、应用前景与存在问题

在糖尿病进展中，循环外泌体数量及内容物的改变，提示其作为糖尿病新型诊断标志物的可能性。利用液相色谱-质谱（LC/MS）、基因芯片、流式细胞术等分析体液外泌体内差异表达的蛋白质和核酸，筛选出糖尿病早期诊断标志物。为监测糖尿病患者疾病进展提供数据支撑，具有广阔的应用前景。

糖尿病及其并发症严重影响患者的生活质量，加重家庭负担，成为严重的社会问题。除了优化控制饮食或体育锻炼,注射胰岛素是治疗糖尿病及其并发症直接有效方法,但剂量控制不好,患者易发低血糖,严重者威胁生命。而糖尿病并发症的治疗,目前除了侵入性手术或常规方法以缓解炎症,减少伤口感染之外,仍没有特效的方法。因此,探索高效、无创或微创、逆转疾病的发展延缓糖尿病并发症新策略意义重大。与其他生物标志物或糖尿病及其并发症的传统管控方法相比,外泌体不仅可以作为早期诊断的生物标志物,还可作为糖尿病及其并发症的潜在治疗产品。干细胞外泌体作用可以基于修饰而放大,这可能比直接使用干细胞更具优势。然而关键的挑战依然存在,如体外生产的外泌体分离成本高、诊断和治疗标准尚未确定、大多数研究在动物模型中仍然有限等。因此,在将外泌体应用于临床之前还需更深入的转化应用研究。

(孙瑶湘　纪　成)

第四节　外泌体与皮肤组织损伤修复

皮肤由表皮层、真皮层和皮下组织层构成,含有毛发、汗腺、皮脂腺等附属结构,丰富的血管、神经、肌肉与淋巴管。皮肤与外界环境直接接触,极易受到各种外部因素和内部因素的影响而致病,外部因素包括日光照射、温度变化、感染、外伤及抗原或刺激物引起的化学介质入侵等,内部因素包括遗传因素、心理因素、内科疾病、药物反应等。皮肤组织的损伤给患者带来外观、能力及心理上等多种不适。一些难治性皮肤疾病、严重的烧烫伤等仍缺乏有效的治疗或控制手段,目前,基于干细胞及各类皮肤组织细胞外泌体修复皮肤组织损伤的基础和转化研究正在兴起,已取得了明显进展。本节将围绕外泌体参与皮肤分化发育调控及损伤修复进行深入阐述。

一、外泌体与皮肤损伤

(一) 外泌体与皮肤发育

1. 表皮发育

表皮细胞的生长发育对机体的屏障与维稳至关重要,表皮细胞自我更新和分化障碍将导致皮肤功能缺损,其自我更新、增殖与分化需要皮肤干/祖细胞的参与。表皮祖细胞中富含大量活性外泌体,调控表皮祖细胞中分化相关转录因子GRHL3 等抑制其自身过度分化[116]。真皮成纤维细胞也会对表皮角质细胞外泌体产生应答,MMP、IL、转化生长因子等基因和蛋白表达水平相应改变。同时,角质细胞外泌体能激活真皮成纤维细胞中 ERK1/2、JNK、Smad 和 p38 等信号通路,促进其介导的内皮细胞迁移和小管形成能力增强[117]。

2. 上皮间质转化

上皮间质转化在皮肤、毛囊及腺体分化发育中均起着不可替代的作用。上皮细胞与间质细胞均能分泌外泌体,外泌体介导两种细胞相互作用。间质细胞外泌体促进上皮基底膜的形成,外泌体分泌抑制剂 GW4869 和分泌相关基因 *Rab27a/b* 基因敲除后,削弱上皮与间质之间的对话和转换,而过强的外泌体介导的上皮间质信息交换会导致相关疾病的发生。

(二)外泌体参与多种皮肤损伤修复

1. 皮肤损伤后组织修复的基本过程

皮肤损伤修复是一个动态和复杂的过程,主要包括出血、凝固、急性炎症、细胞迁移增殖和分化、血管生成、细胞外基质合成和重塑。这些过程可概括为四个相互重叠的阶段:① 止血期;② 炎症期;③ 组织细胞的增殖期;④ 组织结构的重塑。

2. 干细胞外泌体与皮肤损伤修复

糖尿病或严重烧伤等病理情况下,如伤口愈合过程未能完成,将导致严重溃疡或造成感染,皮肤组织损伤后尽快地完成创面愈合至关重要。干细胞如 MSC 具有来源广泛、易于体外扩增和低排斥反应等优点,在皮肤组织再生中具有巨大的临床应用前景。外泌体是细胞旁分泌的重要途径和成分,干细胞外泌体能促进慢性皮肤损伤成纤维细胞的增殖和迁移、血管再生,在各类皮肤损伤模型中均具有促进皮肤再生作用(表 3 - 5)。

(1)外泌体与皮肤烧烫伤　　烧烫伤是一种常见创伤,年平均每 1 万人就有 50~100 人发生烧烫伤。目前大面积的烧烫伤治疗主要通过全身支持治疗、创面清理及结痂切除和外科植皮等方法。传统治疗方法虽有一定效果但其结痂深度难于把握,皮源紧张和易感染问题有待解决。皮肤深度烧烫伤 3 周内难以自行修复,易形成瘢痕组织,缩短创面愈合的时间就显得尤为重要。本团队[118]发现 hucMSC - Ex 能够加快深 Ⅱ 度烫伤皮肤创面愈合,促进皮肤组织细胞增殖、表皮再生、组织胶原合理分布。hucMSC - Ex 可活化 Wnt/β - catenin 信号,Wnt4 蛋白敲减后 hucMSC - Ex 促创面愈合作用消失。hucMSC - Ex 对皮肤细胞增殖和 β - catenin 活化呈现先促进后抑制的现象,可通过转运 Wnt4 活化皮肤的 β - catenin 信号促进皮肤深 Ⅱ 度烫伤模型的修复;其介导的 14 - 3 - 3ζ 通过加强 Hippo - YAP 通路协调自身 Wnt4 信号,预防损伤后皮肤组织过度增生和瘢痕形成,达到动态平衡的调控作用[118,119](图 3 - 7)。

表3-6　外泌体在皮肤损伤修复中的作用及机制

来　　源	皮肤损伤类型	模　　型	作　　用	参考文献
hucMSC	烧烫伤	大鼠	Wnt/β-catenin	[118]
人脐血 MSC	割裂伤	C57B/6 小鼠	miR-21-3p	[120]
hucMSC	割裂伤	小鼠	α2-巨球蛋白	[121]
狗自体 MSC	真皮层割裂伤	狗	血管形成相关活性因子	[122]
AdMSC	割裂伤	成纤维细胞	PI3K/Akt	[123]
人自体表皮细胞	皮肤全层切除	大鼠	MMP-1	[124]
hucMSC	瘢痕形成	小鼠	miR-21, miR-23a, miR-125b 及 miR-145	[125]
人诱导多能干细胞	光老化	人真皮成纤维细胞	Ⅰ型胶原	[126]
人成纤维细胞	糖尿病溃疡	糖尿病小鼠	miR124a, miR-125b	[129]
富血小板血浆	糖尿病溃疡	糖尿病大鼠	YAP	[130]
诱导多能干细胞	糖尿病足	成纤维细胞	促进局部神经再生	[131]
单核细胞		真皮成纤维细胞	14-3-3, MMP-1	[150]
角质细胞	色素沉积	黑色素细胞	miR-203	[155]

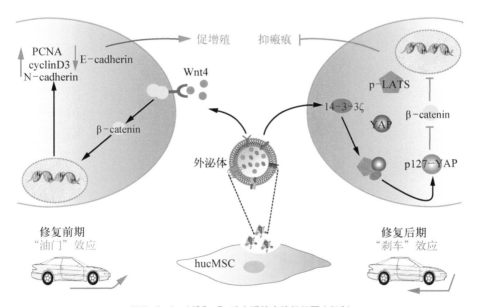

图3-7　hucMSC-Ex 动态调控皮肤组织再生机制

（2）外泌体与皮肤全层切除/割裂伤　　在皮肤全层切除/割裂伤中,外泌体也显示出良好的修复活性。在小鼠背部皮肤部分切除后,hucMSC-Ex 能够有效地促进创面血管形成和表皮再生化,外泌体 miR-21-3p 能够抑制下游靶基因 PTEN、SPRY1 调控成纤维细胞和内皮细胞的增殖与迁移[120]。蛋白质谱显示

hucMSC－Ex中富含大量α2－巨球蛋白促进皮肤成纤维细胞活性和迁移[121]。此外,BMMSC－Ex在大型动物狗的真皮层割裂伤模型中,能够通过促进新生血管的形成加速创面愈合,其机制与BMMSC－Ex中含有多种血管形成相关活性因子有关[122]。脂肪组织干细胞外泌体(AdSC－Ex)能被皮肤成纤维细胞所内化摄取,剂量依赖地促进细胞增殖与迁移,加速皮肤损伤修复。AdMSC－Ex作用后受损皮肤细胞PI3K／AKT信号通路活化,胶原、bFGF、TGF－β等修复相关因子表达增强[123]。除了以上异体干细胞外泌体在动物体内均显示良好修复作用外,人自体表皮细胞外泌体也同样能够被真皮成纤维细胞内化摄取,促进后者增殖,同时通过活化基质金属蛋白酶1(matrix metalloproteinase－1,MMP－1)降解细胞外基质。在大鼠皮肤全层切除模型中,人表皮细胞外泌体同样具有明显的促愈合作用[124]。

(3)外泌体与瘢痕　　在皮肤损伤修复的增殖期,成纤维细胞、表皮细胞与血管内皮细胞等共同促进血管网络的形成,同时细胞从创缘向创面迁移,缩小创面面积以促进表皮再生的顺利进行。在这一过程中,病理状态下成纤维细胞的过度活化与招募,往往会导致瘢痕形成与纤维化。hucMSC－Ex在损伤修复后期能活化Hippo信号通路抑制组织过度增殖和瘢痕形成,为hucMSC－Ex应用的安全性提供保障[119]。此外,TGF－β家族在组织损伤修复细胞增殖、分化和代谢过程中起着正向调节作用,而TGF－β的病理性持续活化激活Smad2信号通路,易导致纤维沉积与瘢痕形成。在小鼠背侧部皮肤全层切除后的恢复中,hucMSC－Ex能够有效抑制成纤维细胞的活化。通过miRNA芯片分析,研究人员筛选发现miR－21、miR－23a、miR－125b及miR－145,靶向抑制TGF－β／Smad2信号通路,抑制成纤维细胞的过度活化,减少α－SMA的表达及胶原沉积,从而控制瘢痕形成,基于这一组miRNA分子对hucMSC－Ex进行基因转染修饰将能更好更安全地发挥修复作用[125]。

(4)外泌体与皮肤老化　　抗衰老已经成为医学研究中的主要热点之一,急需寻求预防策略。有研究者利用hiPSC－Ex对老化皮肤进行处理,结果发现自然老化标志物衰老相关β－半乳糖表达明显下调,并且能增加老化成纤维细胞中Ⅰ型胶原的表达,对人真皮成纤维细胞起到良好的保护与抗衰老作用[126]。hucMSC－Ex能在15 h内渗透皮肤表皮层,并通过调控皮肤细胞中胶原及弹性蛋白的表达与分布而达到一定程度的抗衰老效果[127]。

(5)外泌体与皮肤紫外损伤　　皮肤紫外损伤是皮肤衰老过程中受到紫外线损害的积累,是内源性老化和紫外线辐射共同作用的结果。日光中的长波(UVA)和中波(UVB)紫外线辐射是导致皮肤衰老的重要外源性诱因。研究表明,人脂肪组织间质干细胞来源外泌体(AdMSC－Ex)能够显著刺激皮肤表皮和真皮细胞增殖、迁移,缓解氧化应激对细胞产生的损伤,减缓皮肤光老化损伤[128]。我们团队研究发现,hucMSC-Ex 能够缓解紫外线诱导的急性皮肤光损伤。机制研究证实,hucMSC-Ex 能够增强氧化应激状态下 SIRT1 分子的表达,活化自噬信号,促进皮肤角质细胞的修复与增殖。此外,hucMSC-Ex 能减少紫外线导致的细胞外基质降解,诱导皮肤真皮组织胶原生成。以上研究表明,hucMSC-Ex 可有效抑制氧化应激对细胞的损伤,促进衰老皮肤细胞的修复和再生。

(6) 外泌体与糖尿病溃疡创面　　糖尿病(DM)是一种由于人体内胰岛素分泌的绝对或相对不足而引起的终身性代谢性疾病。糖尿病足部溃疡(diabetic foot ulcer, DFU)是糖尿病最常见和最主要的并发症之一,其发病机制的复杂性及创面的难愈性使其成为威胁糖尿病患者生命健康的主要问题之一。本团队[115]研究发现 hucMSC-Ex 缓解 T2DM 个体胰岛素抵抗,增加 GLUT 在肝脏、肌肉、脂肪等组织的分布,提高组织内糖代谢酶的数量及活性,促进机体对血液中葡萄糖的摄取及利用,降低 T2DM 个体的血糖。其机制与外泌体直接携带 GLUT 分子至受体细胞膜,利于胞外葡萄糖向胞内转运有关。目前,外泌体用于 DFU 修复已有了少量报道,Adolf 等[129]报道人成纤维细胞外泌体加速糖尿病小鼠创面修复,Guo 等[130]发现富血小板血浆外泌体活化 YAP,促进糖尿病大鼠慢性皮肤创面的再生。iPSC-Ex 增强成纤维细胞迁移及增殖能力,加速小鼠糖尿病足创面愈合及局部神经再生[131]。牙龈 MSC-Ex 与滑膜 MSC-Ex 也均促进糖尿病溃疡创面愈合及神经修复,但具体机制尚待探索[132]。

(7) 外泌体与皮肤癌　　皮肤癌即皮肤恶性肿瘤,白种人群中具有较高发病率。皮肤肿瘤细胞外泌体在肿瘤微环境中分泌富集,创造肿瘤转移的有利条件并攻击宿主的免疫系统[133]。黑色素瘤是皮肤肿瘤中恶性程度最高的一种。在黑色素瘤细胞中,Wnt5a 促进外泌体释放免疫调节和促血管形成因子,黑色素瘤细胞外泌体通过调控骨髓来源的抑制性细胞(MDSC)及淋巴内皮细胞以增强淋巴结对肿瘤的耐受能力,实现免疫逃逸。此外,外泌体中的多种 miRNAs 分子,如 miR-222 可活化皮肤细胞中 PI3K/AKT 信号通路促进肿瘤发生发展,miR-17、miR-19a、miR-126 等在转移性黑色素瘤患者血清外泌体中均呈现高表达趋势[134],而 miR-125b 由于能够抑制肿瘤相关 c-Jun 蛋白表达而被肿瘤细胞选择性低表达,在肿瘤外泌体中含量也微乎其微[135]。皮肤鳞状细胞癌(SCC)中,外泌体也同样作为肿瘤与肿瘤微环境信息传递的重要工具存在,能够再激活 SCC 细胞中 TGF-β 等肿瘤相关信号通路而促进肿瘤生长与转移[136]。

(8) 外泌体与其他皮肤损伤　　硬皮病是一种以皮肤炎性、变性、增厚和纤维化进而硬化和萎缩为特征的结缔组织病,可以引起多系统损害。硬皮病患者外周血血清中外泌体含量显著减少,可能与血管异常导致的外泌体运输系统受损相关[137]。银屑病是一种皮肤自身免疫性疾病,常伴随着角质细胞的过度增生,而铁储备往往影响患者免疫系统的工作状态,铁调素、可溶性转铁蛋白受体等调控铁储备的重要蛋白质在银屑病患者血清外泌体中均处于低表达水平,推测其影响免疫功能进而影响病程[138]。

(三)外泌体参与多种皮肤损伤修复的机制

1. 信号通路

外泌体修复皮肤损伤涉及多条信号通路。

(1)Wnt/β-catenin　　Wnt/β-catenin信号通路在维持干细胞自我更新方面具有重要作用。在原始胚胎向形成皮肤真皮层和表皮层的中胚层和外胚层即有Wnt信号的作用。在胚胎表面的外胚层是发育为皮肤组织和神经系统的主要来源,然而决定其分化方向的是Wnt信号的强度,而Wnt信号的增强有效抑制外胚层对成纤维细胞生长因子(FGF)的反应。没有FGF刺激的外胚层细胞分泌骨形态发生蛋白(BMP),BMP阻断了外胚层细胞向神经细胞的分化而转向胶质细胞。中胚层最先形成体节后分化成皮肤的真皮层,而Wnt信号在体节形成过程中发挥了重要作用,它可以诱导中胚层和体节细胞向真皮层成纤维细胞分化,贴近表皮基底层的真皮成纤维细胞的β-catenin是持续活化的,然而其活化的机制并不清楚[139]。

当真皮层和表皮层形成后,它们之间开始出现复杂的信号变化影响两者的生长速度和趋势,最终导致表皮向下生长,形成皮肤附属器像毛囊或羽毛等[140]。毛发等附属结构的发育信号起始于真皮层,而后表皮角质细胞的β-catenin开始入核,表皮细胞生长速度加快而使表皮层增厚向下生长,此时真皮和表皮层细胞分泌的Wnt信号持续增多,虽然此部位的Wnt信号分子和受体的表达明显增多,由于Wnt分子结构上含有脂质基团,没有载体的Wnt分子很难向远处扩散,这样表皮层在分泌Wnt分子的同时还产生大量Wnt信号通路的抑制分子DKK1。与Wnt不同的是,DKK1无脂质基团,其扩散的范围比Wnt大,这样可以保证只有局部Wnt信号较强的真皮细胞持续增殖形成附属结构,当附属结构胚芽变成球形结构后,其内部的细胞分化明显,在其基底部的细胞即为毛囊干细胞,此类干细胞为皮肤储存干细胞,其Wnt/β-catenin信号为持续活化状。

(1)Wat/β-catenin　　本团队[118,119,148]研究发现hucMSC-Ex可通过转运Wnt4分子活化角质细胞和真皮成纤维细胞中的Wnt/β-catenin通路,促进其增殖和迁移;同时也可通过这一机制促进血管内皮细胞的活化,促进血管新生,加速创面愈合。此外,小分子药物3,3'-二吲哚基甲烷预处理能增加hucMSC-Ex中Wnt11的表达,以自分泌的形式活化hucMSC自身β-catenin信号通路,强化其修复效能[164]。

(2)Hippo信号通路　　Hippo信号通路最早是被认为只是通过促进细胞增

殖或者抑制凋亡控制组织器官的大小。然而越来越多的证据表明,Hippo 信号通路还可以调控干细胞或者祖细胞的自我更新和扩增。例如,在 TGF-β/BMP 作用下,YAP/TAZ 可以调控 ESC 的自我更新。在 ESC 分化过程中 YAP 的活性被抑制,而在向多能干细胞转化(iPSC)的过程中 YAP 的活性增强,在 ESC 中 YAP 的表达降低,将导致其干细胞特性的消失,过表达 YAP 抑制 ESC 的分化。Hippo 通路还调控组织特异性的干细胞,在小肠中 YAP 只表达于组织干细胞的核内,组织特异性过表达 YAP 可以促使小肠特异性干细胞的大量扩增。在皮肤组织,YAP明显表达于基底层细胞,维持皮肤组织细胞的合理分布,过表达 YAP 可以促进皮肤基底层祖细胞的大量扩增,抑制其向角质细胞的分化,相反地,皮肤组织中敲减YAP 或者是 TEAD 蛋白,可以明显地抑制基底层细胞的扩增而导致皮肤表皮层变薄,影响皮肤组织细胞正常的"更新换代"[141]。本团队[119]研究发现 hucMSC-Ex转运 14-3-3ζ 在修复早期或者体外低细胞密度的条件下能够进入皮肤细胞,由于上游激酶 p-LATS 无明显表达,使得 14-3-3ζ 的功能无法体现,此时 Wnt4 发挥促进组织细胞大量扩增,加速损伤组织修复的作用。但当体外细胞培养密度增加或者修复后期,细胞或者皮肤组织中 Hippo 通路开始活化,其核心激酶的连锁反应使 p-LATS 蓄积,hucMSC-Ex 转入大量的 14-3-3ζ 可以介导 YAP 与更多的p-LATS 结合,进而促进 YAP 的磷酸化,胞质内蓄积的磷酸化 YAP 逆转 Wnt4 活化的 β-catenin,最终控制皮肤干细胞的扩增,防止组织的过度增生。

2. 外泌体参与凝血

在皮肤创伤发生后,凝血功能受阻会显著影响创面的修复时间,可能与组织因子(TF)构象发生改变或 TF 抑制性分子存在有关,唾液外泌体通过转运活性 TF与Ⅶ因子结合缩短创面凝血时间[142]。同时,这些不同来源分泌到细胞间隙的外泌体通过传递 TF 激活凝血,如单核细胞外泌体通过结合血小板,与其发生融合后,将自身携带的 TF 释放入血小板内,以激活下游的级联瀑布,促进凝血酶原形成凝血酶和纤维蛋白凝块。

3. 外泌体促进皮肤细胞增殖

皮肤细胞的增殖对于皮肤损伤修复具有至关重要的作用,研究报道的多种组织细胞外泌体均具有调节皮肤细胞增殖的作用,常见的有 MSC-Ex、小鼠 ESC-Ex、内皮祖细胞外泌体及成纤维细胞外泌体等。这些不同细胞来源的外泌体发挥调控细胞增殖作用的方式,包括激活细胞周期相关基因或调控生长因子表达水平。一方面,外泌体可以被靶细胞通过内吞等方式摄取,随后将其携带的 RNA 或蛋白分子传递至靶细胞中,如携载 Wnt4 分子活化表皮细胞中 β-catenin 信号通路,或转运小 RNA 分子靶向下游 AKT、ERK、MAPK 信号通路等,而这些都归结为对细胞周期相关基因的调节而促进细胞增殖[143,144]。另一方面,外泌体也能够活化诸如胰岛素样生长因子 1(insulin-like growth factor－1，IGF－1)、IL－6、VEGF 等生长因子促进创面或创缘皮肤细胞的增殖。值得一提的是，外泌体的促增殖作用可以通过旁分泌影响周围细胞或自分泌影响自身而进行。

4. 外泌体促进皮肤细胞迁移

除了细胞增殖，皮肤受损部位细胞的运动与迁移对创伤愈合同样具有重要作用。随着凝血期的开始，中性粒细胞及巨噬细胞等免疫炎症细胞被最早招募到受损部位以清除坏死的组织碎片、吞噬感染细菌等。随后，表皮细胞和真皮成纤维细胞开始向损伤部位迁移以便各自发挥作用促进创面愈合。在这一过程中，同样有多种细胞外泌体参与了细胞迁移调控，如 MSC、角质细胞、内皮细胞及成纤维细胞外泌体等[145]。在角质或表皮细胞的迁移过程中，角质细胞外泌体可通过转运热激蛋白 90α(HSP 90α)以自分泌的形式促进自身的迁移[146]。此外，角质细胞外泌体还能够促进血管内皮细胞的迁移，促进血管的再生与修复。除了角质细胞、血管内皮细胞，真皮成纤维细胞的迁移也对修复起着重要作用，角质细胞外泌体通过转运 HSP 90α 的方式促进真皮成纤维细胞的迁移，而 HSP 90α 促进细胞迁移的机制可能和与细胞表面受体 LRP－1/CD91 相互作用有关[146]。除此之外，MSC－Ex 可通过上调靶细胞中 IL－6、cyclin1、MMP－1、N－cadherin 等因子表达来调控成纤维细胞的迁移，其机制可能与 ERK1/2 信号通路的活化有关[147]。

5. 外泌体促进皮肤组织血管形成

新生血管的形成对于皮肤损伤修复具有重要意义，能够为修复组织供氧并提供营养。新生血管的形成需要血管内皮细胞的增殖及它与其他内皮细胞、血管形成因子及周围细胞外基质环境的共同作用。创面的形成对血管内皮细胞具有趋化作用，使得内皮细胞能够穿透血管基底膜，进入细胞外基质，形成管腔样结构并不断延伸、分支，最后形成新的血管网络。而在这一过程中，不同细胞外泌体参与其中，如人 MSC 和内皮细胞外泌体能够增加创口部位新生血管密度，与其促进内皮细胞的增殖和迁移相关。另外，内皮祖细胞及富血小板血浆外泌体能够活化靶细胞中促血管形成相关基因的表达，如 IL－6、IL－8、E－选择素、纤维生长因子2等，这些因子的表达又会进一步激活 ERK1/2 等相关信号通路，活化下游 VEGFA、VEGFR－2、c－Myc、cyclinD1 等靶基因，从而进一步促进新生血管形成。我们也发现 hucMSC－Ex 通过携载 Wnt4 分子活化血管内皮细胞中 Wnt/β－catenin 信号通路，促进内皮细胞增殖而修复创面[148]。当然，也有一些不一致的研究，如某些外泌体可以通过与靶细胞表面 CD36 分子的结合发挥抑制血管形成的作用[149]。我们认为，外泌体在调控血管形成方面极具潜力，但也要根据外泌体的来源、种类及具体的病理状况综合而定。

6. 皮肤干细胞的调动与参与

皮肤干细胞在皮肤自我更新中扮演着关键角色,是皮肤具备超强修复功能的重要原因。关于皮肤干细胞的位置、种类和数量的报道各有不同,但研究较多的主要集中在表皮干细胞(epidermal stem cell)和毛囊干细胞。表皮干/祖细胞一般位于表皮的基底层,以满足日常角质更新代谢或皮肤受损后新生细胞的填补需要。皮肤干细胞的增殖与分化受到多重因素的共同影响,最终在增殖与分化之间达到平衡。本团队在大鼠深Ⅱ度烫伤修复的模型中发现,hucMSC-Ex 在修复前期可以活化 CK19、α6 整合素表达阳性的表皮干细胞,而在修复完成后使得表皮干细胞回到静息状态,其中的分子机制可能与 Wnt/β-catenin 信号通路及 Hippo/YAP 信号通路间的动态调节密切相关[118,119]。另外,表皮干细胞主要参与创伤后早期的表皮再生,而在后期以及正常的表皮更新中不发挥作用。这些自体来源的干细胞活化后分泌的外泌体也能有效促进受损皮肤细胞的增殖、血管形成及创面愈合。

7. 免疫调节

皮肤发生创伤和感染后,大量免疫细胞被招募至创口部位,外泌体能够携载、转运病理性蛋白、核酸及脂类,扮演抗原提呈的角色,激活免疫反应相关受体,诱导宿主的防御功能。这一特性也使得很多研究学者将外泌体视为良好的免疫基础治疗剂及疫苗候选者。皮肤细胞与免疫细胞均可通过分泌外泌体介导相应的免疫学效应。角质细胞通过分泌外泌体促进树突状细胞的活化与成熟,增强 CD40 的表达,并产生大量细胞因子如 IL-6、IL-10、IL-12 等。循环中的免疫细胞如单核细胞外泌体也能够通过转运 14-3-3 蛋白质促进真皮成纤维细胞中 MMP-1 的表达,从而促进细胞迁移到创口部位[150]。此外,MSC-Ex 可以通过调控抑制性免疫细胞 Treg 参与皮肤自体移植,汗液中提取的外泌体也可参与调节皮肤免疫[151]。近年来,也有研究学者利用免疫细胞如树突状细胞外泌体活化 T 细胞,激活宿主的抗肿瘤免疫[152],目前已进入Ⅰ期和Ⅱ期临床试验[153]。当然,也有研究发现,在皮肤移植后,一些供体外泌体能够激活自体 T 细胞,引起免疫反应,攻击受体组织细胞,因此,外泌体在免疫调控中的功能及应用还有待更全面的认知。

8. 细胞外基质重塑

外泌体参与皮肤损伤修复的止血期、炎症期及细胞增殖期,同样也参与了组织重构期。在组织重构阶段,各类细胞外泌体对细胞外基质均存在有效调节作用。弹性蛋白是细胞外基质维持结构的重要组成成分,外泌体能够在组织重构期促进弹性蛋白的表达。除弹性蛋白外,胶原蛋白也在皮肤组织重构中具有重要作用,而 AdMSC-Ex 可以有效促进真皮细胞增殖与分泌。外泌体还能够通过其膜表面 LOXL2 蛋白促进细胞外基质中胶原形成。本团队[154] 研究结果表明，hucMSC－Ex 在皮肤烧烫伤修复前期能够促进胶原的表达，支持真皮层重构，而当修复完成时，hucMSC－Ex 又能够适时停止这种对胶原合成的促进作用，预防纤维化和瘢痕的形成。其他相似研究结果也表明外泌体能够在纤维网络中被分离出来，参与细胞外基质的形成和功能调控。此外，外泌体还能通过与 Annexin A1 蛋白及甲酰肽受体相互作用，加速修复进行及结痂大小，完成组织重构[155]。

二、外泌体与皮肤附属器损伤

（一）外泌体与皮肤附属器发育

1. 外泌体与毛囊发育

正常毛发的生长周期可以分为生长期(anagen，约 3 年)、退行期(catagen，约 3 周) 和休止期(telogen，约 3 个月)。毛囊的健康程度与遗传、激素水平、药物等因素相关。真皮毛乳头细胞来源的外泌体(dermal papilla cell derived exosome，DPC－Ex)能够促进毛囊外根鞘细胞的增殖，延长毛囊的生长期，减缓退行期，其可能的分子机制是 DPC－Ex 通过激活毛囊外根鞘细胞中 β－catenin 和 SHH 信号通路来调控毛囊生长发育[156]，这也为治疗脱发提供了新的研究思路。

2. 色素沉积

哺乳动物和人类毛发颜色的发育受到多种因素的影响，其中色素沉积是非常重要的调控环节。皮肤的色素沉积有赖于皮肤各类细胞间的信息传递，外泌体就是这些信息传递中的重要一环。例如，表皮中的黑色素细胞和角质细胞共同构成了表皮黑色素单位，角质细胞分泌的外泌体能够携载 miRNAs (miR－3196 和 miR－203)靶向传递到黑色素细胞中，影响关键酶的表达和活化调控黑色素的生成[157]。当一些色素沉积障碍疾病发生时，患者血清中外泌体的成分发生了改变，例如白癜风患者血清外泌体中与健康人相比有多达 47 种 miRNA 发生了改变，提示外泌体是黑色素生成调节的重要环节[158]。

（二）外泌体参与皮肤附属器损伤修复

1. 外泌体与脱发/MDSC－Ex 与自身免疫性斑秃

斑秃是一种非瘢痕性脱发，病因尚不明确。由于在毛囊周围常有淋巴细胞浸润，且有时合并其他自身免疫性疾病如白癜风、特应性皮炎，目前认为斑秃的发生可能存在自身免疫的发病机制。近来有研究显示，髓系抑制细胞来源的外泌体(myeloid-derived suppressor cell derived exosomes，MDSC－Ex)能够被巨噬细胞、NK

细胞所摄取,其中摄取最多的是 Treg,MDSC - Ex 能够显著活化 Treg,减少辅助性 T 细胞增殖及细胞毒活性,同时少量增加淋巴细胞凋亡,促进毛发再生,其机制可能与外泌体对 FoxP 和精氨酸酶 1 的靶向调控相关。

2. 外泌体与皮瓣缺血修复

皮瓣是由具有血液供应的皮肤及其附着的皮下脂肪组织所形成,良好的血供及神经支持作用对皮瓣的存活与修复作用的发挥具有重要的作用。外泌体在体内外缺血性损伤修复中具有良好效果,研究者用双氧水预处理的 AdMSC - Ex 注射入皮瓣部位后,能显著增加此部位新生血管的密度并减少炎性浸润,能够成为皮瓣移植术中良好的非细胞治疗方案[159]。其他相关研究也发现 AdMSC - Ex 通过上调靶细胞中 IL - 6 的表达保护皮瓣免受缺血/再灌注损伤[160]。

三、应用前景与存在问题

(一)外泌体与无瘢痕治疗

皮肤创面愈合常伴随结痂和瘢痕的形成,当皮肤组织受到较为严重的损伤而不能完全靠自行修复恢复正常时,会转由纤维组织替代修复留下瘢痕。瘢痕形成的萎缩期给患者带来生理上的不适,而形成后又影响局部的美观与功能。

本团队[119]前期的研究发现,hucMSC - Ex 在修复后期能够通过转运活性 14 - 3 - 3 分子将 YAP 蛋白滞留于胞质,从而抑制皮肤细胞的过度增殖和纤维化的形成。hucMSC - Ex 还可以通过转运 miR - 23a、miR - 125b 及 miR - 145b 等抑制成纤维细胞中 TGF - β/Smad2 信号通路活化,从而抑制肌成纤维细胞激活来抑制瘢痕形成[161]。同时,也有其他研究表明,AdMSC - Ex 能够减少瘢痕面积,抑制成纤维细胞向肌成纤维细胞分化,其机制可能与抑制 TGF - β1 信号通路活化相关,同时外泌体可以上调 MMP3 表达,活化成纤维细胞中 ERK/MAPK 信号通路,在重塑细胞外基质方面发挥重要作用[162]。

(二)外泌体作为皮肤疾病诊疗的标志物

外泌体携载多种生物活性核酸或蛋白,作为各类疾病的诊断学标志物已被广泛研究与报道,在皮肤相关疾病尤其是皮肤肿瘤,如在黑色素瘤患者血清中,外泌体数量与内容物均与非肿瘤患者比较发生了明显的改变,肿瘤患者血清中外泌体数量要明显高于健康人对照组血清,且外泌体中 miR - 17、miR - 19a、miR - 21、miR - 126 及 miR - 149 均呈现出高表达水平,提示可用于作为黑色素瘤患者的诊断标志物[163]。除了皮肤肿瘤,诸如硬皮症等皮肤疾病患者的血清中,其外泌体的含量也较健康组血清明显升高,具有一定的诊断价值。当然,作为新的诊断学标志物,从提出到应用,还需要更多更全面的病例数据与标准进行综合评价。

(三) 外泌体改造与工程化

外泌体在皮肤损伤修复中的作用被不断认识,目前生物科学研究领域也掀起工程化改造外泌体的热潮,通过载药、小分子药物诱导或与化学制剂、新型材料联用等方式来将外泌体的优势发挥到最大。如将血小板来源的外泌体组装上姜黄素多糖,可更有效促进糖尿病足溃疡创面的修复,或通过基因编辑手段将滑膜MSC-Ex 过表达装载如 miR-126,配合壳聚糖创面敷料,或者将牙龈 MSC-Ex 配合水凝胶缓释体系等方式,同样也能在糖尿病溃疡创面修复中收获更为理想的治疗效果。本团队研究发现小分子药物 3,3′-二吲哚甲烷(DIM)活化 hucMSC-Ex,携载活性 Wnt11 分子,自分泌增强 MSC 干性及旁分泌能力,从而更好地发挥修复皮肤深Ⅱ度烫伤创面[164](图 3-8)。可以预见,通过不同物理或化学的方法对外泌体进行改造,使其发挥最大优势将会成为未来研究的重点与热点。

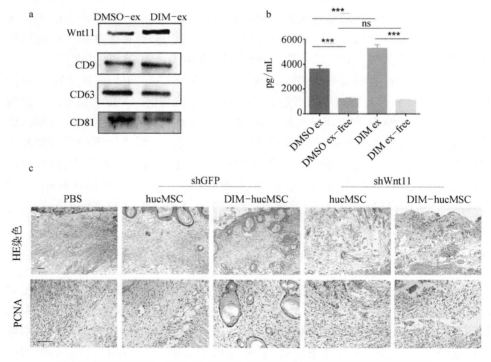

图 3-8 DIM 预处理 hucMSC-Ex 携载 Wnt11 增强 hucMSC 在皮肤烫伤中的修复作用

a. Western blotting 检测外泌体表面标记 CD9,CD63,CD81,Wnt11 的表达;b. ELISA 检测 Wnt11 的表达;c. HE 染色及免疫荧光检测 SD 大鼠深Ⅱ度烫伤模型中皮肤组织 CK19 的表达

（四）外泌体未来应用展望与问题

外泌体具有显著的组织损伤修复作用，为多种组织损伤性疾病治疗提供新的解决方案，也为基于外泌体的生物制药奠定重要基础。将 hucMSC－Ex 应用于皮肤损伤修复具有如下优势：① 作为天然的干细胞旁分泌形式，具有显著的生物学活性；② 可与现有药物或生物材料进行组合联用；③ 可被人工设计、组装或改造以提高治疗效果；④ 能够被工程化靶向至特定组织部位；⑤ 在皮肤表面使用安全性更高，符合目前提倡的非细胞疗法（cell-free therapy）理念。因此，干细胞外泌体，特别是 MSC－Ex 具有广阔的产业化应用前景。

外泌体诊断和治疗的全球市场预计将从 2016 年的 1 610 万美元增长到 2021 年的 1.118 亿美元。目前国外有多家专注于外泌体治疗应用的公司，包括 Exosome Diagnostics 公司、Codiak BioSciences 公司、Exosome Sciences 公司及 Exovita Biosciences 公司等。2018 年 4 月，美国食品药品监督管理局（U.S. Food and Drug Administration, FDA）批准了 Aegle Therapeutics 公司首个 EV 新药 AGLE－102 的申请，以开始用于烧伤和大疱性表皮松解症患者的临床试验。2019 年 5 月，FDA 批准了该公司 AGLE－103 的新药研究申请（investigational new drug, IND），以用于营养不良性大疱性表皮松解症。本团队已率先证实 hucMSC－Ex 在皮肤损伤修复中的显著作用，获得了国内外同行认可，我们也相信干细胞外泌体，特别是 hucMSC－Ex 在未来皮肤损伤修复领域具有广阔的应用前景与商业化市场。

（史　惠）

第五节　外泌体与心肌组织损伤修复

缺血性心脏病（ischemic heart disease, IHD）又称冠心病，是由冠状动脉狭窄或阻塞引起的一组疾病。越来越多的证据表明外泌体具有治疗 IHD 的巨大潜力。外泌体通过降低心肌缺血/再灌注损伤（myocardial ischemia reperfusion injury, MIRI）、促进血管生成、抑制心脏重塑、促进心脏再生等作用改善 IHD 患者的心功能[165]。

对于急性心肌梗死（acute myocardial infarction, AMI）患者，心肌灌注可有效减少心肌梗死面积。然而，血流的恢复可能导致氧自由基和炎症水平的增加，钙超载和线粒体转换孔开放，从而导致心肌细胞死亡，引起心肌缺血/再灌注损伤（MIRI）。据估计，再灌注可使心肌梗死面积减少 40%，而其余 30% 的梗死面积由

MIRI引起[166]。因此,预防MIRI是减少心肌梗死面积的一个有效途径。血管生成是内皮细胞应对缺血、缺氧的适应性反应,通过产生微血管促进血液恢复和氧气供应到缺血组织和细胞,从而减少缺血、缺氧引起的细胞损伤。治疗性血管生成可以加强这一过程,从而修复心肌梗死后的心功能[167]。心脏重塑过程中,成纤维细胞增殖和细胞外基质积聚在梗死心肌组织中,逐步修复坏死区。在一定程度上,心肌重塑有利于维持或改善心排血量。然而,随着心脏重塑的进展,心室质量和容积的增加,心脏功能最终将不可逆转地受到损害[168]。

成熟心肌细胞的再生能力较弱,受损的心肌很难通过心肌细胞的增殖来修复。干细胞具有分化为成熟细胞的潜能,干细胞移植获得心肌细胞的再生已经成为IHD治疗研究热点[169]。本节将介绍不同细胞来源外泌体对IHD的保护作用及机制。近年来研究证实,外泌体作为干细胞旁分泌关键成分,在心肌疾病的治疗中具有重要的作用,有望成为替代干细胞治疗的新策略。

一、外泌体与心肌缺血再灌注损伤

外泌体可减少心肌梗死面积,减轻MIRI,修复心肌损伤。不同细胞来源,包括MSC、心球衍生细胞、心脏祖细胞、心肌细胞和诱导多能干细胞等,其外泌体治疗作用各不相同。

(一) MSC来源外泌体

小鼠尾静脉注射MSC-Ex可显著减少心肌梗死面积,改善心脏收缩功能,减少心肌细胞凋亡和纤维化[170-172]。人胚胎、肾脏和肝组织中分离的MSC-Ex在心肌缺血损伤的活体小鼠模型中同样具有保护作用[173]。MSC-Ex通过转移活性蛋白质和核酸等,参与调节能量代谢,防止钙超载,抑制死亡受体途径和激活促存活途径,从而抑制心肌细胞凋亡减轻MIRI,修复心肌损伤[170,171]。

凋亡通路包括线粒体、内质网(ER)和死亡受体途径[174]。在线粒体凋亡途径中,ATP/dATP降低是细胞色素c释放启动下游级联反应的重要步骤。据报道,在MRI模型中,人MSC-Ex治疗通过增加细胞内ATP和NADH水平调节能量代谢,从而抑制心肌细胞凋亡[171]。ER是蛋白质合成和Ca^{2+}储存的主要场所。抗凋亡蛋白Bcl-2家族可以调节ER腔内的游离Ca^{2+}浓度,从而维持适当的胞质游离Ca^{2+}浓度。MSC-Ex还可能通过上调ER中抗凋亡蛋白Bcl-2来抑制细胞凋亡,从而防止细胞内钙超载[175]。死亡受体途径被定义为通过死亡受体将细胞外死亡信号传递到细胞中的过程。MSC-Ex可下调肿瘤坏死因子受体(TNFR)相关因子TRAF6,从而阻断NF-κB途径抑制促凋亡蛋白前体的形成[176,177]。

MSC-Ex 通过促进 AKT 和 GSK-3β 的磷酸化而激活促生存途径抑制细胞凋亡[171]。子宫内膜来源 MSC-Ex 传递 miR-21,通过抑制 PTEN 表达,增加 AKT 磷酸化,促进了心肌细胞的存活[177]。

自噬去除老化的细胞器和异常降解的蛋白质,有助于维持生理条件下细胞内部环境的稳态。近年来发现,自噬在缺血过程中对心脏有益,而在再灌注过程中则是有害的。当缺血发生时,细胞增加自噬,以更好地适应缺血状态,而在再灌注期间,过度自噬加重组织损伤[178]。MEX 通过 Ulk1/Atg13 抑制自噬相关蛋白 13(Atg13)的表达及自噬体的形成[179]。MSC-Ex 通过 AMPK 和 AKT 途径诱导心肌细胞自噬来挽救心肌缺血/再灌注损伤[180],另外一些研究揭示了 MSC-Ex 减少心肌梗死面积的其他机制,如通过减少氧化应激、抑制炎症反应和增加 20S 等蛋白酶体的水平[181]。蛋白酶体是巨大的管状蛋白复合物,主要功能是降解不需要的或受损的蛋白质。在细胞中,约 90% 氧化变性蛋白被 20S 蛋白酶体清除。然而,在再灌注期间,蛋白酶体的水平降低可直接导致错误折叠的蛋白质的积累,从而导致组织损伤[182]。因此,包含在外泌体中的 20S 蛋白酶体可能与 MIRI 后心肌梗死面积减小有关。

理论上,来源于相同细胞类型的外泌体仅能通过或主要通过一种特定机制减少心肌梗死面积。然而,根据目前的研究,MSC-Ex 可通过多种机制减少再灌注后心肌梗死面积,可能有如下原因:首先,这可能归因于 MSC 的来源差异,例如骨髓 MSC、脐血 MSC 和子宫内膜 MSC。由于 MSC 所在微环境有所不同,来自不同部位 MSC-Ex 可能富含不同的活性物质,从而激活不同的途径。子宫内膜 MSC-Ex 比来自骨髓或脐血 MSC-Ex 具有更多的 miR-21。

(二)心脏衍生细胞来源外泌体

在大鼠和猪模型中,心脏衍生细胞(cardiosphere-derived cell,CDC)来源外泌体减小了 MIRI 后的心肌梗死面积并改善了心功能,可能通过促进巨噬细胞极化、上调抗炎因子和减少氧化应激,保护心肌细胞免受 MIRI 的侵害[183]。

在各种刺激因子诱导下,成熟的巨噬细胞可以显示分化的表型、功能和形态,称为巨噬细胞极化。极化的巨噬细胞分为促炎性 M1 巨噬细胞和抗炎性 M2 巨噬细胞[184]。CDC-Ex 具有 Y RNA 片段,能快速激活巨噬细胞极化,诱导 M2 巨噬细胞分泌抗炎细胞因子 IL-10,保护心肌细胞免受缺血/再灌注诱导的有害炎症反应。同时,Y RNA 片段也能够保护肌细胞免受氧化应激,减少细胞死亡[185]。

(三)心脏祖细胞来源外泌体

心脏祖细胞(cardiac progenitor cell,CPC)衍生的外泌体可抑制氧化应激诱导的细胞凋亡,减少心肌梗死面积。在体内外实验中,CPC-Ex 抑制了由 H_2O_2 诱导的细胞凋亡,从而保护了心肌[186]。进一步研究表明,这些外泌体通过 miR-21/PDCD4 轴抑制 caspase-3/7 介导的细胞凋亡,促进心肌损伤的修复[187]。

(四) 心脏细胞来源外泌体

心脏细胞来源的外泌体可以抑制自噬进而减轻 MIRI。研究表明,当 MIRI 发生时,HIF-1α 可促进包裹 miR-30a 的外泌体释放,通过抑制自噬相关蛋白 Beclin-1 和 Atg12 的活性以及降低 LC3II/LC3I 比值,减少心肌细胞的死亡[188]。此外,低氧刺激增加了来自心肌细胞的外泌体中 HSP60 的量,HSP60 通过与 TLR4 结合来激活促凋亡途径[189]。

这些结果表明,缺氧刺激的心肌细胞来源外泌体中,不仅存在抗凋亡剂(如 miR-30a),也存在促凋亡物质,如 TNF-α 和 HSP60。尽管 TNF-α 和 HSP60 在再灌注期间均可发挥促凋亡作用,但尚未有实验证实心肌细胞释放的外泌体中 TNF-α 和 HSP60 是否也会有这种作用。相反,miR-30a 被证明具有心肌保护作用[188]。由此可见,至少在某些条件下,外泌体可通过 miR-30a 发挥保护作用。可能由于外泌体的 TNF-α 和 HSP60 水平过低,且分别与 TNFR 和 TLR4 结合而不能激活凋亡通路。此外,外泌体的 TNF-α 和 HSP60 与相应的细胞表面受体结合以启动促凋亡级联反应,这在一定程度上可被 miR-30a 阻断[190]。因此,尽管外泌体内 TNF-α 和 HSP60 能够与细胞表面受体结合,甚至能启动促凋亡信号,但在最终发生凋亡作用之前,miR-30a 仍可能阻断促凋亡途径。

(五) 其他细胞来源外泌体

研究显示诱导多能干细胞(iPSC)的外泌体可上调 miR-21 和 miR-210,分别靶向 Nanog 和 HIF-α 并抑制 caspase-3 介导的凋亡级联保护心肌细胞[190,191]。研究还发现,来源于 Sca-1+ 干细胞的外泌体可下调 miR-34a 水平,最终降低心肌保护蛋白 HSP70 的表达[192,193]。DC 的外泌体通过诱导 CD4+T 细胞归巢到心脏,抑制有害的炎症反应,保护心脏免受 MIRI 损伤[194,195]。

二、外泌体与缺血性心脏病

(一) 外泌体诱导远程缺血预处理

远程缺血预处理(remote ischemic preconditioning, RIPC)是一种增强远处组织

或器官对随后长期缺血的耐受性的策略,通过反复的短暂缺血和灌注血管、组织或器官完成[196]。大多数研究表明,RIPC 减轻了再灌注引起的组织损伤[197],但其对心肌的作用机制仍存在争议。另有研究表明 RIPC 通过释放到循环系统的外泌体发挥心脏保护作用[198,199]。成熟 miR-144 在 RIPC 对 MIRI 的保护作用中具有重要作用,不仅可以增加 AKT 和 GSK-3β 磷酸化来抑制细胞凋亡,且能增强 p44/42 丝裂原激活蛋白激酶(MAPK)的磷酸化来促进细胞存活。RIPC 后,血清中 miR-144 水平升高,可能是由于血清外泌体中 miR-144 前体增加了四倍[200]。此外,另一项研究显示,在 Langendorff 灌注模型中,RIPC 促进 EV 的分泌,从而减少心肌梗死面积。EV 被去除后,保护作用消失,提示 RIPC 诱导的外泌体在保护心肌免受 MIRI 中具有重要作用[198,199]。

研究显示血浆中的外泌体减轻了大鼠的 MIRI[197]。但 RIPC 诱导的血浆外泌体在动物实验中没有显示出较强的保护作用[201]。在这项研究中,从约 5 mL 大鼠血浆(约 1/4 的总血浆容量的大鼠)提取外泌体,并静脉注射到 MIRI 模型大鼠。相同体积的血浆的外泌体,经 RIPC 预处理后,没有提供进一步的保护,因此,这项研究的证据不足以得出 RIPC 不能通过外泌体发挥保护作用的结论。

(二) 外泌体诱导血管新生

血管新生是指新的微血管形成并发展成血液供应系统的生理过程。主要涉及血管内皮细胞的活化、增殖和迁移以及血管基底膜的降解。研究表明,外泌体通过各种机制促进新血管的形成,从而改善 IHD[202]。

外泌体可以通过增加血管内皮细胞的增殖和存活来促进血管生成[203,204]。AKT 过表达的人脐血来源的 BMMSC-Ex(AKT-Ex)显著促进 AMI 模型中的内皮细胞增殖。AKT-Ex 可上调血小板衍生生长因子 D(PDGF-D)促进内皮细胞增殖,激活下游 ERK1/2。本团队[205]研究也证实,AKT 修饰的 hucMSC-Ex 可活化血小板衍生生长因子 D(PDGF-D),促进心脏再生和血管生成,参与 MIRI 损伤修复。

人子宫内膜 MSC 的外泌体通过递送 miR-21 促进内皮细胞的存活,激活 PTEN/AKT 信号通路[206]。此外,通过增强 VEGF 的表达,CDCs 衍生的外泌体通过 PI3K/AKT 途径促进血管内皮细胞存活[207]。

外泌体通过促进血管内皮细胞迁移促进血管新生。过表达 CXCR4 的 MSC 衍生的外泌体通过上调 VEGF 表达和 IGF-1α 含量促进内皮细胞迁移,从而促进血管生成[208]。此外,外泌体可通过增加 MMP 表达,降解基底膜糖蛋白和其他细胞外基质成分,启动内皮细胞的激活和迁移。通过 TIMP 金属蛋白酶抑制剂 2

（TIMP2）和 miR-let-7b-5p，来自心包液的外泌体可增加 MMP 水平促进血管生成[209]。心肌梗死后，心包液来源外泌体中的簇蛋白可增强心外膜上皮间质样转变（EMT），从而促进动脉形成[210]。CPCs 衍生的外泌体通过转移 miRNA 促进血管生成[187,211]。

（三）心脏重塑

心脏重塑是一种主要涉及心肌成纤维细胞增殖和细胞外基质（ECM）成分，如胶原纤维，沉积的组织学改变，发生在局部心肌细胞死亡后，由长期异常刺激引起，如缺血、炎症和衰老。心肌纤维化是心脏重塑的主要表现，是各种心血管疾病的终末期。

研究表明，在慢性心肌梗死后，CDC 衍生的外泌体能显著抑制小鼠和猪模型的心脏重塑[183,212]。外泌体对心脏纤维化的抑制作用主要是由 miRNA 影响下游纤维化相关蛋白和基因的表达引起的。通过将 miR-292 转染至 TGF-β 高表达的成纤维细胞，CPC 衍生的外泌体可降低纤维化基因的表达，包括结缔组织生长因子、Ⅰ 型胶原、Ⅲ 型胶原等，从而抑制纤维化[183]。RIPC 诱导的外泌体富含 miR-22，抑制甲基化 CpG 结合蛋白 2（Mecp2）的表达，直接增强心肌纤维化[213,214]。在心肌梗死后心力衰竭大鼠模型中，RIPC 诱导的外泌体通过 miR-29a 显著抑制心肌重塑，但确切机制尚不清楚[215]。

（四）心脏再生

成熟的心肌细胞是终末分化的细胞，再生能力很小，使心肌梗死后心脏难以自我修复。在心肌梗死的坏死区补充功能心肌细胞，可在一定程度上恢复心功能。因此，心脏再生可能是实现该目标的有效策略。外泌体促进了干细胞向心肌细胞的分化，以及心外膜衍生细胞（epicardium-derived cell, EPDC）等向心肌细胞的转分化。

尽管"金标准"标记物 Wt1 所鉴定的 EPDC 具有向心肌细胞转分化的潜能，但这一过程只能在一定条件下开始。当 EPDC 与凋亡心肌细胞来源的外泌体共培养时，心肌细胞表面标志物 Tbx5、肌钙蛋白 T 和 MHC-β 的表达增加。这表明 EDPC 正在经历向心肌细胞的转分化[216]。ESC 衍生的外泌体通过转运 miR-94 促进内源性 c-Ket+CPC 向心肌细胞的分化[217]。骨髓 MSC-Ex 诱导心肌干细胞向心肌细胞分化[218]。

（五）其他作用机制

本团队的研究探讨了 hucMSC-Ex 是否能够重塑心脏炎症微环境，发挥修复心肌损伤的作用。成纤维细胞是促炎表型,而肌成纤维细胞是抗炎表型,结果显示 hucMSC－Ex 能够在心肌梗死后炎症期增加梗死区肌成纤维细胞密度,在炎症环境中促进成纤维细胞向肌成纤维细胞分化,并在体外和体内减弱炎症反应,保护心肌细胞[219]。

三、应用前景与存在问题

在 IHD 中,外泌体通过减轻 MIRI、促进血管生成、抑制心肌纤维化和促进心肌再生等作用可改善心功能,促进心肌修复。因此,外泌体在治疗 IHD 方面有很大潜力。同时,外泌体具有很多优点,如通过两层脂膜的保护,不直接暴露于降解酶,因而含量稳定;外泌体携带的内容物可能比它们的游离形式对细胞有更强大的影响力。然而,在外泌体转化为临床应用前,必须克服许多不足:如目前常用的超速离心法分离外泌体,方法复杂且得率低。此外,静脉注射后,只有少量的外泌体留在心脏中,限制了其在 IHD 中的治疗潜力[220]。进一步研究外泌体的可靠来源、载药外泌体、心脏靶向策略、优化的分离方法和外泌体的真实临床效应,将有助于外泌体在治疗 IHD 中的应用。

(纪润璧　许文荣)

第六节　外泌体与肠组织损伤修复

结直肠组织的生理功能主要由肠上皮细胞构成的肠黏膜来执行。在某些病理情况下,肠黏膜损伤后自我修复发生异常改变可导致炎症性肠病(inflammatory bowel disease, IBD)的发生。IBD 主要包括溃疡性结肠炎(ulcerative colitis, UC)和克罗恩病(Crohn's disease, CD)[221]。近年来,IBD 的发病率呈现显著上升趋势,造成沉重的社会和经济负担[222]。此外,一些肿瘤患者在长疗程、大剂量的腹部放疗后会产生放射性肠炎,此类患者因为肠上皮干细胞与黏膜均受损伤,从而使治疗变得更加困难[223]。目前,主要采用包括免疫抑制剂及生物制剂在内的传统方法治疗 IBD,但均存在不足之处,如生物制剂的有效性和安全性具有一定的临床应用局限性。外泌体在体内外介导蛋白质、核酸以及脂质等的转运,参与细胞间的通信,参与了机体的免疫调节如调节抗原提呈、免疫激活、免疫抑制和免疫监视等[224-226]。研究结果表明,hucMSC－Ex 可有效缓解 DSS 诱导的小鼠 IBD 症状[227]。外泌体在组织损伤修复中的积极作用,为 IBD 等肠道疾病的治疗开辟了一条新的途径。本节主要介绍 BMMSC-Ex、hucMSC-Ex、树突状细胞外泌体、中性粒细胞外泌体及肠上皮细胞外泌体等在肠道疾病中的作用及其机制。

一、BMMSC 外泌体与炎症性肠病

在 IBD 发生发展的潜在分子机制中,NF-κB、IL-1β、TNF-α、一氧化氮合酶(iNOS)、环氧合酶-2(COX-2)、前列腺素 E2(prostaglandin-endoperoxide synthase 2,PGE2)及血栓素 B2(thromboxane B2,TXB2)等已被证明能够引发结肠炎中的炎症级联反应,从而造成免疫系统紊乱[228-231]。不同组织来源的 MSC 因具有免疫抑制功能,能够有效抑制肠道损伤部位的炎症反应,降低肠道自身的应急免疫,促进新生上皮结构的血液供应。因此,MSC 的移植治疗在 IBD 的治疗中逐渐引起国内外研究学者和临床医生的兴趣。目前,在 IBD 治疗研究中应用较多的干细胞有 BMMSC、AdMSC 和 hucMSC 等[232]。MSC-Ex 因具有较低的细胞毒性和生物危害,所携带的蛋白质和核酸等活性分子不易降解等特点,在再生医学中可替代 MSC 成为一种新的非细胞治疗方法。关于 MSC-Ex 修复肠道损伤的临床研究报道较少,但动物模型研究结果显示 MSC-Ex 能有效缓解 IBD 的症状。

Yang 等[233]使用从雄性 SD 大鼠的股骨和胫骨中分离的培养至第 4 至 6 代的 BMMSC 与无血清低糖 DMEM 溶液在 37℃下孵育 48 h,刺激其产生 EV,使用三硝基苯磺酸(trinitro-benzene-sulfonic acid,TNBS)构建雄性 SD 大鼠 IBD,灌肠后第 3 日分别经尾静脉注射给予不同剂量的 EV。研究结果显示注射 PKH26 标记的 EV 后 12 h,TNBS 诱导的大鼠结肠组织的横截面中可检测到 PKH26 标记的 EV。该结果表明 EV 可归巢到结肠组织,是其发挥作用的关键。在 TNBS 灌肠后,TNBS 组大鼠出现体重降低、严重腹泻甚至出现血便等症状而 EV 治疗组从第 4 日起这些症状显著缓解。同时,病理组织切片结果显示 EV 降低了炎性细胞浸润程度以及减轻了肠组织水肿。以上结果表明 EV 缓解了 TNBS 诱导的 IBD 大鼠的结肠炎症状。

BMMSC-Ex 组结肠组织中 NF-κB、TNF-α、iNOS、IL-1β 和 COX-2 等炎性因子的表达水平显著降低,而抗炎因子 IL-10 则明显上升。这些结果表明 EV 在下调促炎介质和上调抗结肠炎的抗炎介质方面具有重要作用。EV 治疗的大鼠结肠组织中髓过氧物酶(MPO)活性和丙二醛(MDA)活性受到了明显的抑制,而谷胱甘肽(GSH)和超氧化物歧化酶(SOD)的水平显著提高。这证实了 EV 在 IBD 的病理过程中降低了结肠组织的氧化应激并且提高了抗氧化防御能力。此外,EV

治疗的结肠炎大鼠结肠组织中 caspase－3、caspase－8 和 caspase－9 的活性显著下调,显示 EV 显著抑制了结肠组织的免疫反应性。上述研究结果表明 BMMSC 来源的 EV 在 TNBS 诱导性结肠炎中通过降低炎症、抑制氧化应激和减轻细胞凋亡等来发挥其保护作用。

二、hucMSC 外泌体与炎症性肠病

2017 年,本团队 Mao 等[227]利用 hucMSC－Ex 处理葡聚糖硫酸钠(dextran sulphate sodium salt, DSS)诱导的小鼠 IBD 模型。为了观察小鼠体内 hucMSC－Ex 的归巢情况,将 hucMSC－Ex 与吲哚菁绿一起温育 12 h,收集标记的 hucMSC－Ex 并通过尾静脉注射到小鼠体内。通过小动物活体成像系统,可观察到结肠组织和脾脏组织中标记的 hucMSC－Ex。实验结果显示 hucMSC－Ex 能够有效地归巢到 IBD 小鼠的结肠组织和脾脏中。给予 hucMSC－Ex 后能显著缓解小鼠的体重下降和便血等症状,延长 IBD 小鼠的结肠长度,恢复了结肠组织结构和脾结节的完整性,减轻了炎性细胞的浸润程度。免疫组织化学染色发现 PCNA 高表达,表明 hucMSC－Ex 具有恢复结肠黏膜上皮细胞增殖的能力。hucMSC－Ex 还降低促炎细胞因子如 TNF－α、IL－1β 和 IL－6 的表达,增强抗炎细胞因子 IL－10 的表达。这些结果说明 hucMSC－Ex 可以缓解 DSS 诱导的 IBD 小鼠的症状。进一步研究发现 hucMSC－Ex 抑制了 IBD 小鼠结肠组织和脾中的 IL－7 的表达,同时减轻了巨噬细胞的浸润程度。采用从正常小鼠腹膜腔中分离的巨噬细胞与 hucMSC－Ex 共培养,发现 hucMSC－Ex 降低了 TNF－α、IL－1β、IL－6、iNOS 和 IL－7 的表达水平,但增加了 IL－10 的表达水平。此外,还发现结肠炎患者的结肠组织中的 IL－7 表达高于健康人。这些实验结果显示 hucMSC－Ex 可能通过抑制巨噬细胞中 IL－7 的表达缓解了 IBD 症状(图 3－9)。

本团队 Wu 等[234]对 hucMSC－Ex 缓解 IBD 的机制进行了进一步的研究,发现 hucMSC－Ex 抑制结肠和脾脏组织中泛素相关蛋白和基因的表达,同时降低了 NF－κB 的表达及减弱了 mTOR 信号通路的活化。为了进一步研究泛素化在 hucMSC－Ex 缓解 IBD 过程中的作用,本团队检测了泛素化线性修饰蛋白的表达,发现 hucMSC－Ex 可下调结肠组织中多聚泛素化修饰蛋白 K48 和 K63 及单泛素化修饰蛋白 FK2 的表达。这些结果显示 hucMSC－Ex 通过下调泛素化缓解 IBD。综上,hucMSC－Ex 能够促进肠道损伤组织的修复(图 3－9),为后续有关研究其修复机制奠定了坚实的实验基础。此外,其他组织来源的外泌体是否也有类似功效,或者还有其他功效,值得进一步研究。

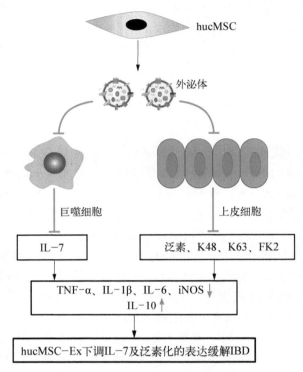

图 3-9 hucMSC-Ex 促进炎症性肠病修复及机制

三、DC 外泌体与炎症性肠病

流行病学调查和实验研究数据发现,儿童早期接触寄生虫感染会增加其对免疫性疾病如 IBD 的易感性[235]。研究报道显示,蠕虫通过先天性 2 型细胞因子 IL-5 和 IL-33 保护而使机体免于自身免疫,据此提出了寄生虫治疗的策略[236],但这种治疗具有潜在的副反应。外泌体在多种炎症损伤性疾病中有着较强的免疫抑制作用[237]。DC 是免疫系统中最有效的专职 APC,许多研究者试图通过调节 DC 成熟状态来根除免疫疾病,但 DC 作为自身免疫的治疗载体并不能令人满意。研究数据显示成熟的 DC 外泌体引发免疫激活,但是来自未成熟或抑制性 DC 外泌体在移植和自身免疫性疾病的小鼠模型中表现出诱导免疫耐受的能力[238]。鉴于外泌体在分离纯化过程中生物学特性保持稳定且不在体内进行表型转化,因此研究者逐渐使用未成熟或抑制性 DC 外泌体进行治疗免疫抑制性疾病。上述研究为临床治疗肠炎提供了新的策略。

Wang 等[239]从 BALB/c 小鼠胫骨分离骨髓 DC,并使用重组小鼠粒细胞-巨噬细胞集落刺激因子和重组 IL-4 进行刺激以得到未成熟骨髓来源的 DC(BMDC),最后使用 SEA 处理,从培养物的上清液中提取 DC 外泌体。在该实验中,使用 5.0% DSS 诱导急性小鼠结肠炎,从第 0 日到第 6 日,通过腹膜内注射 DC 外泌体或 SEA。实验结果表明,DSS+SEA-Ex 组结肠炎小鼠的体重减轻显著减缓,腹泻和出血程度减轻,改善了 DSS 诱导的急性结肠炎小鼠中结肠长度和宏观评分。HE 结果表明,SEA-Ex 能够保持 DSS 诱导肠炎小鼠完整的结肠结构,包括降低黏膜糜烂程度,较小的溃疡,较低的增生和减少的炎性浸润。SEA 处理的 DC 外泌体还能调节 DSS 诱导的急性结肠炎小鼠中的炎性细胞因子产生,下调 TNF-α、IFN-γ、IL-17A、IL-12 及 IL-22 等。并且 SEA-Ex 这些效应大于未经 SEA 处理的 DC 外泌体和单独 SEA 组。以上结果均显示 SEA 处理的 DC 外泌体减弱了 DSS 诱导的结肠炎。

IL-10 是一种具有抗炎作用的细胞因子,在预防炎症和自身免疫病变方面具有重要作用。使用转基因或注射重组蛋白 IL-10 已被证明在自身免疫疾病的不同鼠模型中具有治疗作用,包括 T1DM、胶原诱导的关节炎(collagen-induced arthritis, CIA)和 IBD 的鼠模型[240]。然而,当撤除 IL-10,这些疾病的进展和严重程度又会恶化。因此,仍然需要一种有效的疗法,能够通过单次或不频繁的给药来延缓或逆转自身免疫疾病的进展。

Yang 等[241]将外泌体与 IL-10 结合,研究来自经 IL-10 处理的 DC 外泌体(IL-10-DC-Ex)对 TNBS 诱导的结肠炎的作用。该研究中提取近交系雄性 Wistar 大鼠的胫骨和股骨中的树突状细胞,并使用重组小鼠粒细胞-巨噬细胞集落刺激因子和重组鼠 IL-4 进行刺激以得到未成熟骨髓来源的 DC(BMDC)。IL-10 预处理以上方法得到的 DC 并提取分泌的外泌体,使用 TNBS 导管直肠内给药,并在第 3 日腹膜内注射 1 mL 10 μg 的 IL-10-DC-Ex,最终在 TNBS 用药的第 8 日处死所有大鼠。结果显示,IL-10-DC-Ex 治疗组疾病改善明显,炎症细胞如中性粒细胞和淋巴细胞的浸润与溃疡减少,杯状细胞的损失和整个结肠的纤维化明显降低。IL-10-DC-Ex 还能抑制 MPO 和 Th1 型细胞因子表达水平如 IFN-γ、IL-2 和 TNF-α。他们还分离不同组别中结肠固有层 LP 细胞,结果显示,IL-10-DC-Ex 处理大鼠的结肠 LP 中 CD4$^+$CD25$^+$ 和 CD4$^+$Foxp3$^+$ T 细胞群明显增加,表明源自 IL-10-DC-Ex 增加 TNBS 诱导的急性结肠炎中的黏膜 Treg 数量,并且起着重要作用。然而,在用未成熟 DC 的外泌体处理的大鼠中这些治疗效应并没有 IL-10-DC-Ex 明显。对比了 IL-10-DC-Ex 与来自未成熟 DC 的外泌体,观察到由 IL-10-DC-Ex 表现出比来自未成熟 DC 的外泌体具有更多的免疫抑制表型和更高水平的膜相关 IL-10。这些结果均证明了来自 IL-10-DC-Ex

在大鼠中具有逆转 TNBS 诱导的结肠炎症的能力。

哺乳动物的胃肠道(gastrointestinal tract, GI)具有多样的共生微生物群,为宿主提供必要的益处,如促进免疫系统的发育、预防肠道免疫和代谢疾病等。由于共生细菌通常不与宿主细胞紧密接触,因此,外泌体将分子递送至远处靶标发挥了很大的作用。在胃肠道中,拟杆菌是最丰富的,有报道称脆弱拟杆菌可以改善炎性肠病[242]。多糖 A(PSA)是由脆弱拟杆菌产生的免疫调节分子,通过促进 Treg 发展来抑制驱动炎症的免疫反应。然而,脆弱拟杆菌将 PSA 传递给免疫系统的机制仍然未知。

Shen 等[243]对含有 PSA 的 DC 微囊泡(DC-MV)治疗的预防实验性结肠炎进行了研究。在 TNBS 处理的动物中观察到,通过口服含有 PSA 的 MV 能够显著改善结肠炎,甚至保护动物免于结肠炎。进一步研究发现含有 PSA 的 DC-MV 能够促进 Treg 增殖及 IL-10 的表达,并且 PSA 与 DC 表面 TLR2 结合直接激活 DC 而非 T 细胞。这种相互作用的结果诱导致耐受性 DC,增强 Treg 功能并促进对 IBD 的保护。上述实验研究很好地证明了未成熟 DC-MV 能够缓解 IBD,但经过一定处理后,未成熟 DC-MV 的免疫抑制功能显著增强。

四、中性粒细胞外泌体与炎症性肠病

未成熟的骨髓细胞中具有粒细胞样形态的 $CD11b^+Ly6G^+Ly6Clow$ 细胞,定义为粒细胞 MDSC(G-MDSC)。G-MDSC 调控 L-精氨酸代谢和 ROS 的产生,抑制先天性和适应性免疫应答,G-MDSC 的这些免疫抑制作用意味着它们可用于治疗自身免疫性疾病[244]。事实上,MDSC 已被用于治疗胶原诱导的关节炎,且 G-MDSC 可以抑制致脑炎性 Th1 和 Th17 免疫反应,改善实验性自身免疫性脑脊髓炎[245,246]。那么,G-MDSC 外泌体是否在 IBD 的治疗中也能发挥相应的治疗作用?

Wang 等[247]从肿瘤小鼠的脾中分离 G-MDSC 并分离纯化其分泌的外泌体,将 G-MDSC 外泌体在不同时间点经腹腔注射到 DSS 诱导结肠炎小鼠体内。结果表明 G-MDSC 外泌体能完整维持 DSS 诱导后结肠结构,抑制 Th1 细胞发育,促进小鼠实验性结肠炎中的 Treg 增殖,抑制迟发型超敏反应(DTH),且明显降低小鼠血清中 IFN-γ 和 TNF-α 水平。他们从雄性野生型 C57BL/6 小鼠的脾中分离出 $CD4^+T$ 细胞,将其与不同浓度的 G-MDSC 外泌体共培养 3 d,结果显示 G-MDSC 外泌体以剂量依赖性方式抑制 $CD4^+T$ 细胞增殖和 IFN-γ 分泌,且这种抑制作用与精氨酸-1(Arg-1)活性相关。同时发现,在 G-MDSC 外泌体存在下,Treg 百分比有一个显著的剂量依赖性增加。这些研究结果说明,G-MDSC 外泌体可抑制

DSS 诱导的结肠炎,这与 Arg－1 活性介导的 Th1 细胞抑制和 Treg 增殖有关。上述研究表明 G－MDSC 外泌体具有降低 DSS 诱导的结肠炎,为 IBD 和其他自身免疫性疾病提供了潜在的免疫治疗疗法。

五、肠上皮细胞外泌体与炎症性肠病

外泌体含有具有信息传递功能的 mRNA 和 miRNA 等组分,能够传递一系列抑制或激活信号,将受体细胞重新编程,具有比细胞因子更好的功能。T 细胞和 APC 之间的相互作用是免疫应答的主要部分。在抗原提呈过程中 T 细胞和 APC 之间的相互作用期间,观察到 T 细胞外泌体分泌增加,表明外泌体参与了免疫应答[248]。除了免疫反应外,外泌体也参与免疫调节,并且在被证明是 Treg 发挥其抑制作用必不可少的因素[249]。由于 IBD 是一组自身免疫性疾病,因此外泌体可能也参与了 IBD 的发生。肠黏膜稳态依赖于局部免疫系统对正常微生物群的耐受性,并启动有效免疫应答以根除肠道病原体。在炎症环境中,肠上皮细胞(intestinal epithelial cell,IEC)除了转移抗原外,分泌促炎性细胞因子和趋化因子,并且活化 DC,继而能够诱导 Th1 或 Th17 反应[250]。研究显示,IEC 还具有从顶端和基底侧释放外泌体的能力。包含肽-MHC－Ⅱ复合物的外泌体被证明是 IEC 和 DC 之间通信的重要中介。于是有学者研究 IEC 来源的外泌体在 IBD 治疗中的潜在作用。

Xu 等[251]研究了 IEC 外泌体介导的 Treg 的免疫抑制作用以及在 IBD 治疗中的潜在作用,发现来源于 IEC Rab27a 缺陷和 Rab27b 缺乏的外泌体阻碍了 Treg 预防肠道炎症的能力,而 Rab27 双敲除(DKO)则严重削弱了 Treg 的抑制作用。Rab27a 和 Rab27b 是参与外泌体分泌的两种小 GTP 酶。在肠黏膜免疫方面,与健康对照组相比,活跃溃疡性结肠炎患者的结肠黏膜表现为 Rab27a 阳性免疫细胞和 Rab27b 阳性免疫细胞增多。这表明 IEC 外泌体介导的免疫应答在 IBD 的发病机制中发挥重要作用。

Leoni 等[252]报道了含有膜联蛋白 A1(annexin A1,ANXA1)的 IEC－EV 和聚合物纳米颗粒促进 IBD 修复的研究。ANXA1 通过与效应细胞如吞噬细胞和上皮细胞上表达的甲酰肽受体(formyl peptide receptor,FPR)结合,促进炎症的消退且在小鼠结肠炎模型中刺激肠黏膜损伤修复。研究者发现在 IEC 的上清液中鉴定出 ANXA1 全长蛋白,且上皮细胞受损时 ANXA1 含量增加。从野生型小鼠(Anxa1$^{+/+}$ EV)和 ANXA1 缺失小鼠(Anxa1$^{-/-}$ EV)的 IEC 中提取出 EV 与 CMT－93 细胞共培养,观察到由 Anxa1$^{+/+}$ EV 而不是 Anxa1$^{-/-}$ EV 介导的损伤修复增强。接下来,他们将 ANXA1 模拟肽 Ac2－26 与胶原Ⅳ靶向聚合物结合(Ac2－26 Col Ⅳ NP),

将结合物注射到使用 DSS 诱导 ANXA1 缺失急性结肠炎小鼠体内,发现 Ac2－26 Col Ⅳ NP 处理的小鼠的肠黏膜溃疡减少,炎症消退。该研究显示含有 ANXA1 的 EV 在炎症过程中可潜在地作为肠黏膜炎症的生物标志物。以上结果证明,IEC 及其分泌的 EV 不仅在维持肠黏膜稳态中发挥上皮屏障功能,同时也为 IBD 的治疗提供了新的方法。

六、其他组织细胞外泌体与炎症性肠病

(一)食物组织外泌体与炎症性肠病

胃肠道通过消化食物吸收其营养成分包括植物来源的外泌体。Record 等[253]总结了"葡萄来源的纳米颗粒"(nanoparticles from grapes,GELNs),即葡萄分泌的外泌体的生物学特性。GELNs 的内容物与经典哺乳动物外泌体的含量不同,其含有 28 种鉴定的蛋白质,一组独特的脂质和约 100 种 miRNA。在 GELNs 中发现的大多数蛋白质或相关的酶活性都与哺乳动物的外泌体类似或同源。GELNs 的脂质包含 98% 的磷脂,而典型的植物脂质如半乳糖脂占剩余的 2%,表明 GELNs 在生物发生过程中精确地进行了脂质分选。促有丝分裂化合物的磷脂酸(PA)占磷脂的 50%,该化合物与哺乳动物雷帕霉素靶蛋白(mTOR)相互作用,后者是一种细胞内的分子复合物,能感知营养水平并触发细胞生长和增殖。GELNs 是第一个有如此高含量的促有丝分裂磷脂的天然囊泡。

Ju 等[254]观察到口服 GELNs 可以促进小鼠肠上皮细胞增殖。该研究利用从葡萄汁中分离的 GELNs,通过灌胃给药,标记红外荧光膜染料(DiR)来示踪它们的迁移模式。体内成像显示在最初的 6 h 内肠道中荧光信号积累,在随后的 48 h 内逐渐减少。通过 PKH26 标记的 GELNs 进行定位,结果显示,在给予标记的 GELNs 的 6 h 内,GELNs 被肠吸收进 Lgr5－EGFP+干细胞,表明 GELNs 可以进入肠道干细胞并在肠道内移动。而且 GELNs 以剂量依赖性方式诱导肠隐窝中干细胞数量的增加。数周内连续口服 GELNs 可以显著减少 DSS 诱导的结肠炎症状。GELNs 给药可以阻止结肠炎相关性的肠道长度和绒毛高度的减少,且治疗小鼠的存活时间是未治疗小鼠的两倍。作者进一步观察到 β－catenin 的活化,提示 Wnt/β－catenin 信号通路的激活。而能够屏蔽 PA 的普萘洛尔处理的 GELNs 治疗 6 h,抑制细胞生长的效率超过 50%。因此,PA 介导的和 Wnt 介导的信号转导都有助于干细胞增殖,表明这两种途径之间存在相互作用。因此,该研究揭示了与靶细胞相互作用时囊泡的"信号体"活性中涉及的分子信号转导途径。这些结果表明植物生物工程通过最优的分子排序,可获得更多的"治疗性"外泌体。

（二）寄生虫外泌体与炎症性肠病

胃肠道寄生虫,特别是钩虫,能够创造免疫抑制环境,使他们能够建立慢性感染。最近有研究描述了来自不同蠕虫分泌 EV 在寄生虫-宿主相互作用中有显著作用。

Eichenberger 等[255]检测了来自钩虫样线虫 N. brasiliensis EV 的蛋白质和 miRNA,评估它们在结肠炎模型小鼠中的免疫调节性质,与来自远缘相关肠道线虫、鞭虫(Tm)的 EV 进行比较,还使用 PKH26 标记 EV 进行追踪。结果显示,EV 是由小肠(small intestine, SI)类器官细胞内化,上述类器官由完整的祖细胞和 SI 上皮组织的分化细胞组成。研究结果表明,用 Nippostrongylus EV 处理的动物有明显更长的结肠,更少的粘连,没有黏膜水肿、溃疡和结肠壁增厚。与 Nb-EV 治疗的小鼠不同,Tm 治疗的小鼠结肠炎症状并没有得到缓解。进一步探究具体机制发现,Nippostrongylus EV 含有具有免疫调节特性的蠕虫特异性蛋白质和 miRNA。通路分析表明 Nippostrongylus EV miRNA 定位于 IL 网络,特别是 IL-6 受体和 IL-6 信号传导物,IL-17 受体和 IL-21。以上研究提供了对钩虫 EV 的免疫生物学的深入认识,并首次报道了蠕虫 EV 能够抑制结肠炎,可能适用于治疗其他自身免疫性疾病。

（三）唾液外泌体与炎症性肠病

唾液将口腔与胃肠道及其他身体组织和器官连接起来,且含有一定量的外泌体。许多口腔疾病和全身性疾病的发生和发展,均可以影响唾液生物标志物的表达。口腔病变经常与 IBD 肠损伤共同发生,并且当肠道炎症改善时口腔病变通常得到缓解,表明口腔病变的发生与 IBD 的发病率相关[256]。因此,IBD 患者口腔唾液中的外泌体及其内容物也可能反映 IBD 的存在和发展,且它们有可能成为 IBD 的重要标志物。

Zheng 等[257]使用质谱法,鉴定了 IBD 患者和健康受试者之间唾液外泌体中蛋白含量的差异。结果显示 IBD 患者与健康组之间有 279 种蛋白质的表达存在差异,其中有 8 种特异性蛋白质。使用 DAVID 数据库进行 GO 分析,结果发现 PSMA7 的基因在 GO 术语中具有高富集分数。使用雄性 C57BL/6 小鼠建立 IBD 模型,证明 PSMA7 在结肠和口腔组织中表达相似的模式。以上结果表明病情缓解的 UC 和 CD 患者的外泌体 PSMA7 水平低于活动性疾病患者,而在 IBD 小鼠模型的结肠和口腔组织中,PSMA7 的更高表达可以进一步证明了唾液外泌体 PSMA7 的表达模式。由此可见,PSMA7 可作为 IBD 发展的一个较好生物标志物。以上研究显示,唾液外泌体中的特异性蛋白质或基因是 IBD 的理想生物标志物。

上述研究结果说明了不同组织细胞来源的外泌体不仅能够有效地缓解 IBD，还能作为检测 IBD 发生发展的生物标志物（表 3-7，图 3-10），为临床诊断及治疗 IBD 提供了创新的策略。

表 3-7　不同来源的外泌体对炎症性肠病的作用及其机制

来源	模型	给药途径	机制	作用	参考文献
BMMSC	大鼠结肠炎	i.v.	下调 NF-κB、TNF-α、iNOS、IL-1β、COX-2、caspase-3、caspase-8、caspase-9、POX 和 MDA；上调 IL-10、GSH、SOD	降低炎症，抑制氧化应激和减轻细胞凋亡	[233]
hucMSC	小鼠炎症性肠病	i.v.	下调 NF-α、IL-1β、IL-6、iNOS 和 IL-7；上调 IL-10	缓解 IBD 症状	[227]
SEA-BMDC	小鼠急性结肠炎	i.p.	下调 TNF-α，IFN-γ，IL-17A，IL-12，IL-22	减弱了 DSS 诱导的结肠炎	[239]
IL-10-DC	大鼠结肠炎	i.p.	下调 IFN-γ，IL-2 和 TNF-α；上调 CD4+CD25+ 和 CD4+Foxp3+ T 细胞群	逆转 TNBS 诱导的结肠炎	[241]
G-MDSC	小鼠结肠炎	i.p.	抑制 Th1 细胞、促进 Treg 增殖，抑制 DTH，下调 IFN-γ 和 TNF-α	降低 DSS 诱导的结肠炎严重性	[247]
IEC	小鼠炎症性肠病	—	下调 Treg	维持了肠黏膜稳态	[252]
GELNs	小鼠结肠炎	p.o.	激活 Wnt/β-catenin 信号通路	减少 DSS 诱导的结肠炎	[254]
N. brasiliensis	小鼠结肠炎	i.p.	含有具有免疫调节特性的 miRNA，上调 IL-10	抑制结肠炎	[255]

七、存在的问题与应用前景

在 IBD 的进展中，促炎因子与抗炎因子间的平衡发生失调，而越来越多的研究报道显示外泌体能够缓解炎症并发挥调节炎症相关因子的作用。外泌体通过调控参与 IBD 发生发展过程的免疫细胞，如巨噬细胞、中性粒细胞、DC，在 IBD 的诊断和治疗过程中发挥重要作用。不仅如此，肠上皮细胞分泌的外泌体还参与肠道免疫抗原的呈递过程。由此可见，外泌体在 IBD 的损伤修复中起着重要作用，已引起研究人员及临床医生的高度重视。

虽然外泌体在诊断和治疗 IBD 中具有较好的应用前景，但目前对外泌体的研究仍处于临床前期，而且其生物效应的作用机制尚未明确，在其投入临床应用之前，研究人员和临床医生还需要确保外泌体如药物一样经过严格的临床试

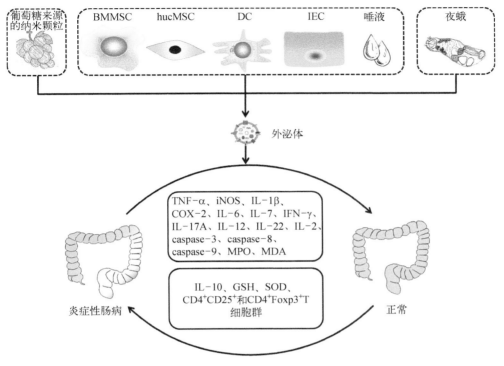

图 3-10 不同种属来源的外泌体对 IBD 的作用及其机制

验以确定合适的给药途径、频次,以及如何降低不良反应等。总之,随着对外泌体研究的不断深入,其必将为 IBD 的临床治疗提供新的策略。

(毛 飞)

第七节 外泌体与神经组织损伤修复

神经系统是人体对环境适应和调节的主要基础,主要由中枢神经和外周神经组成。神经系统损伤后神经元细胞会发生坏死,细胞质外渗引起更大范围的神经元的兴奋性坏死和炎症反应。胶质瘢痕形成并释放抑制性因子,造成神经电信号上下行传导通路中断。神经系统的损伤修复策略主要是损伤早期保护神经细胞和中后期促进神经再生,干细胞为解决神经损伤修复提供了新的思路,而干细胞外泌体凭借其自身优势成为非细胞源性干细胞移植治疗的理想替代物,在神经损伤修复中将发挥越来越重要的作用。

一、外泌体与中枢神经系统损伤

外泌体作为细胞间通信的重要载体,在中枢神经系统损伤修复中发挥保护损伤组织、促进轴突生长和抑制炎症反应等作用,促进脑和脊髓的功能恢复。

(一)外泌体与脑损伤修复

炎症反应是神经损伤主要的病理变化之一,是限制神经损伤修复的主要因素。星形胶质细胞外泌体在脑组织损伤后炎症反应中起重要作用,能够引起肝脏大量合成炎症因子如 IL-1β 等,同时诱导白细胞向损伤部位迁移,促进炎症反应发生。IL-1β 构建的脑炎症模型研究中发现,脑星形胶质细胞外泌体可以携载蛋白质和 miRNA 参与调控脑损伤的急性外周细胞反应,即星形胶质细胞外泌体穿过血-脑屏障并迅速靶向至肝脏,抑制 PPARα,活化 NF-κB 信号通路,诱导肝脏合成大量的 IL-1β、IL-6、TNF-α 和 CCL2 等炎症因子,并进一步诱导白细胞向损伤部位迁移[258]。hucMSC-Ex 通过抑制 NF-κB 通路抑制剂 Iκ-Bα 的降解和促进 p-ERK 的清除,抑制 LPS 诱导脑炎症模型中的炎症反应[259]。急性缺血型休克模型的研究显示,miR-30d-5p 过表达的 AdSC-Ex 可以直接靶向 Beclin-1 和 ATG-5 抑制炎症反应,逆转氧糖剥夺和自噬诱导的小胶质细胞 M1 极化,促进巨噬细胞 M2 极化,抑制自噬引起的炎症反应[260]。此外,在鼠皮质撞击损伤模型研究中也有类似结果[261]。

研究发现外泌体是干细胞修复脑炎症的主要途径,脱落乳牙 MSC-Ex 可以通过促进小胶质细胞 M1 向 M2 型极化缓解炎症反应,促进创伤性脑损伤后的功能恢复,炎症诱导的早产儿样脑损伤模型研究也显示其对神经炎症的抑制效果[262]。在脑出血模型,大鼠 BMMSC-Ex 中的 miR-21 可增强移植 MSC 的活力,明显减小血肿区域范围,下调脑神经元的凋亡水平,保护脑功能[263]。

Wistar 大鼠 BMMSC-Ex 在大鼠脑出血模型术后明显的提高模型鼠的空间学习(spatial learning)能力,运动和感觉能力在术后也得到明显加强。EBA 大脑染色结果提示在外泌体处理组,脑损伤部位血管新生加强,室下区(SVZ)染色发现神经形成明显增加,白质功能恢复显著[264]。在外伤性脑损伤模型中也发现,人 BMMSC-EV 在脑外伤 12 h 后降低炎症因子水平(IL-1β),同时空间学习能力与损伤前差异较小[265]。大鼠的脑外伤模型研究中发现,大鼠 BMMSC-Ex 明显提高损伤大鼠的空间学习能力,感觉和运动能力与对照组相比恢复较快,神经功能缺陷减轻显著,且脚步的故障频率明显少于对照组。结果显示在脑损伤边缘和齿状回(dentate gyrus)新生的血管内皮细胞和未成熟的神经元数量增加[266]。ECFC-外泌体(endothelial colony-forming cell derived exosome)能够在脑创伤模型中促进内皮克隆形成细胞向损伤部位迁移,并降低损伤处 PTEN 的表达水平,活化 AKT 通路促进血管新生,限制损伤部位范围并减轻脑组织水肿程度[267]。体外研究发现,内皮细胞来源的外泌体预处理的 SH-SY5Y 细胞(神经母细胞瘤细胞),应对缺氧损伤的能力增强[268]。

脑缺血模型研究显示,miR-133b 过表达的 BMMSC-Ex 可抑制 RhoA,促进神经元的轴突生长[269]。大鼠 BMMSC-Ex 携载的 miR-17-92 调节 SNARE 复合物活性,从而促进皮质神经元的轴突生长[270]。

(二)外泌体与脊髓损伤修复

脊髓是重要的中枢神经器官,虽被椎骨包裹但位置表浅,容易受到外界因素的伤害。Kong 等[271]研究表明在大鼠脊髓损伤模型的脑脊液外泌体中,ERK1/2 的表达明显升高,可通过激活 Ras-Raf-MEK-ERK 信号通路提高神经元活力。同时,大鼠 BMMSC-Ex 可在大鼠脊髓模型中特异性靶向至 M2 型的巨噬细胞[272]。在脊髓损伤模型中应用 hucMSC-Ex 治疗,可诱导骨髓来源的巨噬细胞向 M2 型极化,下调 TNF-α、MIP-1α、IL-6 和 IFN-γ 等炎症因子的水平[273,274]。研究发现,hucMSC-Ex 可减轻大鼠模型的结扎诱导性疼痛,促进营养因子(BDNF 和 GDNF)表达抑制炎症反应[275]。本团队研究显示,hucMSC-Ex 可以降低脊髓损伤大鼠模型血清中炎症因子 TNF-α 和 IL-1β 的表达。体外研究发现,hucMSC-Ex 可逆转 LPS 诱导的小胶质细胞 M1 极化,促进小胶质细胞 M2 极化,减轻炎症反应(图 3-11)。

在脊髓损伤中,大鼠 BMMSC-Ex 的修复效果显著,外泌体处理后脊髓组织的损伤范围缩小了 60%,神经元的自噬水平下降 70%,胶质瘢痕组织的形成减少 75%,损伤部位的新生血管密度增加 60%,同时损伤部位血管内皮细胞的增殖和迁移明显。BMMSC-Ex 通过抑制小胶质细胞释放氧化氮(nitric oxide),抑制创伤性脊髓损伤的炎症反应,并抑制具有神经毒性的 A1 型活性星形胶质细胞的活化[276]。大鼠 BMMSC-Ex 能够通过抑制 NF-κB p65 的核转移,抑制 A1 型胶质细胞活化,发挥炎症抑制和保护神经元的作用,促进损伤脊髓的功能恢复[277]。

Kim 等[278]研究表明 IONP 处理 hucMSC 制备的氧化铁外泌体(NV-IONP)定位于脊髓损伤部位的数量比对照组高出 8.5~10 倍,NV-IONP 中的营养性因子(如 Ang-1、FGF2、HGF、VEGF 和 BDNF)的含量明显高于对照组,在脊髓损伤模型中促进血管再生、抑制炎症和凋亡的作用更加明显。IFN-γ 处理的 MSC-Ex

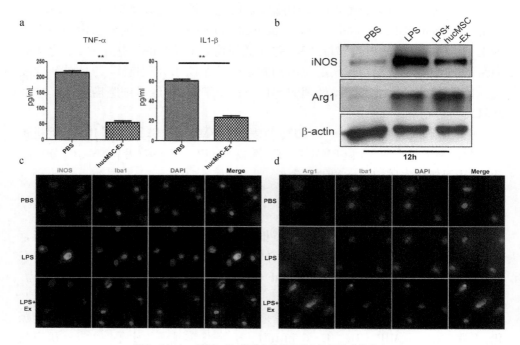

图3-11 hucMSC-Ex 促进小胶质细胞 M2 极化减轻炎症

a. ELISA 检测炎症因子的表达水平；b. Western blotting 分析 hucMSC-Ex 促进小胶质细胞 M2 标志物表达；c. 免疫荧光染色小胶质细胞 M1 和 M2 标志物表达（比例尺：600 μm）

在多发性硬化模型中，增加调节性 T 细胞的数量并促进调节性 T 细胞成熟，下调预炎性因子 IL-6、IL-12p70、IL-17AF 等水平，降低轴突脱髓鞘水平，改善多发性硬化症状[279]。

大鼠 BMMSC 过表达 miR-133b 的外泌体中 RhoA 表达量下降明显，通过激活 ERK1/2、STAT 和 CREB 促进脊髓损伤后的神经元存活和轴突生长，发挥减少损伤范围，保护神经元和促进神经轴突生长等脊髓保护作用[280]。MSC-Ex 中的 miR-19b 和 miR-21 通过靶向 PTEN，增强神经元活力并降低其凋亡水平[281]。

血脑/脊髓屏障是神经系统中重要的结构之一，完整的血脑/脊髓屏障能够保护脑和脊髓免受循环系统中有害物质的伤害，维持神经系统内环境稳定。研究表明大鼠 BMMSC-Ex 通过 NF-κB p65 信号通路抑制周细胞（pericyte）迁移，增强血脑/脊髓屏障的完整性、促进脊髓功能恢复[282]，同时周细胞来源的外泌体能够减轻脊髓损伤后的组织水肿，抑制细胞凋亡，提高血脑/脊髓屏障中微管内皮细胞应对损伤应答的能力[283]。

干细胞外泌体修复脊髓损伤的作用和机制见表3-8。

表3-8 干细胞外泌体修复脊髓损伤的作用和机制

来　源	作　用	机　　　　　制	参考文献
BMMSC	炎症抑制	靶向M2型的小胶质细胞	[272]
BMMSC	胶质抑制	抑制A1型胶质细胞活化和保护神经元	[276,277]
hucMSC/BMMSC	免疫调节	增加Treg,上调预炎性因子水平,促进髓鞘化	[279]
BMMSC	组织保护和再生	促进脊髓损伤后的神经元存活和轴突生长,限制损伤范围	[280]
BMMSC	血脑/脊髓屏障	提高血脊髓屏障的完整性	[282]

二、外泌体与外周神经系统损伤

在外周神经损伤中,干细胞外泌体也表现出良好的修复效果。干细胞外泌体通过促进损伤神经元的存活、提高损伤神经的髓鞘化水平和抑制神经炎症反应,促进外周神经损伤修复。

外泌体是细胞间信号传递的重要载体,在外周神经的生理活动和病理变化中也起到十分重要的作用。AdSC-Ex能提高施万细胞活力和施万髓鞘化水平,增强神经营养因子表达和轴突生长,促进坐骨神经修复再生[284]。外周神经元来源的外泌体在外周神经局部炎症反应中发挥信息传递作用,当外周神经组织发生损伤时,感觉神经元来源的miR-21-5p过表达的外泌体可被外周的巨噬细胞吞噬,发挥炎症调节作用[285]。高效的靶向能力是外泌体在损伤时发挥损伤修复效果的前提,在视网膜激光损伤模型中发现,玻璃体内注射外泌体可以快速扩散并到达视网膜内,这为视网膜的损伤修复奠定基础[286]。研究表明hucMSC-Ex能够明显提高神经节细胞在视神经损伤后的存活比例,但并不促进神经轴突的生长[287]。

双侧海绵体神经损伤(BCNI)是一种常见的手术引起的外周神经损伤,至今尚无有效的治疗方法。损伤后BCNI会诱导阴茎脊神经(penile dorsal nervr,DN)和盆神经节(major pelvic ganglion,MPG)中nNOS阳性的神经元数量减少,vWF因子表达水平下降,平滑肌和胶原比例降低。AdMSC-Ex和BMMSC-Ex能有效地逆转BCNI的病理过程,DN和MPG中nNOS阳性的神经元数量增加,vWF因子表达水平下降的趋势逆转,提高损伤阴茎中的纤维化水平,平滑肌和胶原比例上升,增强阴茎勃起功能[288]。

在外周神经损伤时,神经白质损伤会造成一定程度的神经功能异常。在大鼠的外周神经挤压伤模型中,大鼠AdSC-Ex能够促进神经纤维外展和促进坐骨神经的损伤修复,研究发现脊背根神经节和AdSC-Ex共孵育24h后神经节外展距离明显增加,但神经数量和神经分支数量在两组中差异不明显,且在术后21d,

AdSC 处理的损伤坐骨神经中的再生神经纤维数量比对照组增加 40%[289]。

干细胞外泌体作为干细胞重要的通信载体,拥有和干细胞类似的生物学功能,在神经系统损伤中体现出了良好的修复效果。干细胞外泌体在神经损伤模型中体现了明显的组织保护、炎症抑制和组织再生等积极作用。

(胡新远　翟　骁)

本章参考文献

［1］崔富强,庄辉.中国乙型肝炎的流行及控制进展.2018,8(4):257-264.

［2］Borrelli DA, Yankson K, Shukla N, et al. Extracellular vesicle therapeutics for liver disease. J Control Release, 2018, 273:86-98.

［3］Gnecchi M, Danieli P, Malpasso G, et al. Paracrine mechanisms of mesenchymal stem cells in tissue repair. Methods Mol Biol, 2016, 1416:123-146.

［4］Lai RC, Tan SS, Teh BJ, et al. Proteolytic potential of the MSC exosome proteome:implications for an exosome-mediated delivery of therapeutic proteasome. Int J Proteomics, 2012, 2012:971907.

［5］Nong K, Wang W, Niu X, et al. Hepatoprotective effect of exosomes from human-induced pluripotent stem cell-derived mesenchymal stromal cells against hepatic ischemia-reperfusion injury in rats. Cytotherapy, 2016, 18(12):1548-1559.

［6］Du Y, Li D, Han C, et al. Exosomes from human-induced pluripotent stem cell-derived mesenchymal stromal cells (hiPSC-MSCs) protect liver against hepatic Ischemia/Reperfusion Injury via Activating Sphingosine Kinase and Sphingosine-1-Phosphate Signaling Pathway. Cell Physiol Biochem, 2017, 43(2):611-625.

［7］Haga H, Yan IK, Borrelli DA, et al. Extracellular vesicles from bone marrow-derived mesenchymal stem cells protect against murine hepatic ischemia/reperfusion injury. Liver Transpl, 2017, 23(6):791-803.

［8］Sun CK, Chen CH, Chang CL, et al. Melatonin treatment enhances therapeutic effects of exosomes against acute liver ischemia-reperfusion injury. Am J Transl Res, 2017, 9(4):1543-1560.

［9］Rigo F, De Stefano N, Navarro-Tableros V, et al. Extracellular vesicles from human liver stem cells reduce injury in an ex vivo normothermic hypoxic rat liver perfusion model. Transplantation, 2018, 102(5):e205-e210.

［10］Chen L, Xiang B, Wang X, et al. Exosomes derived from human menstrual blood-derived stem cells alleviate fulminant hepatic failure. Stem Cell Res Ther, 2017, 8(1):9.

［11］Haga H, Yan IK, Takahashi K, et al. Extracellular vesicles from bone marrow-derived mesenchymal stem cells improve survival from lethal hepatic failure in mice. Stem Cells Transl Med, 2017, 6(4):1262-1272.

［12］ Li T, Yan Y, Wang B, et al, Exosomes derived from human umbilical cord mesenchymal stem cells alleviate liver fibrosis. Stem Cell Dev, 2013, 22(6): 845 – 854.

［13］ Yan Y, Jiang W, Tan Y, et al. hucMSC exosome-derived GPX1 is required for the recovery of hepatic oxidant injury. Mol Ther, 2017, 25(2): 465 – 479.

［14］ Tan CY, Lai RC, Wong W, et al. Mesenchymal stem cell-derived exosomes promote hepatic regeneration in drug-induced liver injury models. Stem Cell Res Ther, 2014, 5(3): 76.

［15］ Herrera MB, Fonsato V, Gatti S, et al. Human liver stem cell-derived microvesicles accelerate hepatic regeneration in hepatectomized rats. J Cell Mol Med, 2010, 14(6B): 1605 – 1618.

［16］ Chen L, Lu FB, Chen DZ, et al. BMSCs-derived miR – 223 –containing exosomes contribute to liver protection in experimental autoimmune hepatitis. Mol Immunol, 2018, 93: 38 – 46.

［17］ Mardpour S, Hassani SN, Mardpour S, et al. Extracellular vesicles derived from human embryonic stem cell-MSCs ameliorate cirrhosis in thioacetamide-induced chronic liver injury. J Cell Physiol, 2018, 233(12): 9330 – 9344.

［18］ Tamura R, Uemoto S, Tabata Y. Immunosuppressive effect of mesenchymal stem cell-derived exosomes on a concanavalin A-induced liver injury model. Inflamm Regen, 2016, 36: 26.

［19］ Hyun J, Wang S, Kim J, et al. MicroRNA125b-mediated Hedgehog signaling influences liver regeneration by chorionic plate-derived mesenchymal stem cells. Sci Rep, 2015, 5: 14135.

［20］ Lou G, Yang Y, Liu F, et al. MiR – 122 modification enhances the therapeutic efficacy of adipose tissue-derived mesenchymal stem cells against liver fibrosis. J Cell Mol Med, 2017, 21(11): 2963 – 2973.

［21］ Qu Y, Zhang Q, Cai X, et al. Exosomes derived from miR – 181 – 5p – modified adipose-derived mesenchymal stem cells prevent liver fibrosis via autophagy activation. J Cell Mol Med, 2017, 21(10): 2491 – 2502.

［22］ Ko SF, Yip HK, Zhen YY, et al. Adipose-derived mesenchymal stem cell exosomes suppress hepatocellular carcinoma growth in a rat model: apparent diffusion coefficient, natural killer T-cell responses, and histopathological features. Stem Cells Int, 2015, 2015: 853506.

［23］ Lou G, Song X, Yang F, et al. Exosomes derived from miR – 122 – modified adipose tissue-derived MSCs increase chemosensitivity of hepatocellular carcinoma. J Hematol Oncol, 2015, 8: 122.

［24］ Wang SH, Shen Y, Li J, et al. Experimental studies on anti-mouse hepatocellular carcinoma effects of cisplatin combined with exosomes. Xi Bao Yu Fen Zi Mian Yi Xue Za Zhi, 2009, 25(1): 49 – 52.

［25］ Chen L, Chen R, Velazquez VM, et al. Fibrogenic signaling is suppressed in hepatic stellate cells through targeting of connective tissue growth factor (CCN2) by cellular or exosomal microRNA – 199a – 5p. Am J Pathol, 2016, 186(11): 2921 – 2933.

［26］ Nojima H, Freeman CM, Schuster RM, et al. Hepatocyte exosomes mediate liver repair and regeneration via sphingosine – 1 – phosphate. J Hepatol, 2016, 64(1): 60 – 68.

［27］ Lin M, Liao W, Dong M, et al. Exosomal neutral sphingomyelinase 1 suppresses hepatocellular carcinoma via decreasing the ratio of sphingomyelin / ceramide. FEBS J, 2018, 285(20): 3835 – 3848.

[28] Zheng L, Li Z, Ling W, et al. Exosomes derived from dendritic cells attenuate liver injury by modulating the balance of Treg and Th17 cells after ischemia reperfusion. Cell Physiol Biochem, 2018, 46(2): 740-756.

[29] Lu Z, Zuo B, Jing R, et al. Dendritic cell-derived exosomes elicit tumor regression in autochthonous hepatocellular carcinoma mouse models. J Hepatol, 2017, 67(4): 739-748.

[30] Ma B, Yang JY, Song WJ, et al. Combiningexosomes derived from immature DCs with donor antigen-specific Treg cells induces tolerance in a rat liver allograft model. Sci Rep, 2016, 6: 32971.

[31] Chen L, Chen R, Kemper S, et al. Therapeutic effects of serum extracellular vesicles in liver fibrosis. J Extracell Vesicles, 2018, 7(1): 1461505.

[32] Murakami Y, Toyoda H, Tanahashi T, et al. Comprehensive miRNA expression analysis in peripheral blood can diagnose liver disease. PLoS One, 2012, 7(10): e48366.

[33] Momen-Heravi F, Saha B, Kodys K, et al. Increased number of circulating exosomes and their microRNA cargos are potential novel biomarkers in alcoholic hepatitis. J Transl Med, 2015, 13: 261.

[34] Csak T, Bala S, Lippai D, et al. microRNA-122 regulates hypoxia-inducible factor-1 and vimentin in hepatocytes and correlates with fibrosis in diet-induced steatohepatitis. Liver Int, 2015, 35(2): 532-541.

[35] Seo W, Eun HS, Kim SY, et al. Exosome-mediated activation of toll-like receptor 3 in stellate cells stimulates interleukin-17 production by $\gamma\delta$ T cells in liver fibrosis. Hepatology, 2016, 64(2): 616-631.

[36] Chen L, Charrier A, Zhou Y, et al. Epigenetic regulation of connective tissue growth factor by MicroRNA-214 delivery in exosomes from mouse or human hepatic stellate cells. Hepatology, 2014, 59(3): 1118-1129.

[37] Wei JX, Lv LH, Wan YL, et al. Vps4A functions as a tumor suppressor by regulating the secretion and uptake of exosomal microRNAs inhuman hepatoma cells. Hepatology, 2015, 61(4): 1284-1294.

[38] Masyuk AI, Masyuk TV, Larusso NF. Exosomes in the pathogenesis, diagnostics and therapeutics of liver diseases. J Hepatol, 2013, 59(3): 621-625.

[39] Nash K, Hafeez A, Hou S. Hospital-acquired renal insufficiency. Am J Kidney Dis, 2002, 39(5): 930-936.

[40] Morigi M, Imberti B, Zoja C, et al. Mesenchymal stem cells are renotropic, helping to repair the kidney and improve function in acute renal failure. J Am Soc Nephrol, 2004, 15: 1794-1804.

[41] Bruno S, Grange C, Deregibus MC, et al. Mesenchymal stem cell-derived microvesicles protect against acute tubular injury. J Am Soc Nephrol, 2009, 20: 1053-1067.

[42] Tomasoni S, Longaretti L, Rota C, et al. Transfer of Growth Factor Receptor mRNA Via Exosomes Unravels the Regenerative Effect of Mesenchymal Stem Cells. Stem Cells Dev, 2013, 22(5): 772-780.

[43] Reis LA, Borges FT, Simoes MJ, et al. Bone marrow-derived mesenchymal stem cells repaired but did not prevent gentamicin-induced acute kidney injury through paracrine effects in rats.

PLoS One, 2012, 7(9): e44092.

[44] Wang J, Jia H, Zhang B, et al. hucMSC exosome-transported 14 −3 −3ζ prevents the injury of cisplatin to HK −2 cells by inducing autophagy *in vitro*. Cytotherapy, 2018, 20(1): 29 −44.

[45] Jia H, Liu W, Zhang B, et al. hucMSC exosomes-delivered 14 −3 −3ζ enhanced autophagy via modulation of ATG16L in preventing cisplatin-induced acute kidney injury. Am J Transl Res, 2018, 10(1): 101 −113.

[46] Herrera Sanchez MB, Bruno S, Grange C, et al. Human liver stem cells and derived extracellular vesicles improve recovery in a murine model of acute kidney injury. Stem Cell Res Ther, 2014, 5: 124.

[47] Malek M, Nematbakhsh M. Renal ischemia/reperfusion injury from pathophysiology to treatment. J Renal Inj Prev, 2015, 4(2): 20 −27.

[48] Zhang G, Zou X, Miao S, et al. The anti-oxidative role of micro-vesicles derived from human Wharton-Jelly mesenchymal stromal cells through NOX2/gp91(phox) suppression in alleviating renal ischemia-reperfusion injury in rats. PLoS One, 2014, 9(3): e92129.

[49] Zou X, Gu D, Xing X, et al. Human mesenchymal stromal cell-derived extracellular vesicles alleviate renal ischemic reperfusion injury and enhance angiogenesis in rats. Am J Transl Res, 2016, 8(10): 4289 −4299.

[50] Zhu G, Pei L, Lin F, et al. Exosomes from human-bone-marrow-derived mesenchymal stem cells protect against renal ischemia /reperfusion injury via transferring miR − 199a − 3p. J Cell Physiol, 2019 Jun 10.

[51] Shen B, Liu J, Zhang F, et al. CCR2 Positive Exosome Released by Mesenchymal Stem Cells Suppresses Macrophage Functions and Alleviates Ischemia/Reperfusion-Induced Renal Injury. Stem Cells Int, 2016, 2016: 1240301.

[52] Link C, Yiph K, shao PL, et al. Combination of adipose-derived mesenchymal stem cells (ADMSC) and ADMSC-derived exosomes for protecting kidney from acute ischemiareperfusion injury. Int J Cardiol, 2016, 216: 173 −185.

[53] Mariano F, Cantaluppi V, Stella M, et al. Circulating plasma factors induce tubular and glomerular alterations in septic burns patients. Crit Care, 2008, 12: R42.

[54] Mostefai HA, Meziani F, Mastronardi ML, et al. Circulating microparticles from patients with septic shock exert protective role in vascular function. Am J Respir Crit Care Med, 2008, 178 (11): 1148 −1155.

[55] He J, Wang Y, Sun S, et al. Bone marrow stem cells-derived microvesicles protect against renal injury in the mouse remnant kidney model. Nephrology, 2012, 17(5): 493 −500.

[56] Gregorini M, Corradetti V, Pattonieri EF, et al. Perfusion of isolated rat kidney with Mesenchymal Stromal Cells /Extracellular Vesicles prevents ischaemic injury. J Cell Mol Med, 2017, 21(12): 3381 −3393.

[57] Ucero AC, Benito-Martin A, Izquierdo MC, et al. Unilateral ureteral obstruction: beyond obstruction. Int Urol Nephrol, 2014, 46(4): 765 −776.

[58] Choi HY, Lee HG, Kim BS, et al. Mesenchymal stem cell-derived microparticles ameliorate peritubular capillary rarefaction via inhibition of endothelial-mesenchymal transition and decrease

tubulointerstitial fibrosis in unilateral ureteral obstruction. Stem Cell Res Ther, 2015, 6: 18.

[59] Wang B, Yao K, Huuskes BM, et al. Mesenchymal stem cells deliver exogenous microRNA − let7c via exosomes to attenuate renal fibrosis. Mol Ther, 2016, 24(7): 1290 − 1301.

[60] Heuer JG, Harlan SM, Yang DD, et al. Role of TGF-alpha in the progression of diabetic kidney disease. Am J Physiol Renal Physiol, 2017, 312: F951 − F962.

[61] Van KA, Joles JA, van Balkom BW, et al. Human embryonic mesenchymal stem cell-derived conditioned medium rescues kidney function in rats with established chronic kidney disease. PLoS One, 2012, 7: e38746.

[62] Nassar W, El-Ansary M, Sabry D, et al. Umbilical cord mesenchymal stem cells derived extracellular vesicles can safely ameliorate the progression of chronic kidney diseases. Biomater Res, 2016, 20: 21.

[63] Zhang X, Li ZL, Woollard JR, et al. Obesitymetabolic derangement preserves hemodynamics but promotes intrarenal adiposity and macrophage infiltration in swine renovascular disease. Am J Physiol Renal Physiol, 2013, 305(3): F265 − F276.

[64] Eirin A, Zhu XY, Puranik AS, et al. Mesenchymal stem cell-derived extracellular vesicles attenuate kidney inflammation. Kidney Int, 2017, 92(1): 114 − 124.

[65] Zhou H, Pisitkun T, Aponte A, et al. Exosomal Fetuin-A identified by proteomics: A novel urinary biomarker for detecting acute kidney injury. Kidney Int, 2006, 70(10): 1847 − 1857.

[66] Zhou H, Cheruvanky A, Hu X, et al. Urinary exosomal transcription factors, a new class of biomarkers for renal disease. Kidney Int, 2008, 74(5): 613 − 621.

[67] Chen HH, Lai PF, Lan YF, et al. Exosomal ATF3 RNA attenuates pro-inflammatory gene MCP − 1 transcription in renal ischemia-reperfusion. J Cell Physiol, 2014, 229(9): 1202 − 1211.

[68] Panich T, Chancharoenthana W, Somparn P, et al. Urinary exosomal activating transcriptional factor 3 as the early diagnostic biomarker for sepsis-induced acute kidney injury. BMC Nephrol, 2017, 18(1): 10.

[69] Zhu Y, Yu J, Yin L, et al. MicroRNA − 146b, a Sensitive Indicator of Mesenchymal Stem Cell Repair of Acute Renal Injury. Stem Cells Transl Med, 2016, 5(10): 1406 − 1415.

[70] Benito-Martin A, Ucero AC, Zubiri I, et al. Osteoprotegerin in exosome-like vesicles from human cultured tubular cells and urine. PLoS One, 2013, 8(8): e72387.

[71] Lange T, Artelt N, Kindt F, et al. MiR − 21 is up-regulated in urinary exosomes of chronic kidney disease patients and after glomerular injury. J Cell Mol Med, 2019, 23(7): 4839 − 4843.

[72] Gudehithlu KP, Hart P, Joshi A, et al. Urine exosomal ceruloplasmin: a potential early biomarker of underlying kidney disease. Clin Exp Nephrol, 2019, 23(8): 1013 − 1021.

[73] Zhou H, Kajiyama H, Tsuji T, et al. Urinary exosomal Wilms' tumor − 1 as a potential biomarker for podocyte injury. Am J Physiol Renal Physiol, 2013, 305(4): F553 − 559.

[74] Kalani A, Mohan A, Godbole MM, et al. Wilm's tumor − 1 protein levels in urinary exosomes from diabetic patients with or without proteinuria. PLoS One, 2013, 8(3): e60177.

[75] Rood IM, Merchant ML, Wilkey DW, et al. Increased expression of lysosome membrane protein 2 in glomeruli of patients with idiopathic membranous nephropathy. Proteomics, 2015, 15(21): 3722 − 3730.

［76］ Hualin Ma, Ying Xu, Rongrong Zhang, et al. Differential expression study of circular RNAs in exosomes from serum and urine in patients with idiopathic membranous nephropathy. Arch Med Sci, 2019, 15(3): 738－753.

［77］ 洪天配,杨进.中国糖尿病防治的转化医学研究：机遇与挑战.中华糖尿病杂志,2017, 9(12): 729－731.

［78］ Martínez MC, Andriantsitohaina R. Extracellular vesicles in metabolic syndrome. Circ Res, 2017, 120 (10): 1674－1686.

［79］ Safdar A, Saleem A, Tarnopolsky MA. The potential of endurance exercise-derived exosomes to treat metabolic diseases. Nat Rev Endocrinol, 2016, 12 (9): 504－517.

［80］ Hanahan D, Weinberg RA. Hallmarks of cancer: the next generation. Cell, 2011, 144: 646－674.

［81］ Stepanian A, Bourguignat L, Hennou S, et al. Microparticle increase in severe obesity: not related to metabolic syndrome and unchanged after massive weight loss. Obesity, 2013, 21: 2236－2243.

［82］ Markowska A, Pendergrast RS, Pendergrast JS, et al. A novel method for the isolation of extracellular vesicles and RNA from urine. J Circ Biomark, 2017, 6: 164－186.

［83］ Kenigsberg S, Wyse BA, Librach CL, et al. Protocol for exosome isolation from small volume of ovarian follicular fluid: evaluation of ultracentrifugation and commercial kits. Methods Mol Biol, 2017: 321－341.

［84］ Mishra PJ. Non-coding RNAs as clinical biomarkers for cancer diagnosis and prognosis. Exp Rev Mol Diagn, 2014, 14: 917－919.

［85］ Oksvold MP, Neurauter A, Pedersen KW. Magnetic bead-based isolation of exosomes. Methods Mol Biol, 2015, 1218: 465－481.

［86］ Jansen F, Yang X, Franklin BS, et al. High glucose condition increases NADPH oxidase activity in endothelial microparticles that promote vascular inflammation. Cardiovasc Res, 2013, 98: 94－106.

［87］ Sabatier F, Darmon P, Hugel B, et al. Type 1 and type 2 diabetic patients display different patterns of cellular microparticles. Diabetes, 2002, 51: 2840－2845.

［88］ Li S, Wei J, Zhang C, et al. Cell-derived microparticles in patients with Type 2 diabetes mellitus: a systematic review and Meta-analysis. Cell Physio Biochem, 2016, 39: 2439－2450.

［89］ Turner M, Reid L, Munkonda M, et al. Effect of high glucose exposure on endothelial microparticle formation and composition. J Hypertens, 2016, 40(5): S9－S10.

［90］ Lytvyn Y, Xiao F, Kennedy CR, et al. Assessment of urinary microparticles in normotensive patients with type 1 diabetes. Diabetologia, 2016, 60: 581－584.

［91］ Sun AL, Deng JT, Guan GJ, et al. Dipeptidy l peptidase-IV is a potential molecular biomarker in diabetic kidney disease. Diab Vasc Dis Res, 2012, 9: 301－308.

［92］ Abe H, Sakurai A, Ono H, et al. Urinary Exosomal mRNA of WT1 as Diagnostic and Prognostic Biomarker for Diabetic Nephropathy. J Med Invest, 2018, 65(3.4): 208－215.

［93］ Lange T, Stracke S, Rettig R, et al. Identification of miR－16 as an endogenous reference gene for the normalization of urinary exosomal miRNA expression data from CKD patients. Plos One, 2017, 12: e0183435.

［94］ Mohan A, Singh RS, Kumari M, et al. Urinary Exosomal microRNA −451 −5p Is a Potential Early Biomarker of Diabetic Nephropathy in Rats. PLoS One 2016, 11(4)： e0154055.

［95］ Najarian JS, Sutherland DE, Matas AJ, et al. Human islet transplantation： a preliminary report. Transplant Proc, 1977, 9： 233 −236.

［96］ Kawahara T, Kin T, Kashkoush S, et al. Portal vein thrombosis is a potentially preventable complication in clinical islet transplantation. Am J Transplant, 2011, 11： 2700 −2707.

［97］ Bosi E, Braghi S, Maffi P, et al. Autoantibody response to islet transplantation in type 1 diabetes. Diabetes, 2001, 50： 2464 −2471.

［98］ Al-Adra DP, Gill RS, Imes S, et al. Single-donor islet transplantation and long-term insulin independence in select patients with type 1 diabetes mellitus. Transplantation, 2014, 98： 1007 −1012.

［99］ Sui L, Danzl N, Campbell SR, et al. Beta cell replacement in mice using human type 1 diabetes nuclear transfer embryonic stem cells. Diabetes, 2018, 67： 26 −35.

［100］ Loh K, Shi YC, Walters S, et al. Inhibition of Y1 receptor signaling improves islet transplant outcome. Nature Communications, 2017, 8： 490.

［101］ Xv J, Ming Q, Wang X, et al. Mesenchymal stem cells moderate immune response of type 1 diabetes. Cell Tissue Res, 2017, 368： 239 −248.

［102］ Guan LX, Guan H, Li HB, et al. Therapeutic efficacy of umbilical cord-derived mesenchymal stem cells in patients with type 2 diabetes. Exp Ther Med, 2015, 9： 1623 −1630.

［103］ O'Loughlin A, Kulkarni M, Creane M, et al. Topical administration of allogeneic mesenchymal stromal cells seeded in a collagen scaffold augments wound healing and increases angiogenesis in the diabetic rabbit ulcer. Diabetes, 2013, 62： 2588 −2594.

［104］ Lv S, Cheng J, Sun A, et al. Mesenchymal stem cells transplantation ameliorates glomerular injury in streptozotocin-induced diabetic nephropathy in rats via inhibiting oxidative stress. Diabetes Res Clin Prac, 2014, 104： 143 −145.

［105］ Zhang W, Wang Y, Kong J, et al. Therapeutic efficacy of neural stem cells originating from umbilical cord-derived mesenchymal stem cells in diabetic retinopathy. Sci Rep, 2017, 7： 408.

［106］ Ambery AG, Tackett L, Penque BA, et al. Exercise training prevents skeletal muscle plasma membrane cholesterol accumulation, cortical actin filament loss, and insulin resistance in C57BL/6J mice fed a western-style high-fat diet. Physiol Rep, 2017, 5(16)： e13363.

［107］ Garcia NA, Moncayo-Arlandi J, Sepulveda P, et al. Cardiomyocyte exosomes regulate glycolytic flux in endothelium by direct transfer of GLUT transporters and glycolytic enzymes. Cardiovasc Res, 2016, 109： 397 −408.

［108］ Mokarizadeh A, Delirezh N, Morshedi A, et al. Microvesicles derived from mesenchymal stem cells： Potent organelles for induction of tolerogenic signaling. Immuno Let, 2012, 147(1 −2)： 47 −54.

［109］ Wen D, Peng Y, Liu D, et al. Mesenchymal stem cell and derived exosome as small RNA carrier and immunomodulator to improve islet transplantation. J Control Release, 2016, 238： 166 −175.

［110］ Kordelas L, Rebmann V, Ludwig AK, et al. MSC-derived exosomes: a novel tool to treat therapy-refractory graft-versus-host disease. Leukemia, 2014, 28: 970-973.

［111］ Shabbir A, Cox A, Rodriguez-Menocal L, et al. Mesenchymal stem cell exosomes induce proliferation and migration of normal and chronic wound fibroblasts, and enhance angiogenesis *in vitro*. Stem Cells Dev, 2015, 24: 1635-1647.

［112］ Masako N, Kanna N, Naoto K, et al. Bone marrow-derived mesenchymal stem cells improve diabetes-induced cognitive impairment by exosome transfer into damaged neurons and astrocytes. Sci Rep, 2016, 6: 24805.

［113］ Nagaishi K, Mizue Y, Chikenji T, et al. Mesenchymal stem cell therapy ameliorates diabetic nephropathy via the paracrine effect of renal trophic factors including exosomes. Sci Rep, 2016, 6: 34842.

［114］ Jiang ZZ, Liu YM, Niu X, et al. Exosomes secreted by human urine-derived stem cells could prevent kidney complications from type Ⅰ diabetes in rats. Stem Cell Res Ther, 2016, 7: 24.

［115］ Sun Y, Shi H, Yin S, et al. Human mesenchymalstem cell derived exosomes alleviate type 2 diabetes mellitus by reversing peripheral insulin resistance and relieving β-Cell destruction. ACS Nano, 2018, 12(8): 28-35.

［116］ Mistry DS, Chen Y, Sen GL. Progenitor function in selfrenewing human epidermis is maintained by the exosome. Cell Stem Cell, 2012, 11(1): 127135.

［117］ Huang P, Bi JR, Owen GR, et al. Keratinocyte microvesicles regulate the expression of multiple genes in dermal fibroblasts. Journal of Investigative Dermatology, 2015, 135(12): 3051.

［118］ Zhang B, Wang M, Gong A, et al. hucMSC-exosome mediated-Wnt4 signaling is required for Cutaneous Wound Healing. Stem Cells, 2015, 33(7): 2158-2168.

［119］ Zhang B, Gong A, Pan Z, et al. hucMSC exosome-delivered 14-3-3ζ orchestrates self-control of the wnt response via modulation of YAP during cutaneous regeneration. Stem Cells, 2016, 34(10): 2485-2500.

［120］ Yin H, Ren SS, Zhen W, et al. Exosomes from human umbilical cord blood accelerate cutaneous wound healing through miR-21-3p-mediated promotion of angiogenesis and fibroblast function. Theranostics, 2018, 8(1): 169-184.

［121］ Bakhtyar, Marc GJ, Elaine H, et al. Exosomes from acellular Wharton's jelly of the human umbilical cord promotes skinwound healing. Stem Cell Res Ther, 2018, 9(1): 193-207.

［122］ Omar S. El-Tookhyl, Ashraf A. Shamaal, et al. Histological evaluation of experimentally induced critical size defect skin wounds using exosomal solution of mesenchymal stem cells derived microvesicles. Int J Stem Cells, 2017, 10(2): 144-151.

［123］ Zhang W, Bai X, Zhao B, et al. Cell-free therapy based on adipose tissue stem cell-derived exosomes promotes wound healing via the PI3K/Akt signaling pathway. Exp Cell Res, 2018, 370(2): 333-342.

［124］ Zhao B, Zhang YJ, Han SC, et al. Exosomes derived from human amniotic epithelial cells accelerate wound healing and inhibit scar formation. J Mol Hist, 2017, 48(2): 121-132.

［125］ Fang S, Xu C, Zhang YT, et al. Umbilical cord-derived mesenchymal stem cell-derived exosomal microRNAs suppress myofibroblast differentiation by inhibiting the transforming growth factor-β/SMAD2 pathway during wound healing. Stem cells TranslMed, 2016, 5(10): 1425－1439.

[126] Myeongsik Oh, Jinhee Lee, Yu Jin Kim, et al. Exosomes derived from human induced pluripotent stem cells ameliorate the aging of skin fibroblasts. Int J Mol Sci, 2018, 19(6): 1715－1733.

[127] Kim YJ, Yoo SM, Park HH, et al. Exosomes derived from human umbilical cord blood mesenchymal stem cells stimulates rejuvenation of human skin. Biochem Biophys Res Commun. 2017, 493(2): 1102－1108.

[128] Barbara Bellei, Emilia Migliano, Marinella Tedesco, et al. Adipose tissue-derived extracellular fraction characterization: biological and clinical considerations in regenerative medicine. Stem Cell Res Ther, 2018, 9: 207－225.

[129] Adolf G, Walker A, Nissen E. Human fibrocyte-derived exosomes accelerate wound healing in genetically diabetic mice. Biochem Bioph Res Co, 2015, 467(2): 303－309.

[130] Guo SC, Tao SC, Yin WJ, et al. Exosomes derived from platelet-rich plasma promotethe re-epithelization of chronic cutaneous wounds via activation of YAP in a diabetic rat model. Theranostics, 2017, 7(1): 81－96.

[131] Hitoshi K, Katsumi E, Miki K, et al. Effects of exosomes derived from the induced pluripotent stem cells on skin wound healing. Med Sci, 2018, 80(2): 141－153.

[132] Shi Q, Qian ZY, Liu DH, et al. GMSC-derived exosomes combined with a Chitosan/Silk hydrogel sponge accelerates wound healing in a diabetic rat skin defect model. Front Physiol, 2017, doi: 10.3389.

[133] Xiao D, Barry S, Kmetz D, et al. Melanoma cell-derived exosomes promote epithelial-mesenchymal transition in primary melanocytes through paracrine/autocrine signaling in the tumor microenvironment. Cancer Lett, 2016, 376(2): 318－327.

[134] Pfeffer SR, Grossmann KF, Cassidy PB, et al. Detection of exosomal miRNAs in the plasma of melanoma patients. J Clin Med, 2015, 4(12): 2012－2027.

[135] Alegre E, Sanmamed MF, Rodriguez C, et al. Study of circulating microRNA－125b levels in serum exosomes in advanced melanoma. Arch Pathol Lab Med, 2014, 138(6): 828－832.

[136] Curry JM, South AP. Exosome-mediated transfer from the tumor microenvironment increases TGFβ signaling in squamous cell carcinoma. Am J Transl Res, 2016, 8(5): 2432－2437.

[137] Nakamura K, Jinnin M, Fukushima S, et al. Exosome expression in the skin and sera of systemic sclerosis patients, and its possible therapeutic application against skin ulcer. J Dermatol Sci, 2016, 84: e97－e98.

[138] El-Rifaie AA, Sabry D, Doss RW, et al. Heme oxygenase and iron status in exosomes of psoriasis patients. Arch Dermatol Res, 2018, 310(8): 651－656.

[139] Atit R, Sgaier SK, Mohamed OA, et al. Beta-catenin activation is necessary and sufficient to specify the dorsal dermal fate in the mouse. Dev Biol, 2006, 296(1): 164－176.

[140] Hardy MH. The secret life of the hair follicle. Trends Genet, 1992, 8(2): 55－61.

[141] Schlegelmilch K, Mohseni M, Kirak O, et al. Yap1 acts downstream of alpha-catenin to control

epidermal proliferation. Cell, 2011, 144(5): 782-795.

[142] Biró É, Sturk-Maquelin K, Vogel GM, et al. Human cell-derived microparticles promote thrombus formation *in vivo* in a tissue factor-dependent manner. J Thromb Haemost. 2003, 1, 2561-2568.

[143] Zhang J, Chen C, Hu B, et al. Exosomes derived from human endothelial progenitor cells accelerate cutaneous wound healing by promoting angiogenesis through Erk1/2 signaling. Int J Biol Sci, 2016, 12: 1472.

[144] Guo SC, Tao SC, Yin WJ, et al. Exosomes derived from platelet-rich plasma promote the re-epithelization of chronic cutaneous wounds via activation of YAP in a diabetic rat model. Theranostics, 2017, 7: 81.

[145] Cheng CF, Fan J, Fedesco M, et al. Transforming growth factor (TGF)-stimulated secretion of HSP90: Using thereceptor LRP-1/CD91 to promote human skin cell migration against a TGF-rich environment duringwound healing. Mol Cell Biol, 2008, 28(10): 3344-3358.

[146] McCready J, Sims JD, Chan D, et al. Secretion of extracellular HSP90 via exosomes increases cancer cell motility: A role for plasminogen activation. BMC Cancer, 2010, 10: 294.

[147] Hu L, Wang J, Zhou X, et al. Exosomes derivedfrom human adipose mensenchymal stem cells accelerates cutaneous wound healing via optimizing thecharacteristics of fibroblasts. Sci Rep, 2016, 6: 32993.

[148] Zhang B, Wu X, Zhang X, et al. Human umbilical cord mesenchymal stem cell exosomes enhance angiogenesis through the Wnt4/β-catenin pathway. Stem Cells Transl Med, 2015, 4(5): 513-522.

[149] Ramakrishnan DP, Hajj-Ali RA, Chen Y, et al. Extracellular vesicles activate a CD36-dependent signaling pathway to inhibit microvascular endothelial cell migration and tube formation significance. Arterioscler Thromb Vasc Biol, 2016, 36(3): 534-544.

[150] Medina A, Ghahary A. Transdifferentiated circulating monocytes release exosomes containing 14-3-3 proteins with matrix metalloproteinase-1 stimulating effect for dermal fibroblasts. Wound Repair Regen, 2010, 18(2): 245-253.

[151] Wu CX, Liu ZF. Proteomic profiling of sweat exosome suggests its involvement in skin immunity. J Invest Dermatol, 2018, 138(1): 89-97.

[152] Marino J, Babiker MH, Crosby B, et al. Donor exosomes rather than passenger leukocytes initiate alloreactive T cell responses aftertransplantation. Sci Immunol, 2016, 1(1): pii: aaf8759.

[153] Besse B, Charrier M, Lapierre V, et al. Dendritic cell-derived exosomes as maintenance immunotherapy after first line chemotherapy in NSCLC. Oncoimmunology, 2016, 5: e1071008.

[154] Huleihel L, Hussey GS, Naranjo JD, et al. Matrix-bound nanovesicles within ECM bioscaffolds. Sci Adv, 2016, 2(6): e1600502.

[155] Nakamura K, Jinnin M, Harada M, et al. Altered expression of CD63 and exosomes in scleroderma dermal fibroblasts. J Dermatol Sci, 2016, 84(1): 30-39.

[156] Zhou L, Wang H, Jing J, et al. Regulation of hair follicle development by exosomes derived from dermal papilla cells. Biochem Bioph Res Co, 2018, 500(2): 325-332.

[157] Alessandra LC, Cedric D, Floriane GM, et al. Exosomes released by keratinocytes modulate melanocyte pigmentation. Nat Commun, 2015, 6: 7506.

[158] Liu L, Song P, Yi X, et al. Serum-derived exosomes contribute to abnormal melanocyte function in patients with active vitiligo. J Invest Dermatol, 2016, 136: S12.

[159] Bai Y, Han YD, Yan XL, et al. Adipose mesenchymal stem cell-derived exosomes stimulated by hydrogen peroxide enhanced skin flap recovery in ischemia-reperfusion injury. Biochem Biophys Res Commun, 2018, 500(2): 310 −317.

[160] Pu CM, Liu CW, Liang CJ, et al. Adipose-derived stem cells protect skin flaps against Ischemia/Reperfusion injury via IL − 6 expression. J Invest Dermatol, 2017, 137(6): 1353 −1362.

[161] Shuo F, Chen X, Zhang YT, et al. Umbilical cord-derived mesenchymal stem cell-derived exosomal microRNAs suppress myofibroblast differentiation by inhibiting the transforming growth factor-b/SMAD2 pathway during wound healing. Stem cell Transl Med, 2016, 5(10): 1425 −1439.

[162] Lu Wang, Li Hu, Xin Zhou, et al. Exosomes secreted by human adipose mesenchymal stem cells promote scarless cutaneous repair by regulating extracellular matrix remodelling. Sci Rep, 2017, 7(1): 13321.

[163] Pfeffer SR, Grossmann KF, Cassidy PB, et al. Detection of exosomal miRNAs in the plasma of melanoma patients. J Clin Med, 2015, 4(12): 2012 −2017.

[164] Shi H, Xu X, Zhang B, et al. 3,3′− diindolylmethane stimulates exosomal wnt11 autocrine signaling in human umbilical cord mesenchymal stem cells to enhance wound healing. Theranostics, 2017, 7(6): 1674 −1688.

[165] Jung JH, Fu X, Yang PC. Exosomes generated from iPSC-derivatives: New direction for stem cell therapy in human heart diseases. Circ Res, 2017, 120(2): 407 −417.

[166] Yellon DM, Hausenloy DJ. Myocardial reperfusion injury. N Engl J Med, 2007, 357(11): 1121 −1135.

[167] Mitsos S, Katsanos K, Koletsis E, et al. Therapeutic angiogenesis for myocardial ischemia revisited: Basic biological concepts and focus on latest clinical trials. Angiogenesis, 2012, 15(1): 1 −22.

[168] Sharpe N. Cardiac remodeling in coronary artery disease. Am J Cardiol, 2004, 93(9A): 17B −20B.

[169] Bergmann O, Bhardwaj RD, Bernard S, et al. Evidence for cardiomyocyte renewal in humans. Science, 2009, 324(5923): 98 −102.

[170] Lai RC, Arslan F, Lee MM, et al. Exosome secreted by MSC reduces myocardial ischemia/reperfusion injury. Stem Cell Res, 2010, 4(3): 214 −222.

[171] Arslan F, Lai RC, Smeets MB, et al. Mesenchymal stem cell derived exosomes increase ATP levels, decrease oxidative stress and activate PI3K/Akt pathway to enhance myocardial viability and prevent adverse remodeling after myocardial ischemia/reperfusion injury. Stem Cell Res, 2013, 10(3): 301 −312.

[172] Zhao Y, Sun X, Cao W, et al. Exosomes derived from human umbilical cord mesenchymal stem

cells relieve acute myocardial ischemic injury. Stem Cells Int, 2015, 2015: 761643.

[173] Lai RC, Arslan F, Tan SS, et al. Derivation and characterization of human fetal MSCs: an alternative cell source for large-scale production of cardioprotective microparticles. J Mol Cell Cardiol, 2010, 48(6): 1215－1224.

[174] Xia P, Liu Y, Cheng Z. Signaling pathways in cardiac myocyte apoptosis. Biomed Res Int, 2016, 2016: 9583268.

[175] Wang P, Jiang XF, Lew KS, et al. Human mesenchymal stem cell (hMSC)-derived exosomes upregulate Bcl－2, a cross talk between apoptosis and autophagy, reducing ischemia / reperfusion injury. Eur Heart J, 2015, 36: 585－586.

[176] Cabal-Hierro L, Rodríguez M, Artime N, et al. TRAF-mediated modulation of NF－κB and JNK activation by TNFR2. Cell Signal, 2014, 26(12): 2658－2666.

[177] Wang K, Jiang Z, Webster KA, et al. Enhanced cardioprotection by human endometrium mesenchymal stem cells driven by exosomal microRNA－21. Stem Cells Transl Med, 2017, 6 (1): 209－222.

[178] Matsui Y, Takagi H, Qu X, et al. Distinct roles of autophagy in the heart during ischemia and reperfusion: roles of AMP-activated protein kinase and Beclin 1 in mediating autophagy. Circ Res, 2007, 100(6): 914－922.

[179] Suzuki T, Inoki K. Spatial regulation of the mTORC1 system in amino acids sensing pathway. Acta BiochimBiophys Sin (Shanghai), 2011, 43(9): 671－679.

[180] Liu L, Jin X, Hu CF, et al. Exosomes derived from mesenchymal stem cells rescue myocardial ischaemia /reperfusion injury by inducing cardiomyocyte autophagy via AMPK and Akt pathways. Cell Physiol Biochem, 2017, 43(1): 52－68.

[181] Lai RC, Tan SS, Teh BJ, et al. Proteolytic potential of the MSC exosome proteome: Implications for an exosome-mediated delivery of therapeutic proteasome. Int J Proteomics, 2012, 2012: 971907.

[182] Wang X, Li J, Zheng H, et al. Proteasome functional insufficiency in cardiac pathogenesis. Am J Physiol Heart Circ Physiol, 2011, 301(6): H2207－H2219.

[183] Gallet R, Dawkins J, Valle J, etc. Exosomes secreted by cardiosphere-derived cells reduce scarring, attenuate adverse remodelling, and improve function in acute and chronic porcine myocardial infarction. Eur Heart J, 2017, 38(3): 201－211.

[184] Wynn TA, Chawla A, Pollard JW, et al. Macrophage biology in development, homeostasis and disease. Nature, 2013, 496(7446): 445－455.

[185] Cambier L, de Couto G, Ibrahim A, et al. Y RNA fragment in extracellular vesicles confers cardioprotection via modulation of IL－10 expression and secretion. EMBO Mol Med, 2017, 9 (3): 337－352.

[186] Chen L, Wang Y, Pan Y, et al. Cardiac progenitor-derived exosomes protect ischemic myocardium from acute ischemia /reperfusion injury. Biochem Biophys Res Commun, 2013, 431(3): 566－571.

[187] Xiao J, Pan Y, Li XH, et al. Cardiac progenitor cell-derived exosomes prevent cardiomyocytes apoptosis through exosomal miR－21 by targeting PDCD4. Cell Death Dis, 2016, 7(6): e2277.

[188] Yang Y, Li Y, Chen X, et al. Exosomal transfer of miR – 30a between cardiomyocytes regulates autophagy after hypoxia. J Mol Med (Berl), 2016, 94(6): 711 – 724.

[189] Malik ZA, Kott KS, Poe AJ, et al. Cardiac myocyte exosomes: stability, HSP60, and proteomics. Am J Physiol Heart Circ Physiol, 2013, 304(7): H954 – H965.

[190] Quintavalle C, Donnarumma E, Iaboni M, et al. Effect of miR – 21 and miR – 30b/c on TRAIL-induced apoptosis in glioma cells. Oncogene, 2013, 32(34): 4001 – 4008.

[191] Wang Y, Zhang L, Li Y, et al. Exosomes/microvesicles from induced pluripotent stem cells deliver cardioprotective miRNAs and prevent cardiomyocyte apoptosis in the ischemic myocardium. International journal of cardiology, 2015, 192: 61 – 69.

[192] Feng Y, Huang W, Meng W, et al. Heat shock improves Sca – 1 + stem cell survival and directs ischemic cardiomyocytes toward a prosurvival phenotype via exosomal transfer: a critical role for HSF1/miR – 34a/HSP70 pathway. Stem Cells, 2014, 32(2): 462 – 472.

[193] Liu X, Zhang C, Zhang C, et al. Heat shock protein 70 inhibits cardiomyocyte necroptosis through repressing autophagy in myocardial ischemia/reperfusion injury. *In Vitro* Cell Dev Biol Anim, 2016, 52(6): 690 – 698.

[194] Hofmann U, Beyersdorf N, Weirather J, et al. Activation of CD4[+] T lymphocytes improves wound healing and survival after experimental myocardial infarction in mice. Circulation, 2012, 125(13): 1652 – 1663.

[195] Liu H, Gao W, Yuan J, et al. Exosomes derived from dendritic cells improve cardiac function via activation of CD4(+) T lymphocytes after myocardial infarction. J Mol Cell Cardiol, 2016, 91: 123 – 133.

[196] Heusch G, Bøtker HE, Przyklenk K, et al. Remote ischemic conditioning. J Am Coll Cardiol, 2015, 65(2): 177 – 195.

[197] Vicencio JM, Boi-Doku C, Das D, et al. Protecting the heart at a distance: exosomes for nano-sized cardioprotection. Heart, 2014, 100: A9.

[198] Baranyai T, Giricz Z, Varga ZV, et al. Extracellular vesicles mediate cardioprotection exerted by remote ischemic preconditioning in rats. Cardiovasc Res, 2014, 103: S80.

[199] Giricz Z, Varga ZV, Baranyai T, et al. Cardioprotection by remote ischemic preconditioning of the rat heart is mediated by extracellular vesicles. J Mol Cell Cardiol, 2014, 68: 75 – 78.

[200] Li J, Rohailla S, Gelber N, et al. MicroRNA – 144 is a circulating effector of remote ischemic preconditioning. Basic Res Cardiol, 2014, 109(5): 423.

[201] Vicencio JM, Yellon DM, Sivaraman V, et al. Plasma exosomes protect the myocardium from ischemia-reperfusion injury. J Am Coll Cardiol, 2015, 65(15): 1525 – 1536.

[202] Carmeliet P, Jain RK. Molecular mechanisms and clinical applications of angiogenesis. Nature, 2011, 473(7347): 298.

[203] Bian S, Zhang L, Duan L, et al. Extracellular vesicles derived from human bone marrow mesenchymal stem cells promote angiogenesis in a rat myocardial infarction model. J Mol Med (Berl), 2014, 92(4): 387 – 397.

[204] Teng X, Chen L, Chen W, et al. Mesenchymal stem cell-derived exosomes improve the microenvironment of infarcted myocardium contributing to angiogenesis and anti-inflammation. Cell

Physiol Biochem, 2015, 37(6): 2415-2424.

[205] Ma J, Zhao Y, Sun L, et al. Exosomes derived from Akt-modified human umbilical cord mesenchymal stem cells improve cardiac regeneration and promote angiogenesis via activating platelet-derived growth factor D. Stem Cells Transl Med, 2017, 6(1): 51-59.

[206] Wang K, Jiang Z, Webster KA, et al. Enhanced cardioprotection by human endometrium mesenchymal stem cells driven by exosomal microRNA-21. Stem Cells Transl Med, 2017, 6(1): 209-222.

[207] Tseliou E, Fouad J, Reich H, et al. Fibroblasts rendered antifibrotic, antiapoptotic, and angiogenic by priming with cardiosphere-derived extracellular membrane vesicles, J Am Coll Cardiol, 2015, 66(6): 599-611.

[208] Kang K, Ma R, Cai W, et al. Exosomes secreted from CXCR4 overexpressing mesenchymal stem cells promote cardioprotection via Akt signaling pathway following myocardial infarction. Stem Cells Int, 2015, 2015: 659890.

[209] Beltrami C, Shantikumar S, Laftha A, et al. The human pericardial fluid is enriched with cardiovascular-expressed microRNAs and exosomes with therapeutic angiogenic potential. European heart journal, 2016, 37: 1248.

[210] Foglio E, Puddighinu G, Fasanaro P, et al. Exosomalclusterin, identified in the pericardial fluid, improves myocardial performance following MI through epicardial activation, enhanced arteriogenesis and reduced apoptosis. Int J Cardiol, 2015, 197: 333-347.

[211] Gray WD, French KM, Ghosh-Choudhary S, et al. Identification of therapeutic covariant microRNA clusters in hypoxia-treated cardiac progenitor cell exosomes using systems biology. Circ Res, 2015, 116(2): 255-263.

[212] Tseliou E, Fouad J, Reich H, et al. Fibroblasts rendered antifibrotic, antiapoptotic, and angiogenic by priming with cardiosphere-derived extracellular membrane vesicles. J Am Coll Cardiol, 2015, 66(6): 599-611.

[213] Feng Y, Huang W, Wani M, et al. Ischemic preconditioning potentiates the protective effect of stem cells through secretion of exosomes by targeting Mecp2 via miR-22. PloS one, 2014, 9(2): e88685.

[214] Hu B, Gharaee-Kermani M, Wu Z, et al. Essential role of MeCP2 in the regulation of myofibroblast differentiation during pulmonary fibrosis. Am J Pathol, 2011, 178(4): 1500-1508.

[215] Yamaguchi T, Izumi Y, Nakamura Y, et al. Repeated remote ischemic conditioning attenuates left ventricular remodeling via exosome-mediated intercellular communication on chronic heart failure after myocardial infarction. Int J Cardiol, 2015, 178: 239-246.

[216] Friebe D, Hesse J, Schmidt T, et al. Induction of cardiac gene expression in cultivated epicardium-derived cells (EPDC) by coculture with microvesicles/exosomes from apoptotic cardiomyocytes. Acta Physiol, 2015, 213: 113.

[217] Khan M, Nickoloff E, Abramova T, et al. Embryonic stem cell-derived exosomes promote endogenous repair mechanisms and enhance cardiac function following myocardial infarction. Circ Res, 2015, 117(1): 52-64.

［218］ Zhang Z, Yang J, Yan W, et al. Pretreatment of cardiac stem cells with exosomes derived from mesenchymal stem cells enhances myocardial repair. J Am Heart Assoc, 2016, 5(1): e002856.

［219］ Shi Y, Yang Y, Guo Q, et al. Exosomes derived from human umbilical cord mesenchymal stem cells promote fibroblast-to-myofibroblast differentiation in inflammatory environments and benefit cardioprotective effects. Stem Cells Dev, 2019, 28(12): 799 −811.

［220］ Wider J, Przyklenk K. Ischemic conditioning: the challenge of protecting the diabetic heart. Cardiovasc Diagn Ther, 2014, 4(5): 383 −396.

［221］ Mowat C, Cole A, Windsor A, et al. Guidelines for the management of inflammatory bowel disease in adults. Gut, 2011, 60: 571 −607.

［222］ Floyd DN, Langham S, Severac HC, et al. The economic and quality-of-life burden of Crohn's disease in Europe and the United States, 2000 to 2013: a systematic review. Dig Dis Sci, 2015, 60: 299 −312.

［223］ Devine SM, Lazarus HM, Emerson SG. Clinical application of hematopoietic progenitor cell expansion: current status and future prospects. Bone Marrow Transplant, 2003, 31: 241 −252.

［224］ Wu H, Fan H, Shou Z, et al. Extracellular vesicles containing miR − 146a attenuate experimental colitis by targeting TRAF6 and IRAK1. Int Immunopharmacol, 2019, 68: 204 −212.

［225］ Burrello J, Monticone S, Gai C, et al. Stem cell-devrived extracelluar visicles and immune-modulation. Front Cell Dev Biol, 2016, 4: 83.

［226］ Jiang W, Tan Y, Cai M, et al. Human Umbilical Cord MSC-Derived Exosomes Suppress the Development of CCl_4 −Induced Liver Injury through Antioxidant Effect. Stem Cells Int, 2018, 2018: 6079642.

［227］ Mao F, Wu Y, Tang X, et al. Exosomes Derived from Human Umbilical Cord Mesenchymal Stem Cells Relieve Inflammatory Bowel Disease in Mice. Biomed Res Int, 2017, 2017: 5356760.

［228］ Murata Y, Ishiguro Y, Itoh J, et al. The role of proinflammatory and immunoregulatory cytokines in the pathogenesis of ulcerative colitis. J Gastroenterol, 1995, 30 Suppl 8: 56 −60.

［229］ de Luca A, Smeekens SP, Casagrande A, et al. IL −1 receptor blockade restores autophagy and reduces inflammation in chronic granulomatous disease in mice and in humans. Proc Natl Acad Sci USA, 2014, 111: 3526 −3531.

［230］ Lee TW, Fedorak RN. Tumor necrosis factor-alpha monoclonal antibodies in the treatment of inflammatory bowel disease: clinical practice pharmacology. Gastroenterol Clin North Am, 2010, 39: 543 −557.

［231］ Sakthivel KM, Guruvayoorappan C. Amentoflavone inhibits iNOS, COX − 2 expression and modulates cytokine profile, NF-kappaB signal transduction pathways in rats with ulcerative colitis. Int Immunopharmacol, 2013, 17: 907 −916.

［232］ Mao F, Wu Y, Tang X, et al. Human umbilical cord mesenchymal stem cells alleviate inflammatory bowel disease through the regulation of 15 − LOX − 1 in macrophages. Biotechnol Lett, 2017, 39: 929 −938.

[233] Yang J, Liu XX, Fan H, et al. Extracellular vesicles derived from bone marrow mesenchymal stem cells protect against experimental colitis via attenuating colon inflammation, oxidative stress and apoptosis. PLoS One, 2015, 10: e0140551.

[234] Wu Y, Qiu W, Xu X, et al. Exosomes derived from human umbilical cord mesenchymal stem cells alleviate inflammatory bowel disease in mice through ubiquitination. Am J Transl Res, 2018, 10: 2026 −2036.

[235] Ramanan D, Bowcutt R, Lee SC, et al. Helminth infection promotes colonization resistance via type 2 immunity. Science, 2016, 352: 608 −612.

[236] Finlay CM, Stefanska AM, Walsh KP, et al. Helminth products protect against autoimmunity via innate Type 2 cytokines IL −5 and IL −33, which promote Eosinophilia. J Immunol, 2016, 196: 703 −714.

[237] Greening DW, Gopal SK, Xu R, et al. Exosomes and their roles in immune regulation and cancer. Semin Cell Dev Biol, 2015, 40: 72 −81.

[238] Yin W, Ouyang S, Li Y, et al. Immature dendritic cell-derived exosomes: a promise subcellular vaccine for autoimmunity. Inflammation, 2013, 36: 232 −240.

[239] Wang L, Yu Z, Wan S, et al. Exosomes derived from dendritic cells treated with Schistosoma japonicum soluble egg antigen attenuate DSS-induced colitis. Front Pharmacol, 2017, 8: 651.

[240] Whalen JD, Lechman EL, Carlos CA, et al. Adenoviral transfer of the viral IL − 10 gene periarticularly to mouse paws suppresses development of collagen-induced arthritis in both injected and uninjected paws. J Immunol, 1999, 162: 3625 −3632.

[241] Yang X, Meng S, Jiang H, et al. Exosomes derived from interleukin − 10 − treated dendritic cells can inhibit trinitrobenzene sulfonic acid-induced rat colitis. Scand J Gastroenterol, 2010, 45: 1168 −1177.

[242] Mazmanian SK, Round JL, Kasper DL. A microbial symbiosis factor prevents intestinal inflammatory disease. Nature, 2008, 453: 620 −625.

[243] Shen Y, Giardino Torchia ML, Lawson GW, et al. Outer membrane vesicles of a human commensal mediate immune regulation and disease protection. Cell Host Microbe, 2012, 12: 509 −520.

[244] Zea AH, Rodriguez PC, Atkins MB, et al. Arginase-producing myeloid suppressor cells in renal cell carcinoma patients: a mechanism of tumor evasion. Cancer Res, 2005, 65: 3044 −3048.

[245] Crook KR, Liu P. Role of myeloid-derived suppressor cells in autoimmune disease. World J Immunol, 2014, 4: 26 −33.

[246] Ioannou M, Alissafi T, Lazaridis I, et al. Crucial role of granulocytic myeloid-derived suppressor cells in the regulation of central nervous system autoimmune disease. J Immunol, 2012, 188: 1136 −1146.

[247] Wang Y, Tian J, Tang X, et al. Exosomes released by granulocytic myeloid-derived suppressor cells attenuate DSS-induced colitis in mice. Oncotarget, 2016, 7: 15356 −15368.

［248］Mittelbrunn M, Gutierrez-Vazquez C, Villarroya-Beltri C, et al. Unidirectional transfer of microRNA-loaded exosomes from T cells to antigen-presenting cells. Nat Commun, 2011, 2: 282.

［249］Okoye IS, Coomes SM, Pelly VS, et al. MicroRNA-containing T-regulatory-cell-derived exosomes suppress pathogenic T helper 1 cells. Immunity, 2014, 41: 89−103.

［250］Rimoldi M, Chieppa M, Salucci V, et al. Corrigendum: Intestinal immune homeostasis is regulated by the crosstalk between epithelial cells and dendritic cells. Nat Immunol, 2015, 16: 326.

［251］Xu AT, Lu JT, Ran ZH, et al. Exosome in intestinal mucosal immunity. J Gastroenterol Hepatol, 2016, 31: 1694−1699.

［252］Leoni G, Neumann PA, Kamaly N, et al. Annexin A1−containing extracellular vesicles and polymeric nanoparticles promote epithelial wound repair. J Clin Invest, 2015, 125: 1215−1227.

［253］Record M. Exosome-like nanoparticles from food: protective nanoshuttles for bioactive cargo. Mol Ther, 2013, 21: 1294−1296.

［254］Ju S, Mu J, Dokland T, et al. Grape exosome-like nanoparticles induce intestinal stem cells and protect mice from DSS-induced colitis. Mol Ther, 2013, 21: 1345−1357.

［255］Eichenberger RM, Ryan S, Jones L, et al. Hookworm Secreted Extracellular Vesicles Interact With Host Cells and Prevent Inducible Colitis in Mice. Front Immunol, 2018, 9: 850.

［256］Rowland M, Fleming P, Bourke B. Looking in the mouth for Crohn's disease. Inflamm Bowel Dis, 2010, 16: 332−337.

［257］Zheng X, Chen F, Zhang Q, et al. Salivary exosomal PSMA7: a promising biomarker of inflammatory bowel disease. Protein Cell, 2017, 8: 686−695.

［258］Dickens AM, Tovar-Y-Romo LB, Yoo SW, et al. Astrocyte-shed extracellular vesicles regulate the peripheral leukocyte response to inflammatory brain lesions. Sci Signal, 2017, 10(473): eaai7696.

［259］Thomi G, Surbek D, Haesler V, et al. Exosomes derived from umbilical cord mesenchymal stem cells reduce microglia-mediated neuroinflammation in perinatal brain injury. Stem Cell Res Ther, 2019, 10(1): 105.

［260］Jiang M, Wang H, Jin M, et al. Exosomes from MiR − 30d − 5p − ADSCs reverse acute ischemic stroke-induced, autophagy-mediated brain injury by promoting M2 microglial / macrophage polarization. Cell Physiol Biochem, 2018, 47: 864−878.

［261］Ni H, Yang S, Siaw-Debrah F, et al. Exosomes derived from bone mesenchymal stem cells ameliorate early inflammatory responses following traumatic brain injury. Front Neurosci, 2019, 13: 14.

［262］Ophelders DR, Wolfs TG, Jellema RK, et al. Mesenchymal stromal cell-derived extracellular vesicles protect the fetal brain after hypoxia-ischemia. Stem Cells Transl Med, 2016, 5: 754−763.

［263］Zhang H, Wang Y, Lv Q, et al. MicroRNA − 21 overexpression promotes the neuroprotective efficacy of mesenchymal stem cells for treatment of intracerebral hemorrhage. Front Neurol,

2018, 9: 931.

[264] Han Y, Seyfried D, Meng Y, et al. Multipotent mesenchymal stromal cell-derived exosomes improve functional recovery after experimental intracerebral hemorrhage in the rat. J Neurosurg, 2018: 1 −11.

[265] KIM DK, Nishida H, An SY, et al. Chromatographically isolated CD63⁺CD81⁺ extracellular vesicles from mesenchymal stromal cells rescue cognitive impairments after TBI. Proc Natl Acad Sci USA, 2016, 113: 170 −175.

[266] Zhang Y, Chopp M, Meng Y, et al. Effect of exosomes derived from multipluripotent mesenchymal stromal cells on functional recovery and neurovascular plasticity in rats after traumatic brain injury. J Neurosurg, 2015, 122: 856 −867.

[267] Gao W, Li F, Liu L, et al. Endothelial colony-forming cell-derived exosomes restore blood-brain barrier continuity in mice subjected to traumatic brain injury. Exp Neurol, 2018, 307: 99 −108.

[268] Xiao B, Chai Y, Lv S, et al. Endothelial cell-derived exosomes protect SH −SY5Y nerve cells against ischemia/reperfusion injury. Int J Mol Med, 2017, 40: 1201 −1209.

[269] Xin H, Li Y, Buller B, et al. Exosome-mediated transfer of miR −133b from multipotent mesenchymal stromal cells to neural cells contributes to neurite outgrowth. Stem Cells, 2012, 30(7): 1556 −1564.

[270] Zhang Y, Chopp M, Liu XS, et al. Exosomes derived from mesenchymal stromal cells promote axonal growth of cortical neurons. Mol Neurobiol, 2017, 54: 2659 −2673.

[271] Kong FL, Wang XP, Li Y, et al. The role of exosomes derived from cerebrospinal fluid of spinal cord injury in neuron proliferation in vitro. Artif Cells Nanomed Biotechnol, 2018, 46: 200 −205.

[272] Lankfor DKL, Arroyo EJ, Nazimek K, et al. Intravenously delivered mesenchymal stem cell-derived exosomes target M2 −type macrophages in the injured spinal cord. Plos one, 2018, 13: e0190358.

[273] Sun G, Li G, Li D, et al. hucMSC derived exosomes promote functional recovery in spinal cord injury mice via attenuating inflammation. Mater Sci Eng C Mater Biol Appl, 2018, 89: 194 −204.

[274] Huang JH, Yin XM, Xu Y, et al. Systemic administration of exosomes released from mesenchymal stromal cells attenuates apoptosis, inflammation, and promotes angiogenesis after spinal cord injury in rats. J Neurotrauma, 2017, 34: 3388 −3396.

[275] Shiue SJ, Rau RH, Shiue HS, et al. Mesenchymal stem cell exosomes as a cell-free therapy for nerve injury-induced pain in rats. Pain, 2019, 160: 210 −223.

[276] Liu W, Wang Y, Gong F, et al. Exosomes derived from bone mesenchymal stem cells repair traumatic spinal cord injury by suppressing the activation of A1 neurotoxic reactive astrocytes. J Neurotrauma, 2019, 36: 469 −484.

[277] Wang L, Pei S, Han L, et al. Mesenchymal stem cell-derived exosomes reduce A1 astrocytes via downregulation of phosphorylated NF −κB P65 subunit in spinal cord injury. Cell Physiol Biochem, 2018, 50: 1535 −1559.

[278] Kim HY, Kumar H, Jo MJ, et al. Therapeutic efficacy-potentiated and diseased organ-targeting nanovesicles derived from mesenchymal stem cells for spinal cord injury treatment. Nano Lett, 2018, 18: 4965 −4975.

[279] Riazifar M, Mohammadi MR, Pone EJ, et al. Stem cell-derived exosomes as nanotherapeutics for autoimmune and neurodegenerative disorders. ACS Nano, 2019, 13(6): 6670 −6688.

[280] Li D, Zhang P, Yao X, et al. Exosomes derived from miR −133b −modified mesenchymal stem cells promote recovery after spinal cord injury. Front Neurosci, 2018, 12: 845.

[281] Xu G, Ao R, Zhi Z, et al. MiR −21 and miR −19b delivered by hMSC-derived EVs regulate the apoptosis and differentiation of neurons in patients with spinal cord injury. J Cell Physiol, 2019, 234: 10205 −10217.

[282] Lu Y, Zhou Y, Zhang R, et al. Bone mesenchymal stem cell-derived extracellular vesicles promote recovery following spinal cord injury via improvement of the integrity of the blood-spinal cord barrier. Front Neurosci, 2019, 13: 209.

[283] Yuan X, Wu Q, Wang P, et al. Exosomes derived from pericytes improve microcirculation and protect blood-spinal cord barrier after spinal cord injury in mice. Front Neurosci, 2019, 13: 319.

[284] Chen J, Ren S, Duscher D, et al. Exosomes from human adipose-derived stem cells promote sciatic nerve regeneration via optimizing Schwann cell function. J Cell Physiol, 2019 May 23. doi: 10.1002/jcp.28873. [Epub ahead of print]

[285] Simeoli R, Montague K. Exosomal cargo including microRNA regulates sensory neuron to macrophage communication after nerve trauma. Nat Commun, 2017, 8: 1778.

[286] Yu B, Shao H, Su C, et al. Exosomes derived from MSCs ameliorate retinal laser injury partially by inhibition of MCP −1. Sci Rep, 2016, 6: 34562.

[287] PanD, Chang X, Xu M, et al. UMSC-derived exosomes promote retinal ganglion cells survival in a rat model of optic nerve crush. J Chem Neuroanat, 2019, 96: 134 −139.

[288] Li M, Lei H, Xu Y, et al. Exosomes derived from mesenchymal stem cells exert therapeutic effect in a rat model of cavernous nerves injury. Andrology, 2018, 6: 927 −935.

[289] Buan V, Fliess M, Schnabei R, et al. *In vitro* enhancement and functional characterization of neurite outgrowth by undifferentiated adipose-derived stem cells. Int J Mol Med, 2019, 43: 593 −602.

第四章 │ 外泌体与肿瘤诊治

肿瘤细胞和肿瘤微环境的相互作用与肿瘤发生、发展、转移和耐药密切相关，外泌体作为肿瘤微环境重要组成成分之一，在肿瘤的复发耐药、血管形成、免疫监视等方面发挥着不可忽视的作用。外泌体又是肿瘤液体活检的主要内容，为肿瘤的诊断、治疗及预后提供新的思路。

第一节　外泌体与肿瘤发生发展

肿瘤的发生发展与基因突变、无限增殖、诱导血管生成、转移和免疫逃逸密切相关[1,2]，肿瘤外泌体在调控这些事件中起着重要的作用。肿瘤和肿瘤微环境细胞释放的外泌体能够激活信号通路，为肿瘤的生存和发展提供条件。大量的研究表明，肿瘤外泌体在肿瘤的发生发展中成为热点研究领域。

一、外泌体与肿瘤发生和转移

（一）外泌体与肿瘤发生

外泌体包含核酸(DNA、mRNA、非编码 RNA)、蛋白质和脂质等生物活性分子，同时能够通过转运这些生物活性分子调控受体细胞的功能，尤其是肿瘤细胞外泌体将致癌物质如致癌蛋白、mRNA 等从侵袭性肿瘤细胞转移至静息肿瘤细胞或者正常细胞，加速这些细胞的恶性转化，从而促进肿瘤的发生[3,4]。肿瘤细胞外泌体还可以通过调节免疫系统、重塑微环境、促进血管生成等方式，调节肿瘤的发生(图 4-1)。

1. 外泌体的生物活性分子

Mikamori 等[5]发现高表达 miR-155 的外泌体下调 TP53INP1 表达，抑制胰腺导管腺癌细胞(pancreatic ductal adenocarcinoma, PDAC)凋亡，并反馈调节 PDAC 细胞分泌更多含有 miR-155 的外泌体，不断促进 PDAC 细胞的增殖。肿瘤细胞外泌体中含有与肿瘤发生发展密切相关的细胞因子。Li 等[6]发现结肠癌细胞外泌

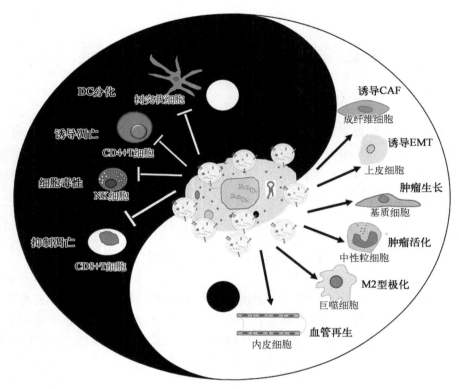

图4-1　外泌体与肿瘤发生

体中含有突变的 *K-ras* 基因, *K-ras* 基因突变有关蛋白质通过外泌体传递至 *K-ras* 基因表达正常的细胞, 诱导其突变, 激活 EGFR 信号通路促进结肠癌细胞增殖。近年来研究发现肿瘤细胞外泌体 miRNA 在促进肿瘤发生中起着重要作用。Melo 等[7]研究发现乳腺癌细胞外泌体能够分泌与 RISC 负载复合物相关 miRNAs, 沉默抑癌靶基因, 将正常的上皮细胞转化为肿瘤形成细胞(tumor-forming cells)。

2. 外泌体与间质细胞

上皮细胞、肿瘤细胞、免疫细胞、MSC、内皮细胞和其他细胞外泌体可转移 miRNA、功能性 mRNA 等自分泌和旁分泌活性分子到其他细胞和组织[8]。Xiao 等[9]发现口腔鳞状细胞癌(oral squamous cell carcinoma, OSCC)外泌体在早期阶段激活 P38、AKT 和 SAPK/JNK 信号, 极化巨噬细胞为 M1 样表型, 且 OSCC 外泌体中血小板反应蛋白重组蛋白 1(THBS 1)也参与巨噬细胞极化, 外泌体激活的巨噬细胞促进 OSCC 的恶性进展, M1 类肿瘤相关巨噬细胞(tumor associated macrophage, TAM)通过旁分泌外泌体促进肿瘤生长。肿瘤外泌体通过自分泌信号通路调节肿瘤细胞的局部生长发展, Li 等[10]发现 CD97 高表达胃癌细胞外泌体,介导 MAPK 信号通路促进癌细胞的增殖和侵袭,外泌体 miRNA 可能参与 CD97 相关通路的活化。Ning 等[11]发现胃癌(gastric cell,GC)细胞外泌体转运 BMP2 激活 PI3K/AKT 和 MEK/ERK 信号通路并诱导癌相关成纤维细胞(cancer-associated fibroblast,CAF)转变,而 BMP 信号通路的抑制剂 Noggin 阻断 AKT 和 ERK 的磷酸化,抑制 PI3K/AKT 和 MEK/ERK 信号通路,逆转肿瘤外泌体诱导成纤维细胞转化,降低 CAF 标志物表达。Li 等[12]已经证明 BMMSC 与结肠癌细胞相互作用产生含有 miR-142-3p 的外泌体,miR-142-3p 可以作为肿瘤增殖的助推器,BMMSC 外泌体通过 miR-142-3p/Numb/Notch 信号轴维持结肠癌干细胞的干性。

3. 外泌体与肿瘤微环境

肿瘤微环境包括肿瘤细胞以及与肿瘤密切相关的成纤维细胞、免疫和炎性细胞、血管内皮细胞和基质等各种成分。免疫细胞中巨噬细胞参与肿瘤相关炎症、基质重塑、免疫逃逸和肿瘤转移[13]。巨噬细胞可以极化为促炎性、吞噬、细胞毒性作用的 M1 表型,或具有加速肿瘤进展作用的 M2 表型,这两种表型存在于肿瘤微环境中,受细胞外信号分子和细胞因子的调控[14]。Che 等[15]发现在幽门螺杆菌(Helicobacter pylori,HP)阳性的人胃癌组织中,外泌体转运间质上皮转化(mesenchymal-epithelial transformation,MET)相关分子进入巨噬细胞,分泌促炎因子 IL-1β,激活 AKT 和 MAPK 通路,导致胃癌的发生。外泌体可能是巨噬细胞促肿瘤作用的潜在调节因子,外泌体介导胃癌细胞和巨噬细胞通信在肿瘤微环境中发挥作用。Wang 等[16]发现胰腺癌(pancreatic cancer,PC)细胞在低氧环境中产生含 miR-301a-3p 的外泌体,其通过激活 PTEN/PI3Kγ 信号通路诱导巨噬细胞 M2 极化,从而促进 PC 细胞的恶性转化。外泌体通过激活正常的成纤维细胞将其转变为 CAF 从而影响肿瘤的微环境。Wang 等[17]报道胃癌细胞外泌体 miR-27a 直接负向调控 CSRP2 的表达,诱导成纤维细胞转化为 CAF 并促进胃癌的进展。Ringuette 等[18]发现膀胱癌外泌体作为基质细胞分化的一种新的调节成分,介导 TGF-β 转移和 Smad 途径的激活,触发成纤维细胞分化为 CAF。本研究团队发现胃癌细胞外泌体 TGF-β 能够与 MSC 中的 TGF-β R1 相互作用,激活 Smad 通路促使 MSC 向 CAF 分化[19],为肿瘤细胞外泌体诱导 MSC 的 CAF 分化参与肿瘤微环境的形成提供了新的证据。Cho 等[20]同样发现乳腺癌和卵巢癌细胞外泌体可诱导 AdMSC 获得 CAF 表型。

4. 外泌体与免疫细胞

肿瘤外泌体能够参与肿瘤免疫逃逸,促进肿瘤发生。肿瘤外泌体通过向免疫细胞传递抑制或者凋亡的信号直接诱导免疫耐受,诱导 Treg 和髓源性抑制细胞(MDSC)的分化间接地影响免疫细胞的发育、成熟和抗肿瘤活性。肿瘤外泌体将 miRNA、mRNA 和 DNA 传递给免疫细胞,改变应答细胞的功能,促进肿瘤发生发展。肿瘤外泌体是肿瘤诱导免疫耐受的先驱[21]。Ning 等[22]发现 LLC Lewis 肺癌细胞外泌体可以阻断髓系前体细胞向 CD11c 阳性 DC 分化,诱导细胞凋亡,明显降低 $CD4^+IFN-\gamma^+Th1$ 的分化,抑制 DC 的成熟和迁移,促进 DC 的免疫抑制。Wang 等[23]证明 GC 外泌体有效诱导程序性死亡 1(programmed cell death 1, PD1)-TAM,产生大量的 IL-10,损害 $CD8^+T$ 细胞的功能,创造有利于促进 GC 进展的条件。Zhou 等[24]发现胰腺癌外泌体 miR-203 降低 DC 的 TLR4 表达,下调 IL-12 和 TNF-α 等下游细胞因子的表达,显示外泌体能够减弱 DC TLR4 介导的肿瘤抑制反应。DC 或者 NK 细胞外泌体也可转运主要组织相容性系统蛋白、miRNA、促凋亡/细胞毒性蛋白等,抑制免疫系统,促进肿瘤生长。

5. 外泌体与血管内皮细胞

丰富的血管生成以及血液供养能够促进肿瘤生长和转移。血管新生通常包括蛋白酶产生、内皮细胞增殖和迁移、血管形成和融合,以及周细胞和平滑肌细胞参与。Umezu 等[25]在体外实验中发现慢性缺氧的多发性骨髓瘤细胞外泌体 miR-135b 表达升高,miR-135b 直接抑制缺氧诱导因子(hypoxia inducible factor-1, HIF-1)抑制因子-1(FIH-1)加速 HIF-1 在内皮细胞的转录进而促进血管的生成。有研究发现抗凋亡基因蛋白(HAX-1)在鼻咽癌细胞外泌体中高表达,外泌体 HAX-1 能够增强人脐静脉内皮细胞(human umbilical vein endothelial cell, HUVECs)的增殖、迁移和血管新生,促进鼻咽癌的生长。Yang 等[26]发现内皮细胞 c-MYB 在血管新生中起着至关重要的作用,miR-130a 在胃癌和胃癌细胞外泌体中显著上调,外泌体 miR-130a 能够靶向血管内皮细胞 C-MYB,激活胃癌血管新生。Zeng 等[27]首次报道外泌体 VEGF 能够促进内皮血管生成和肝癌细胞血管生成拟态,促进裸鼠肝癌生长,阻断外泌体的释放或者外泌体 VEGF,可抑制肿瘤细胞的血管生成拟态。因此,肿瘤细胞外泌体可通过转运血管生成蛋白或 miRNA,促进内皮细胞的血管生成。

(二) 外泌体与肿瘤转移

肿瘤转移是肿瘤细胞从原发部位脱离并成功入侵到继发部位,并在继发部位建立新的肿瘤病灶。肿瘤转移涉及多个步骤如局部侵袭、邻近血管和淋巴管内渗漏、免疫逃逸、远处器官的实质渗漏、微转移定植与形成,以及随后的增殖和进展至转移[28]。肿瘤细胞外泌体转运各种生物信号分子,促进肿瘤血管生成、抑制免疫反应等,直接或间接地促进肿瘤的转移(图 4-2)。

1. 肿瘤外泌体分泌转移相关信号分子

肿瘤细胞外泌体释放 DNA、mRNA、miRNA 等核酸,蛋白质等生物活性分子,参与调控肿瘤转移。Singh 等[29]发现不同的乳腺癌细胞外泌体 miRNA 有明显的

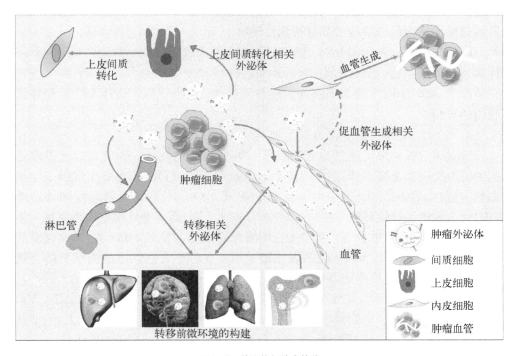

图4-2　外泌体与肿瘤转移

差异,转移性乳腺癌细胞 MDA－MB－231 外泌体 miR－10b 明显高于未转移的 MCF－7 细胞,转移性乳腺癌细胞外泌体 miR－10b 能够被非恶性上皮乳腺细胞所摄取,抑制 HOXD10 和 KLF4 的表达,增强非恶性上皮乳腺细胞的侵袭转移。Nakamura 等[30]发现卵巢癌细胞外泌体富集 CD44,转移至人腹膜间皮细胞(human peritoneal mesothelial cell, HPMC),诱导 MMP9 的分泌,促进卵巢癌细胞的侵袭转移。Raimondi 等[31]发现多发性骨髓瘤细胞外泌体通过转运 CXCR4,促进破骨细胞前体的增殖及迁移。高转移癌细胞外泌体 MMP1 mRNA 能有效地抑制间质细胞功能,促进腹膜转移[32]。整合素家族是肿瘤细胞维持细胞与细胞之间黏附的重要受体,肿瘤细胞外泌体携载整合素参与肿瘤细胞的侵袭和转移。Bijnsdorp 等[33]对不同肿瘤细胞外泌体的蛋白质进行了组学分析,发现 PC3 外泌体整合素蛋白如 ITGA 3 和 ITGB 1 可增强非癌性细胞的侵袭、转移。Hoshino 等[34]发现嗜肝性乳腺癌和胰腺癌细胞能够优先聚集在肿瘤细胞的转移位点,外泌体整合素能预测器官特异性转移。外泌体 α6β4 和 α6β1 与肺转移相关,外泌体 αvβ5 与肝转移相关,靶向外泌体 α6β4 和 αvβ5 则减弱肺和肝转移。另外表皮生长因子受体(EGFR)也能够促进肿瘤转移,Zhang 等[35]研究显示胃癌细胞外泌体 EGFR 能够传递并且结合肝基质细胞质膜,抑制 miR-21a/b 的表达,激活 HGF/c-met 信号通路,调节肝脏微环境从而促进肿瘤的肝脏特异性转移。

肝细胞癌的致癌相关 RNA 和蛋白质如 S100 家族成员和小窝蛋白可通过外泌体转移到邻近和远处的肝细胞,增加肿瘤的转移和侵袭能力[36]。Lobb 等[37]发现在肺癌中,来源于间质的非小细胞肺癌细胞的外泌体将 ZEB1 mRNA 转至受体细胞传递抗药性。

2. 肿瘤外泌体增强肿瘤血管生成

肿瘤细胞外泌体可通过血管生成促进肿瘤的发生发展。肿瘤血管是肿瘤细胞中营养物质的重要来源,血管内皮细胞增殖和迁移所必需的血管生成因子包括血管内皮生长因子、IL-8、TGF-β 和 FGF 等。Cui 等[38]发现内源性和外源性 TIMP-1 的增加导致肺癌外泌体 miR-210 表达上调,调节基质细胞中酪氨酸受体激酶 A3 的水平,促进肿瘤血管生成,维持肿瘤细胞的生长。Liu 等[39]发现激活 STAT 3 能上调外泌体 miR-21 的表达通过增强 VEGF 表达促进肿瘤细胞的血管生成,诱导支气管上皮细胞恶性转化。Sheu 等[40]将肺癌细胞外泌体注入大鼠严重肢体缺血模型中,可以明显地增强 VEGFR-2 表达,增加血管生成,改善血流。Mao 等[41]发现缺氧条件下肿瘤微环境中非小细胞肺癌细胞外泌体 miR-494 上调,下调人血管内皮细胞(ECs)PTEN 表达,激活 ECs AKT/eNOS 通路,促进血管生成。

3. 肿瘤外泌体诱导 EMT

膀胱癌患者血清外泌体 lncRNA-UCA1 明显增高,外泌体 lncRNA 通过 EMT 直接促进膀胱癌的生长和发展[42]。基质细胞如成纤维细胞外泌体也能够改变肿瘤细胞的特性,促进 EMT。Donnarumma 等[43]研究表明 CAF 外泌体中富含 miR-21、miR-378e 和 miR-143,可增强乳腺球形成、干细胞和 EMT 标记物表达,促进侵袭性乳腺癌细胞表型的发展。Bigagli 等[44]发现外泌体 miR-210 可促进 EMT 转化,引导转移细胞释放波形蛋白(vimentin)和上皮钙黏素(E-cadherin)到新的转移位点。肿瘤外泌体促进肿瘤细胞的 EMT 从而有助于增强肿瘤细胞的转移和侵袭能力。Xiao 等[45]发现黑色素瘤细胞外泌体 Let-7a 介导 EMT 调节微环境,激活丝裂原活化蛋白激酶(MAPK)信号通路,显著促进肿瘤转移。研究证实 CAF 外泌体中 TGF-β1 富集,活化卵巢肿瘤细胞 SMAD 信号通路诱导 EMT。肿瘤细胞外泌体是细胞间信号传递和 EMT 的重要中介,能够促使肿瘤细胞向更具有侵袭性的表型转化,促进肿瘤细胞的转移。

4. 肿瘤外泌体促进转移前微环境的构建

在肿瘤细胞扩散之前,原发肿瘤外泌体可以动员和募集骨髓来源的细胞到转移靶器官中,与基质细胞协同作用,为肿瘤转移创造新的微环境,重建细胞外基质(ECM)支持肿瘤的生长和转移。转移前微环境的形成是复杂的信号调节过程,涉及多种细胞。Costa-Silva 等[46]研究证明 PC 外泌体可以启动小鼠肝转移前微环境重塑,原发性 PC 外泌体引起炎症反应进而改变转移前的肝微环境,促使 PC 细胞优先植入肝内。肝 Kupffer 细胞选择性的吸收胰腺癌外泌体增加 TGF-β 的表达,激活肝星状细胞促进纤维连接蛋白的产生,活化纤维微环境中骨髓来源细胞,促进肝转移前微环境的形成。Zhang 等[47]认为胃癌细胞外泌体 EGFR 进入肝脏并被整合到肝基质细胞质膜,抑制 miR-26a/b 激活 HGF,为转移性癌细胞提供有利于肝转移癌细胞定植和增殖的环境。Shu 等[48]发现黑色素瘤外泌体 miR-155 和 miR-210 有助于促进肿瘤细胞的糖酵解和抑制 OXPHOS,调节基质细胞的代谢,创造转移前微环境。Liu 等[49]证实原发肿瘤外泌体小核 RNA 激活肺上皮细胞中的 TLR3,诱导肺内趋化因子分泌,募集中性粒细胞促进肺转移微环境的形成。肿瘤外泌体不仅调节内皮细胞血管通透性和血管生成建立转移前微环境,还重塑转移微环境其他基质细胞如 MSC、成纤维细胞和上皮细胞,促进肿瘤进展。

(臧雪燕　张　徐)

二、外泌体与肿瘤微环境

外泌体是由肿瘤细胞及其他细胞分泌的细胞外膜性囊泡,存在于各种体液如血液、尿液、汗液、唾液等[50]。肿瘤患者的体液中含有大量的肿瘤细胞外泌体,能够调节免疫细胞的功能及肿瘤患者的外周耐受,促进肿瘤进展。从不同肿瘤细胞培养上清或肿瘤患者血清中分离出肿瘤细胞外泌体,其分子表达谱与正常细胞来源的有所不同(图 4-3)。

(一)肿瘤外泌体与 T 细胞

1. 肿瘤外泌体调控 T 细胞向 Treg 的分化发育及机制

肿瘤细胞外泌体携载活性分子对免疫细胞具有抑制作用,这些生物活性分子诱导效应 T 细胞转化为 Treg,促进 Treg 增殖[51]。在肿瘤患者的体液循环中,CD4+CD25^{high}FOXP3+ Treg 的水平明显高于健康人。肿瘤细胞外泌体携载 TGF-β 和 IL-10 等促进效应 T 细胞向 Treg 转化,增强 Treg 的增殖能力。当与肿瘤细胞外泌体共培养后,Treg 能够高表达 Fas 配体(FasL)、IL-10、TGF-β1、细胞毒性 T 细胞抗原-4(CTLA-4)、颗粒酶 B(GrB)和穿孔素等。表明肿瘤细胞外泌体能促进 CD4+CD25^{high}FOXP3+ Treg 表达高水平的抑制性细胞因子和细胞毒素。

肿瘤细胞外泌体能够影响 Treg 的功能和发育能力。肿瘤患者的单个核细胞中大部分为 CD4+CD25^{high}FOXP3+Treg,且在肿瘤微环境中 Treg 的集聚与患者存活率降低密切相关[52]。将肿瘤细胞外泌体与新鲜分离的 CD4+CD25−T 细胞共培养

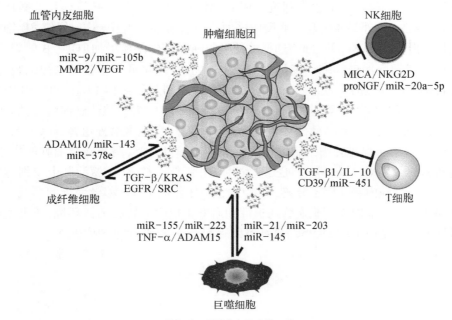

图 4-3 外泌体与肿瘤微环境

后,发现肿瘤细胞外泌体能够显著促进 $CD4^+CD25^-T$ 细胞转化成 $CD4^+CD25^+Treg$,抑制 $CD4^+CD25^-T$ 细胞和 $CD8^+T$ 细胞的免疫功能。研究显示 Treg 能够通过 Fas/FasL 或者穿孔素/GrB 途径介导免疫抑制作用[53],当用穿孔素抑制剂或 GrB 抑制剂处理 Treg 后,肿瘤细胞外泌体调节 Treg 免疫抑制作用消失。这表明肿瘤细胞外泌体激活 Treg 中穿孔素/GrB 途径,增强 Treg 介导的免疫抑制作用。肿瘤细胞外泌体作用后,Treg 高表达 P - STAT3、P - SMAD2/3、IL-10 和 TGF-β1,缓解肿瘤患者抗肿瘤免疫应答[54]。肿瘤细胞外泌体中 TGF-β1 和 IL-10 可促进 $CD4^+CD25^+$ 前体细胞向 $CD4^+CD25^{high}FOXP3^+Treg$ 分化,中和 TGF-β1 和 IL-10,显著抑制肿瘤细胞外泌体诱导的 Treg 分化,提示肿瘤细胞外泌体中的 TGF-β1 和 IL-10 在诱导 Treg 增殖和分化过程中发挥重要作用。当肿瘤细胞外泌体或 DC 外泌体与 $CD4^+CD25^{high}CD39^+Treg$ 共孵育后,能诱导 Treg 转录组的改变。研究发现肿瘤细胞外泌体靶向结合 $CD4^+CD25^{high}CD39^+Treg$,诱导 Treg 细胞中的 Ca^{2+} 流入,改变 Treg 功能和表型。FOXP3 是调控 Treg 发育和功能的关键转录因子之一,肝癌细胞外泌体能够通过 CREB/FOXP3 途径调控 Treg 的增殖和分化。当 $CD4^+PBMC$ 和人鼻咽癌顺铂耐药细胞系(TW03)细胞共孵育后,Th1 和 Th17 细胞比例明显下降,而 $FOXP3^+Treg$ 的比例明显增加[55]。TW03 肿瘤细胞外泌体抑制 T 细胞增殖和 Th1/Th17 分化,促进体外 Treg 生成,损害 T 细胞功能。此外,TW03 肿瘤细胞外泌体还能够改变 T 细胞中 ERK 和 STAT 蛋白的磷酸化水平,影响 T 细胞向 Treg 分化及增殖。肿瘤细胞外泌体处理 48 h 后,CD4$^+$/CD8$^+$肿瘤浸润淋巴细胞(CD8$^+$TIL 和 CD4$^+$TIL)上清促炎因子如 TNF$-\alpha$、IL-1β、IL-6 等表达增强,抑炎因子如 IL$-$10、IFN$-\gamma$、IL-17 等表达减弱,表明肿瘤细胞外泌体可改变鼻咽癌患者活化淋巴细胞的细胞因子表达。鼻咽癌细胞外泌体中过表达 hsa$-$miR$-20a-5p$,能够影响 CD4$^+$T 细胞中 STAT3 蛋白的磷酸化,改变 T 细胞分化。研究发现肿瘤细胞外泌体能够调节 mRNA 表达,诱导 T 细胞活化[55]。肿瘤细胞外泌体共培养后,T 细胞免疫调节基因如 PDL-1、IL-10、CD26 和 COX2 的表达明显改变。

肿瘤细胞外泌体介导的 Treg 免疫抑制机制分为两种,一种是在静息的 Treg 中诱导 CD39 表达和腺苷的产生,另一种是在活化的 Treg 中上调抑制基因表达,促进抑制蛋白翻译[56]。肿瘤患者血液和组织中外核苷酸酶 CD39(ATP 水解酶)和 CD73(5′$-$核苷酸酶)可诱导产生 Treg。肿瘤细胞外泌体 CD39 和 CD73 能够水解 ATP 为腺苷,抑制肿瘤微环境 T 细胞的活性[57]。T 细胞活化后腺苷受体 A2A 表达升高,CD39$^+$CD73$^+$肿瘤细胞外泌体通过结合 T 细胞 A2A 诱导 Treg 产生腺苷。该结果表明,肿瘤细胞外泌体利用细胞表面受体介导细胞间通信,调节 Treg 的抑制活性。

2. 肿瘤外泌体抑制 CD8$^+$T 细胞

肿瘤细胞外泌体可能不影响 CD8$^+$T 细胞增殖,但可下调正常 T 细胞、NK 细胞、CD4$^+$CD25$^-$T 细胞 CD3ζ 和 JAK3 表达,激活 T 细胞,并通过 Fas/FasL 系统介导 CD8$^+$T 细胞凋亡。其诱导 CD8$^+$T 细胞凋亡机制可能是由于肿瘤细胞外泌体中存在 FasL、MHC Ⅰ 和 PDL-1 等[58]。肿瘤细胞外泌体能够介导 CD8$^+$T 细胞与膜联蛋白 v 结合,线粒体释放细胞色素 c,线粒体膜电位丧失,最终导致 DNA 片段化。研究表明肿瘤细胞外泌体可以导致 AKT 去磷酸化,下调抗细胞凋亡蛋白如 Bcl-2、Bcl$-$xL 和 Mcl-1,上调细胞凋亡蛋白 Bax。Massaia 等[59]证实肿瘤细胞外泌体调控 Bcl-2、Bcl$-$xL 或 Bax,诱导不同肿瘤患者血液循环中 CD8$^+$T 细胞凋亡。Clayton 等[60]发现肿瘤细胞外泌体通过膜结合的 TGF$-\beta1$ 选择性地减弱 CD8$^+$T 细胞对 IL-2 的反应,抑制 CD8$^+$T 细胞的免疫调节作用。肿瘤细胞外泌体诱导 CD8$^+$T 细胞反应性降低的机制主要包括:① 肿瘤细胞外泌体通过 T 细胞抗原受体(T cell receptor, TCR)和 IL-2R 途径抑制免疫信号的转导;② 肿瘤细胞外泌体能够显著抑制 CD8$^+$T 细胞增殖和细胞因子的产生;③ 肿瘤细胞外泌体直接诱导 CD8$^+$T 细胞凋亡。

在肿瘤微环境中存在大量免疫细胞浸润,但大部分 CD8$^+$T 细胞会被消耗或发生功能障碍相关的表型变化。研究人员发现肿瘤细胞外泌体能将 CD8$^+$T 细胞的细胞毒效应转变为抗肿瘤免疫作用。不同肿瘤细胞外泌体可以诱导 T 细胞发生功能和表型改变如免疫共受体 CD27、CD28 表达丧失和端粒缩短[61-63]。人类头颈癌患者的 CD8[+]T 细胞显示相似功能障碍表型变化[64]。自然杀伤细胞刺激受体（natural killer cell stimulatory receptor，NKG2D）是一种免疫抑制活化细胞毒性受体，研究发现前列腺肿瘤外泌体 NKG2D 配体以剂量依赖性方式选择性下调 CD8[+]T 细胞 NKG2D 表达，抑制 CD8[+]T 细胞毒性功能。肠癌和乳腺癌细胞外泌体均可表达 NKG2D 配体，损害健康供体 CD8[+]T 细胞毒性。肿瘤细胞外泌体作为 NKG2D 配体的多功能载体，在更大程度上损害细胞毒性[65]。

3. 肿瘤细胞外泌体调控其他类型 T 细胞

Th1 细胞在机体抗胞内病原体感染中发挥重要作用。从 EBV 感染的神经元前体细胞释放外泌体与半乳糖凝集素-9/Tim-3 相互作用诱导 Th1 凋亡[66]。不同鼻咽癌细胞外泌体能够阻断 Th1 和 Th17 细胞的分化，促进幼稚 CD4[+]T 细胞向 Treg 的分化。研究显示胃癌组织内的 miR-451 的表达与浸润的 T 细胞呈负相关。胃癌细胞外泌体运载 miR-451 作用 Th17 后，其百分比显著增加，通过 miR-451 分泌转换 Th17 代谢模型，增加 Th17 的胃癌细胞外泌体摄取，促进血管生成[67,68]。此外，肿瘤细胞外泌体 miR-451 可促进 T 细胞向 Th17 细胞分化，显著增强 CD4[+]CD25[+]T 细胞的免疫抑制功能[69]。

（二）肿瘤外泌体与 NK 细胞

肿瘤细胞外泌体抑制 NK 细胞杀伤功能，NK 细胞具有杀死病毒和肿瘤细胞的潜力。在肿瘤免疫监视中，NKG2D/NKG2DL 系统发挥着重要作用，多种免疫细胞能够表达活化的 NKG2D 受体如 CD8[+]T 细胞、NK 细胞以及 CD4[+]T 细胞[70]。研究表明，肿瘤患者 NK 细胞表面活化受体 NKG2C、NKG2D、NKp30 和 NKp46 等低表达，抗肿瘤活性低。将肿瘤细胞外泌体通过尾静脉注射到小鼠体内，小鼠脾脏和肺部的 NK 细胞数量显著降低，且肿瘤细胞外泌体明显抑制 NK 细胞介导的细胞溶解作用。肿瘤细胞外泌体 TGF-β1 可损坏 NK 细胞的细胞毒性功能，降低肿瘤患者体内 NK 细胞表面 NKG2D 的表达[71]。急性髓性白血病患者血清外泌体均表达 CD34、TGF-β1、CD33 和 CD117 等标志物，下调 NKG2D 受体的表达，降低正常 NK 细胞的细胞毒活性。

不同肿瘤细胞外泌体可直接作用于 NK 细胞，阻止 NK 细胞迁移至肿瘤部位发挥细胞杀伤作用[72]。NKG2D 在 NK 细胞激活、响应病毒感染和肿瘤细胞靶标等过程中起关键作用，然而在肿瘤细胞外泌体存在下，NKG2D 依赖性 NK 细胞活化严重受损，导致系统性 NK 细胞的功能障碍[73]。上皮性卵巢癌（EOC）外泌体表面差异性表达非经典的 HLA-类基因 MICA/B 和 ULBP 家族的 NKG2D 配体。携带 NKG2D 配体的肿瘤细胞外泌体显著下调外周血单核细胞上的 NKG2D 受体表达,同时 NK 细胞激活型受体分子 DNAM - 1 表达也被抑制。研究报道,MICA/B 的一些等位基因可以被溶酶体内吞后在胞内形成囊泡。而这些可溶性 MICA/B 以外泌体的形式传递至 NK 细胞内下调 NKG2D,从而引发 NK 细胞毒性功能缺陷。因此,来自肿瘤细胞外泌体的 MICA/B 分子的释放与 NKG2D 在 NK 细胞表面表达水平的显著下调相关。骨髓瘤细胞系 RPMI8226 和 U266 外泌体能够显著抑制 NK 细胞表面活化因子 NKp46、NKp30 和 NKG2D 的表达,提示骨髓瘤细胞外泌体可以抑制 NK 细胞的肿瘤杀伤能力[74]。

(三) 肿瘤外泌体与巨噬细胞

巨噬细胞是由单核细胞分化而来,具有吞噬细胞及病原体功能。肿瘤组织中,高水平巨噬细胞数量与肿瘤细胞转移能力,血管生成数量与较差预后相关。巨噬细胞分泌多种细胞因子参与免疫调节,如 IL - 1、IL - 6、IL - 8、TNF - α、IL - 3 以及 PGF2α 等。巨噬细胞表面存在能与病原体结合的表面受体如甘露醇受体、清道夫受体以及 CD14 等。

1. 肿瘤外泌体对巨噬细胞的调控作用

不同组织以及器官中巨噬细胞的表型及功能差别很大。M1 型巨噬细胞表达 IL - 12、iNOS 及 MHC II 类分子等抑制血管生成,促进抗肿瘤反应。肿瘤相关巨噬细胞(tumour associated macrophage,TAM)在促进肿瘤生长、转移、复发和耐药等方面发挥作用。M2 型巨噬细胞通过 Arg - 1 分解 L - 精氨酸抑制 T 细胞活化,表达 *Tie - 2* 和 *VEGF - A* 等细胞因子促进血管生成,发挥促肿瘤作用。Baj-krzyworzeka 等[75]研究发现胰腺癌、肺癌、结直肠癌细胞外泌体与单核细胞融合后,单核细胞的人白细胞抗原- D 抗原相关蛋白(HLA - DR)表达上调,能诱导 IL - 10 和 TNF - α 等细胞因子表达,激活单核细胞向 TAM 转化。

Valentir 等[76]研究发现黑色素瘤细胞外泌体阻止单核细胞向 M1 型分化,诱导单核细胞向 M2 型分化,产生 IL - 6、TNF - α、TGF - β 等细胞因子。卵巢癌细胞外泌体处理巨噬细胞后,使其分化成 M2 型 TAM,促进肿瘤细胞增殖及迁移。结直肠癌细胞外泌体分泌的 TNF - α、IL - 12、RO1 等产生明显抗肿瘤活性,使单核细胞分化为 M1 型巨噬细胞。胃癌细胞外泌体处理巨噬细胞可增强肿瘤细胞生长、迁移,促进胃癌进展[77]。

Qian 等[78]研究发现 CCL2 Ly6^{high} 炎性单核细胞被招募到肿瘤微环境,阻断炎性单核细胞后,抑制肿瘤转移,延长生存。Fabbri 等[79]研究发现 NSCLC 细胞外泌体携载 miR - 21 和 miR - 29a 与 Toll 样受体 8 结合,触发 NF - κB 通路,促进炎症性肿瘤微环境形成,有利于肿瘤生长转移。含 miR - 21 的神经母细胞瘤外泌体与 TLR8 结合,上调 TAM 中 miR - 155 表达,miR - 155 再转运回神经母细胞瘤中,抑制端粒重复结合因子 1(TERF1),下调顺铂抵抗。

结直肠癌细胞外泌体高表达 miR-203,促进单核细胞向巨噬细胞分化。结肠癌细胞 CT-26 外泌体增强巨噬细胞分泌更多单核细胞趋化蛋白-1(monocyte chemotactic protein 1,MCP-1)和 TNF-α,促进 CRC 增长和转移。富含 miR-145 的 CRC 细胞外泌体与 TAMS 的极化有关。巨噬细胞外泌体与人内皮细胞融合,增加 miR-150 表达,调节血管生成[80]。缺氧条件下肿瘤细胞外泌体富含 miR-103,抑制 M2 型巨噬细胞中 *PTEN* 基因活化,增加 VEGF-A 和血管生成素-1 表达。胰腺癌细胞外泌体运载迁移抑制因子,募集巨噬细胞诱导癌前转移壁龛形成[81]。乳腺癌细胞外泌体增强巨噬细胞远端迁移和极化。黑色素瘤细胞外泌体刺激内皮细胞中粒细胞-巨噬细胞集落刺激因子(GM-CSF)表达,促进血管生成。

2. TAM 外泌体对肿瘤细胞的调控作用

Yang 等[82]研究发现将 TAM 外泌体 miR-223 转移至乳腺癌,增强乳腺癌细胞侵袭能力。TAM 外泌体携载 miR-21 抑制剂转运至胃癌细胞,下调程序性凋亡相关蛋白 4(PDCD4)表达,抑制胃癌细胞凋亡,促进迁移。Aucher 等[83]研究发现巨噬细胞外泌体携载 miR-142、miR-223 至肝癌细胞,降低肝癌 stathmin-1 和胰岛素生长因子-1 受体表达,抑制肝癌细胞增殖。Bednarczyk 等[84]发现将 THP-1 细胞外泌体与乳腺癌细胞共培养,抑制癌细胞生长。巨噬细胞外泌体中富含解聚素和基质金属蛋白酶-15(ADAM15),与肿瘤细胞整合素 αVβ3 结合,抑制玻连蛋白和纤维链接蛋白,影响肿瘤细胞黏附、生长和迁移。上皮型卵巢癌中 TAM 细胞外泌体通过对 miR-146b-5p/TRAF6/NF-κB/MMP2 信号通路作用,抑制内皮细胞迁移。胃癌微环境 TAM 细胞外泌体表达载脂蛋白 E(ApoE),能促进胃癌细胞迁移。巨噬细胞通过外泌体将 miR-142 和 miR-223 转移到肝细胞癌(HCC)细胞中,抑制 HCC 细胞增殖。巨噬细胞外泌体转移整合素 β1 和 α4,干扰细胞黏附和迁移,TAM 细胞外泌体介导 ECM 中受体细胞附着和分离,加速肿瘤细胞迁移和侵袭。

(四) 肿瘤外泌体与成纤维细胞

1. 肿瘤外泌体对成纤维细胞的作用

CAF 是肿瘤微环境中重要成分,当受到刺激后 CAF 转化为成纤维细胞,调控肿瘤细胞进展。CAF 来源于五类细胞:① 固有成纤维细胞(resident fibroblasts);② 纤维前体细胞;③ 肿瘤上皮细胞和内皮细胞;④ 骨髓间质干细胞;⑤ 正常上皮组织细胞。

caveolin-1 阳性前列腺癌患者肿瘤细胞外泌体促进前列腺癌转移。舌鳞状细胞癌细胞外泌体将 caveolin-1 传递到纤维细胞,促进肿瘤进展。肿瘤外泌体招募纤维细胞,诱导 IL-8、VEGF、LIF、OSM 和 MMP-9 表达。肺癌细胞外泌体刺激基质细胞产生促进人和小鼠肺癌细胞转移[85]。黑色素瘤细胞外泌体促进正常成纤维细胞向 CAF 转化。肿瘤细胞外泌体诱导纤维蛋白分化促进 CAF 生成。肿瘤细胞外泌体蛋白酶激活受体 2(PAR-2)介导的 EGF 信号通路,增强肿瘤组织血管生成,促进肿瘤转移。肿瘤细胞外泌体迫使其他癌细胞获得间质表型,将 MSC 转化为 CAF,增加 β-SMA(β-平滑肌肌动蛋白)表达,促进恶性肿瘤发生。前列腺癌细胞外泌体促进 MSC 向肌成纤维细胞分化,促血管生成、增强肿瘤增殖和侵袭。乳腺癌细胞外泌体诱导脂肪组织来源 MSC 分化成肌纤维样细胞,高表达基质细胞衍生因子 SDF-1 和血管生成因子,参与肿瘤转移和血管形成。胃癌细胞外泌体携带 TGF-$β_1$,通过 TGF-β/Smad 通路诱导 hucMSC 向 CAF 分化。Pang 等[86]发现胰腺癌细胞外泌体富含 miR-155,促进其向 CAF 分化。

2. CAF 外泌体对肿瘤细胞的作用

Shimoda 等[87]研究发现,CAF 通过转移富含 ADAM10 的外泌体,激活肿瘤细胞 RhoA 和 Notch 信号通路,促进肿瘤转移。Zhang 等[88]发现 CAF 外泌体 miR-320a 水平显著降低,抑制 MAPK 通路活化,抑制 EMT 转化、抑制肝癌细胞增殖。CAF 外泌体中 miR-21、miR-143 和 miR-378e 表达增加,EMT 相关标志物显著增加。与 CAF 外泌体类似,用 miR-21、miR-143 和 miR-378e 转染成纤维细胞后,成纤维细胞外泌体增加乳腺癌细胞干性,促进 EMT 表型出现。过表达前列腺纤维瘤 miR-409 产生癌症相关基质样表型,诱导 EMT 发生,促进肿瘤转移[89]。结直肠癌患者 CAF 直接参与肿瘤发生,成纤维细胞外泌体增加肿瘤干细胞的百分比,促进癌细胞致瘤性,增强其对 5-氟哌啶和奥沙利铂抵抗力。本团队[90]研究发现胃癌组织来源间质干细胞(gastric cancer tissue-derived mesenchymal stem cell-like cells, GC-MSC)外泌体运载 miR-221 到胃癌细胞,促进胃癌细胞增殖和迁移。

(五)肿瘤外泌体与血管内皮细胞

内皮细胞是肿瘤血管内重要的组成细胞,在肿瘤血管形成中发挥重要作用。WNT5A 信号通路激活导致黑色素瘤细胞分泌含有 VEGF、MMP2 和 IL-6 等物质的外泌体,促进肿瘤血管生成[91]。鼻咽癌 C666-1 细胞外泌体促进血管生成,人脐静脉内皮细胞将外泌体内化后,影响内皮细胞内蛋白表达,促进血管生成[92]。恶性间皮瘤细胞外泌体蛋白质组学分析,发现大量血管生成因子存在[93]。缺氧多形性成胶质细胞外泌体激活血管内皮细胞,增加周细胞和基底膜细胞旁分泌,促进血管生成。人类白血病细胞外泌体传递 miRNA 被脐静脉内皮细胞内化,导致肿瘤细胞迁移增多,形成血管管腔[94]。恶性黑色素瘤细胞外泌体携载 miR-9,被内皮细胞摄取,激活 JAK - STAT 通路,促进血管生成[95]。转移性乳腺癌细胞外泌体运载的 miR-105 可降低 ZO-1 蛋白,干扰紧密连接,诱导远端器官血管通透性[96]。K562 肿瘤细胞外泌体 miR-92a 与内皮细胞整合素 α5 相互作用,引起血管内皮细胞迁移和原始血管管腔形成。K562 肿瘤细胞在缺氧条件下,其分泌的外泌体 miR-210 含量显著升高,促进血管形成[97]。肿瘤细胞外泌体与肿瘤血管生成密切相关,通过直接将血管生成相关蛋白质传递到内皮细胞,调节内皮细胞血管生成。

(张家慧　张　徐)

三、外泌体与肿瘤耐药和复发

(一)外泌体与肿瘤耐药

耐药是肿瘤治疗失败的常见原因。传统化疗药物和新开发的靶向治疗药物均存在耐药的问题[98]。阻止肿瘤细胞获得耐药性或逆转耐药发生对于提高临床疗效至关重要。药物治疗的耐药性可分为固有性耐药和获得性耐药。固有性耐药存在于任何药物或治疗暴露之前,相关因素包括:药物从肿瘤细胞的流出增加,肿瘤细胞的异质性,以及胞外囊泡的产生,如外泌体。获得性耐药是一个渐进的过程,暴露于药物治疗的肿瘤细胞经历遗传或表观遗传变化从而出现耐药表型。大多数肿瘤患者在治疗过程中产生耐药性,可以归因于 ATP 结合盒(ABC)基因、多药耐药基因1(ABC 亚家族 B 成员 1、ABCB1/MDR-1)和药物外排泵 P-糖蛋白(P-gp)的过度表达[99]。

大量数据表明,外泌体是固有和获得性耐药的重要原因。外泌体主要通过三种机制来影响耐药,包括直接介导药物外排;通过传递信号分子诱导耐药性;肿瘤与微环境细胞间通过外泌体相互交流产生耐药。外泌体促进肿瘤耐药的作用已在多种肿瘤中有报道,包括消化系统肿瘤、生殖系统肿瘤、血液系统肿瘤等。外泌体富含多种生物活性分子,可通过不同机制诱导肿瘤耐药。以下我们将重点阐述外泌体在肿瘤耐药中的研究进展。

1. 外泌体直接介导肿瘤细胞药物外排

为了对抗化疗药物的细胞毒效应,肿瘤细胞将药物转运至溶酶体进行降解或以外泌体包裹方式外排[100]。已有研究发现肿瘤细胞在药物治疗时,其外泌体释放增加,揭示了外泌体产生与药物敏感性之间存在联系[101]。

Federici 等[102]发现黑色素瘤细胞来源外泌体能够包裹天然形式的顺铂,其含量依赖于培养液的 pH 条件。质子泵抑制剂不仅抑制了外泌体的释放,也使得细胞培养液中顺铂浓度下降,这表明黑色素瘤细胞可以通过释放外泌体外排药物,获得顺铂抵抗性。B 细胞淋巴瘤细胞也可通过外泌体将多柔比星外排,这一作用主要依赖于 ABCA3 的表达,靶向抑制 ABCA3 可逆转外泌体介导的化疗耐药[103]。

2. 肿瘤细胞外泌体传递药物抗性

耐药肿瘤细胞可以通过外泌体向敏感细胞传递药物抗性,从而产生新的耐药肿瘤细胞(表 4-1)。外泌体作为一种高效递送系统,在供体和受体细胞之间转运信号分子,交换遗传信息,导致受体细胞重编程。外泌体还可携带某些肿瘤细胞抗原,与抗体药物结合,导致治疗失败[104]。

外泌体介导信号分子的水平转移可改变肿瘤细胞的化疗敏感性。顺铂耐药的肝癌细胞外泌体传递 miR-106a/b,靶向 SIRT1,赋予宫颈癌细胞顺铂抵抗性[105]。来自肝癌细胞的外泌体通过激活 HGF/c-Met/AKT 信号通路和抑制索拉非尼导致的细胞凋亡,体内外诱导索拉非尼抗药性[106]。与亲代食管鳞癌细胞相比,吉非替尼耐药细胞系中 lncRNA PART1 表达上调。此外,lncRNA PART1 可以被纳入外泌体,传递给敏感细胞,传播吉非替尼耐药。lncRNA PART1 通过调节 miR-129/Bcl-2 途径促进吉非替尼耐药,可作为食管鳞癌患者的治疗靶点[107]。顺铂耐药胃癌细胞高表达 miR-214,而包含 miR-214 抑制剂的外泌体可以降低肿瘤细胞活力、抑制肿瘤迁移、促进肿瘤细胞凋亡。小鼠尾部注射 Exo-anti-214 抑制 miR-214 表达,进而逆转化疗耐药。

临床标本分析显示 COX-2/PGE2/EP4 信号在化疗抵抗乳腺癌细胞中被激活,且与乳腺癌的发生和复发密切相关。EP4 拮抗剂可减少肿瘤干细胞数量,增强肿瘤化疗敏感性。因此,采用肿瘤细胞外泌体携载 EP4 拮抗剂,可减少干细胞相关标志分子、整合素和药物外排蛋白表达,使肿瘤干细胞向肿瘤细胞分化[108]。MCF-7/ADR 细胞分泌的外泌体能够转移耐药相关基因 MDR-1 和 P-gp,抑制化疗药物活性,诱导靶细胞耐药表型。补骨脂素可通过 PPAR 和 p53 信号通路减少外泌体的形成和分泌,抑制耐药信号分子传递,克服耐药性[109]。瞬时受体电位阴离子通道蛋白(Trp5)的高表达是乳腺癌细胞化疗耐药的一个重要因素。有研究表明乳腺癌患者外周血中的外泌体携带 TrPC5。并且,外周血外泌体携带的 TrPC5 水平、乳腺癌组织中 Trp5 的表达水平与肿瘤对化疗的反应显著相关,来自化疗耐药细胞的 TrPC5 随外泌体向化疗敏感性细胞转移,导致后者获得化疗耐药,提示外周血外泌体中 TrPC5 水平可用于化疗耐药的预测[110]。顺铂治疗可增加肿瘤细胞外泌体的释放,通过激活 p38 和 JNK 信号通路增强卵巢癌细胞的耐药性和侵袭性[111]。低氧微环境下卵巢癌细胞外泌体释放也显著增加,并且其外泌体包含致癌蛋白 STAT3 和 Fas,通过上调 Rab27A 和下调 Rab7、LAMP1/2、NE-1,促进分泌型溶酶体表型,体外提高抗药性[112]。

伊马替尼耐药的慢性髓系白血病（CML）细胞外泌体中富含 miR-365，可被敏感细胞内化，导致敏感细胞 miR-365 表达升高，细胞内抗凋亡蛋白表达降低，从而赋予敏感细胞耐药性状[113]。Liu 等[114]研究发现伊马替尼耐药 CML 细胞释放的外泌体通过下调 PTEN 表达，激活 PI3K/AKT/mTOR 信号通路，引起细胞自噬，导致治疗耐药，而达沙替尼可通过抑制 AKT/mTOR 活性，拮抗外泌体释放和抑制自噬发生。研究发现多发性骨髓瘤耐药相关 miRNA 以循环外泌体的形式存在。硼替佐米耐药和敏感患者外泌体 miRNA 谱存在显著差异，硼替佐米耐药外泌体中 miR-16-5p、miR-15a-5p、miR-20a-5p 和 miR-17-5p 表达明显下调[115]。

与顺铂敏感肺癌细胞及其外泌体相比，顺铂耐药肺癌细胞及其外泌体中 11 个 miRNA 显著上调，31 个 miRNA 下调。其中 miR-100-5p 能够靶向 mTOR 调控肺癌细胞耐药。同时，耐药细胞外泌体能够传递 miR-100-5p 至敏感细胞，导致敏感细胞顺铂抗性[116]。此外，还有研究发现肺癌细胞外泌体富含 miR-96，靶向 LMO7 促进肺癌增殖，迁移和耐药[117]。吉西他滨耐药的肺癌细胞来源外泌体转移 miR-222-3p，靶向 SOCS3，导致敏感肺癌细胞迁移、增殖、侵袭和抗失巢凋亡能力增强。临床研究发现，非小细胞肺癌患者血清外泌体中 miR-222-3p 高表达通常预后较差。吉非替尼是治疗 EGFR 突变的非小细胞肺癌患者常用治疗方法，血清外泌体中 miR-222-3p 水平可预测非小细胞肺癌患者对吉西他滨的敏感性，是一个潜在的预后标志物[118]。吉非替尼治疗的肺癌细胞外泌体可通过抑制细胞凋亡而诱导自噬，从而降低对顺铂的敏感性。然而，顺铂治疗的肺癌细胞的外泌体没有显著改变吉非替尼的抗肿瘤作用。此外，抑制外泌体分泌导致顺铂和吉非替尼联合给药时发生协同效应[119]。

舒尼替尼耐药是治疗进展期肾细胞癌的主要挑战之一。Qu 等[120]发现舒尼替尼耐药的肾癌细胞分泌的外泌体能够转运 Lnc ARSR，并传递给敏感细胞，从而传播耐药性。Lnc ARSR 竞争性结合 miR-34/miR-44，促进 AXL 和 c-Met 的表达，诱导肾癌细胞舒尼替尼耐药。

MiR-21 和 miR-155 已被发现是致癌 miRNA。在肿瘤微环境中，神经母细胞瘤与单核细胞通过外泌体互相交流传递 miRNA，对顺铂产生耐药[121]。神经母细胞瘤细胞外泌体将 miR-21 转移到单核细胞，通过结合 Toll 样受体 8（TLR8），激活 NF-κB，导致单核细胞 miR-155 上调，并通过外泌体转运到神经母细胞瘤细胞，靶向 TERF1，引起化疗抗性。

多柔比星敏感骨肉瘤细胞与从耐药骨肉瘤细胞中提取的外泌体孵育，增加了原来敏感细胞的化学抗性。这种外泌体介导的耐药性转移是由多柔比星耐药骨肉瘤细胞的外泌体 MDR-1 mRNA 及其产物 P-gp 引起的[122]。

B-Raf 原癌基因丝氨酸/苏氨酸蛋白激酶(BRAF)抑制剂维罗非尼促使黑色素瘤细胞及其外泌体 miR-211-5p 表达增加,进一步激活 MEK/ERK 信号通路参与诱导黑色素瘤细胞耐药[123]。虽然维罗非尼能够抑制 MAPK 通路活化,但耐药黑色素瘤细胞的 PDGFRβ 可以随外泌体影响邻近细胞,避开 MAPK 通路并剂量依赖性激活 PI3K/Akt 信号通路,调节黑色素瘤细胞药物敏感性[124]。

在所有的胶质瘤中,胶质母细胞瘤占所有原发性胶质瘤的 55%,患有胶质母细胞瘤的患者平均存活不到 1 年。最近有研究已经证实了脑胶质瘤抗药性的增强与外泌体分泌的增加有关。肿瘤组织和外泌体中 miR-221 水平升高与脑胶质瘤中替莫唑胺耐药性呈正相关。进一步的分析表明,RelA 可以介导外泌体 miR-221 表达,直接靶向并抑制肿瘤抑制基因 DNM3 的表达。RelA/miR-221 轴是克服脑胶质瘤耐药性的重要靶点之一[125]。

表4-1 肿瘤细胞通过外泌体传递药物抗性

肿瘤类型	化疗药物	外泌体包含物	机 制	参考文献
肝癌	顺铂	miR-106a/b	靶向 SIRT1	[105]
肝癌	索拉非尼	—	激活 HGF/c-Met/Akt 通路	[106]
食管鳞癌	吉非替尼	lncRNA PART1	调节 miR-129/Bcl-2 途径	[107]
乳腺癌	—	EP4 拮抗剂	减少体内肿瘤干细胞数量,增强肿瘤化疗敏感性	[108]
乳腺癌	阿霉素	MDR-1 和 P-gp	促进药物的活性螯合,诱导靶细胞耐药表型	[109]
乳腺癌	—	TrPC5		[110]
卵巢癌	顺铂	—	通过 p38 和 JNK 通路增强耐药性和侵袭性	[111]
卵巢癌		STAT3 和 Fas	上调 RAB27A,下调 Rab7,LAMP1/2,NE-1,促进分泌型溶酶体表型增加	[112]
CML	伊马替尼	miR-365	抑制细胞内抗凋亡蛋白;外泌体释放增加,外泌体中 PTEN 减少导致细胞内 PI3K/Akt/mTOR 的激活;以及自噬活性	[113,114]
肺癌	顺铂	miR-100-5p	靶向 mTOR	[116]
肺癌		miR-96	靶向 LMO7 促进肺癌增殖,迁移和耐药	[117]
肺癌	吉西他滨	miR-222-3p	靶向 SOCS3	[118]
肺癌	吉非替尼	—	抑制细胞凋亡而诱导自噬	[119]
肾细胞癌	舒尼替尼	Lnc ARSR	竞争性结合 miR-34/miR-44,促进 AXL 和 c-Met 的表达	[120]
神经母细胞瘤	—	miR-155	靶向 TERF1;调控单核细胞	[121]
骨肉瘤	多柔比星	MDR-1 mRNA 及其产物 P-gp	—	[122]
黑色素瘤	维罗非尼	miR-211-5p;PDGFRβ	激活 MEK-ERK 信号;PI3K/Akt 信号	[123,124]
胶质母细胞瘤	替莫唑胺	miR-221	靶向并抑制肿瘤抑制基因 DNM3 的表达	[125]

3. 基质细胞外泌体诱导肿瘤细胞耐药

肿瘤微环境由癌细胞和各种基质细胞组成。基质细胞与血管网共同为肿瘤细胞提高支持和营养。基质细胞包括结缔组织细胞,如成纤维细胞、免疫细胞及MSC等。肿瘤相关基质细胞和正常组织之间的主要差异包括成纤维细胞的浓度增加,细胞外基质的改变,以及肿瘤相关巨噬细胞的产生。肿瘤基质是决定肿瘤耐药性的一个关键因素,它们可以减少药物在肿瘤细胞的分布,通过混乱的血管网络限制药物的输送[126]。近年来,外泌体已被发现在肿瘤与基质细胞的相互作用中起着关键作用。来自肿瘤细胞的外泌体可诱导基质细胞促肿瘤活性,而来自基质细胞的外泌体可诱导肿瘤细胞发生耐药。

M2极化的巨噬细胞及其外泌体介导胃癌细胞对顺铂的化疗抵抗。miRNA表达谱分析显示M2极化巨噬细胞外泌体和细胞裂解物中显著高表达miR-21。外泌体富含miR-21可直接从巨噬细胞转移到胃癌细胞中,下调PTEN并活化PI3K/Akt信号通路,抑制细胞凋亡[127]。MSC-Ex在体内和体外能够显著诱导胃癌细胞对5-氟尿嘧啶的耐受性。MSC-外泌体触发了CaMKs和RAF/MEK/ERK激酶级联反应,拮抗5-氟尿嘧啶诱导的细胞凋亡,增强多药耐药相关蛋白的表达,包括MDR、MRP和LRP(表4-2)[128]。胰腺癌在吉西他滨的治疗下,癌相关成纤维细胞的外泌体释放增加,外泌体靶向耐药诱导因子Snail促进药物抵抗,保护胰腺癌细胞[128]。有报道肿瘤相关巨噬细胞外泌体被癌细胞选择性内化,也参与吉西他滨的耐药。RAB27A和RAB27B基因敲除小鼠,缺乏外泌体分泌,对吉西他滨的敏感性明显优于野生型。体内外研究证实,巨噬细胞外泌体可传递miR-365,上调癌细胞中的三磷酸核苷酸池,激活胞苷脱氨酶,从而灭活吉西他滨。巨噬细胞外泌体是胰腺癌吉西他滨耐药的关键调节因子,阻断miR-365可以增强癌细胞对吉西他滨的敏感性[129]。

研究揭示了外泌体在肿瘤休眠和复苏的演变之间调控乳腺癌细胞和骨髓MSC的相互作用中扮演了重要角色。癌细胞诱导MSC释放含有不同miRNA的外泌体,如miR-222/223,这些外泌体却可以赋予静息癌细胞亚群耐药性[130]。侵袭性卵巢癌通常扩散到网膜的内脏脂肪组织,从卵巢癌细胞和癌相关脂肪细胞和成纤维细胞中分离出外泌体和组织裂解物。这些裂解物通过测序技术分析和比较发现,miR-21在癌相关脂肪细胞和成纤维细胞的外泌体中显著高表达。外泌体将miR-21从癌相关脂肪细胞和成纤维细胞转移到卵巢癌细胞,结合紫杉醇的直接靶点凋亡蛋白酶活化因子-1(APAF1),诱导卵巢癌细胞紫杉醇耐药[131]。比较前列腺癌细胞和紫杉醇刺激的前列腺癌细胞的外泌体miRNA谱后,发现29个显著变化的miRNA(包括19个上调和10个下调)存在于耐药细胞中。进一步的研究表明,外泌体miRNA能够影响前列腺癌中的化学抗性相关基因,如*miR-3176, miR-141-3P,*

$miR-54-5P$,$miR-16-5P$,$miR-3915$,$miR-488-3p$,$miR-23$,$miR-3673$ 和 $miR-3654$ 可能是中枢基因雄激素受体(AR)和磷酸酶和张力素同源物(PTEN)的潜在靶点。T 细胞因子/淋巴激活素结合因子 4(TCF4)靶基因主要受 $miR-32-5p$、$miR-141-3p$、$miR-606$、$miR-381$ 和 $miR-429$ 的调控。AR、$PTEN$ 和 $TCF4$ 基因可能是外泌体 miRNA 在化疗耐药细胞中调控的重要基因,这些结果可能为前列腺癌的化学抗性和外泌体调控网络之间的联系提供了线索[132]。

在急性髓系白血病中,周围的骨髓基质细胞也释放出携带 miRNA 和细胞因子的外泌体,通过下调凋亡或细胞分化的基因赋予白血病细胞化疗抵抗力[133]。霍奇金淋巴瘤细胞通过外泌体或与肿瘤微环境的炎症和间质细胞直接接触而存活、增殖并免受化疗药物的细胞毒作用[134]。在 T 细胞急性淋巴细胞白血病/淋巴瘤(T-ALL/LBL)中,T-ALL 细胞和基质之间可能存在双向的相互作用,T-ALL 细胞在体内诱导间质发育,衰老的基质细胞导致 T-ALL 细胞产生基因组改变,从而具有药物抵抗能力。T-ALL 细胞与成纤维细胞共培养后,发现 T-ALL 细胞通过外泌体对雷帕霉素、地塞米松和鲁索利尼产生耐药性。衰老而不是增殖的基质细胞外泌体富含 miRNA 靶向 BRCA1,增强了氧化基的产生,诱导 T-ALL 细胞产生耐药[135,136]。BMMSC-Ex 可以活化多个生存相关信号通路,促进多发性骨髓瘤细胞增殖、迁移和诱导耐药[90]。

Myung 等[137]采用不同方法修饰巨噬细胞外泌体,获得富含紫杉醇的外泌体,并比较了各外泌体的大小,稳定性,药物释放能力和体外抗肿瘤效果;外泌体携带化疗药物靶向 P-gp$^+$耐药细胞株,大大提高了化疗药物的生物利用率,紫杉醇的细胞毒性提高约 50 倍;在小鼠肺转移模型中,包裹紫杉醇的外泌体也显示出强大的抗癌作用。

表4-2　基质细胞外泌体诱导肿瘤细胞耐药

肿瘤类型	基质细胞	化疗药物	外泌体包含物	作 用 机 制	参考文献
胃癌	巨噬细胞	顺铂	miR-21	下调 PTEN,活化 PI3K/Akt,抑制凋亡	[127]
胃癌	MSC	5-FU	—	触发 CaMKs 和 RAF/MEK/ERK	[128]
胰腺癌	癌相关成纤维细胞	吉西他滨	—	靶向耐药诱导因子 Snail 促进药物抵抗	[129]
胰腺癌	巨噬细胞	地西他滨	miR-365	上调癌细胞中的三磷酸核苷酸池,激活胞苷脱氨酶	[130]
乳腺癌	BM-MSC	—	miR-222/223	赋予静息癌细胞亚群耐药性	[131]
卵巢癌	脂肪细胞和成纤维细胞	紫杉醇	miR-21	结合凋亡蛋白酶活化因子-1(APAF1)	[132]
AML	骨髓基质细胞	—	—	下调凋亡或细胞分化的基因	[134]
T-ALL/LBL	成纤维细胞	雷帕霉素;地塞米松;鲁索利尼	—	靶向 BRCA1,增强了氧化基的产生	[90]

肿瘤的固有和获得性耐药的发展是肿瘤有效治疗的主要障碍。在肿瘤细胞中和肿瘤微环境内有多种机制导致肿瘤细胞的耐药进展。外泌体作为重要的微环境细胞间信号通信工具之一,在耐药的进展中具有关键作用。大量证据支持耐药肿瘤分泌的外泌体赋予药物敏感细胞化疗抗性。且外泌体已被证明有助于促进各种类型的肿瘤细胞的耐药性,总之,进一步的有关外泌体和肿瘤耐药的基础和临床研究具有巨大的潜力,以外泌体为切入点,寻找提高化疗敏感性的有效方法,揭示靶向治疗机制,对提高肿瘤患者临床疗效具有重大意义。

(二)外泌体与肿瘤复发

外泌体是肿瘤微环境的重要组成之一,肿瘤外泌体携载生长因子、黏附因子以及功能 RNA,能够促进肿瘤复发、增值、迁移、侵袭和免疫耐受等。Dejima 等[138]发现血浆外泌体 miR-21 和 miR-4257 在 NSCLC 术后复发患者中表达显著上调,提示外泌体 miRNA-21 和 miRNA-4257 有望成为预测 NSCLC 复发的标志物。在皮下原发性和复发性异种肺癌移植物的裸鼠模型中发现血浆外泌体 miR-21 和外泌体 miR-155 在复发性肿瘤中显著上调。Yuwen 等[139]发现晚期 NSCLC 患者血清外泌体 miR-146a-5p 水平越低复发率越高,提示成为 NSCLC 预后监测的生物学标志。Mikamori 等[5]研究证实胰腺癌患者血清外泌体 miR-155 表达显著增高,血清外泌体 miR-155 与胰腺肿瘤组织外泌体 miR-155 高度相关,外泌体 miR-155 与胰腺癌患者无病生存期高度相关,显示血清外泌体 miR-155 可作为胰腺癌患者监测复发的指标。研究表明,胰腺星状细胞活化后 miR-21 在外泌体表达上调,与细胞增殖及侵袭性密切相关,外泌体 miR-21 水平越高则预后越差[140,141]。有学者发现外泌体 miR-4772-3p 低表达的结肠癌患者复发风险显著增高[142]。结直肠癌患者外周血外泌体 miR-17-92a 的表达水平与肿瘤复发显著相关,且外泌体 miR-19 的高表达与患者不良预后显著正相关[143]。结直肠癌患者血浆外泌体 miR-21 显著升高,与结直肠癌患者肝转移、TNM 分期、较差的总生存显著正相关,成为独立的预后判断因素[144]。以上研究表明,肿瘤外泌体在肿瘤的复发中扮演启动角色,无论是信号的转导、肿瘤细胞增殖迁移、EMT 发生等都有其作用,将成为监测肿瘤复发的新靶点或指标。

(纪润璧　付海龙)

第二节　外泌体分子标志物检测与肿瘤诊断

外泌体可携载来源细胞的生物活性物质,其数量及内容物随人体生理和病理情况的改变而改变。肿瘤患者体液外泌体中含有丰富的核酸、蛋白质和脂质,可通过多种途径促进肿瘤血管生成、免疫逃逸、细胞耐药、远处转移等[145-147]。由于外泌体结构稳定且丰度较高,故肿瘤患者体液外泌体成为肿瘤非创伤标志物,对肿瘤的诊断、疗效监测及预后判断具有重要意义。

一、外泌体分子标志物

外泌体作为生物标志物具有以下优势:① 外泌体可在所有体液如血液、唾液、尿液和乳液等检出[148],肿瘤患者外周血循环中的外泌体浓度较高[149],外泌体作为肿瘤液体活检的主要内容之一具有较好的准确性和特异性;② 外泌体的脂质双分子层结构可保护其中携带的 DNA、RNA 和蛋白质分子免受降解。血浆外泌体 miRNA 在不同的储存条件下具有较好的稳定性,4℃下保存 96 h 或−80℃长时间保存的情况下,其 RNA 丰度未发生明显变化[150],适合作为分子标志物应用于临床;③ 肿瘤患者体液蛋白质和核酸标志物通过外泌体富集,可提高检测效能;④ 外泌体反映来源细胞突变和代谢情况,为基于液体活检的精准治疗奠定了基础。

1. 外泌体 DNA

血浆中超过 93% 的游离 DNA 富集于外泌体中[151]。外泌体 DNA 有单链 DNA、双链 DNA、线粒体 DNA(mtDNA)以及基因组 DNA(gDNA)等[152,153],能够携带肿瘤特异性突变的信息,是液体活检的理想目标分子。Kahlert 等[154]在胰腺癌细胞系和胰腺癌患者血清外泌体中鉴定出大片段基因组 DNA,基因组测序结果显示,胰腺癌患者血清外泌体 DNA 中含有突变的 KRAS 和 p53,提示检测外泌体 DNA 可能有助于肿瘤诊断和指导用药等。

2. 外泌体 RNA

外泌体可携带 mRNA、miRNA、lncRNA、circRNA 和 tRNA 等多种 RNA。外泌体 miRNA 因其丰度高和抵抗 RNaseR 降解,受到广泛关注。研究人员通过 RNA 测序等技术鉴定了包括乳腺癌、结肠癌、前列腺癌、胰腺癌和胶质母细胞瘤在内的一系列肿瘤特异性外泌体 RNA 分子标志物(图 4-4)[155-158]。

3. 外泌体蛋白质

外泌体含有种类丰富的蛋白质,既包括与外泌体生物学起源和生物学功能相关的非特异性蛋白质,也包括来源细胞的特异性蛋白质。普遍存在的蛋白质包括胞质蛋白如微管蛋白、肌动蛋白、肌动蛋白结合蛋白、热激蛋白、三聚体 G 蛋白等,还有细胞膜蛋白如四跨膜蛋白 CD9、CD63、CD81、CD82、整合素、膜联蛋白等[159]。这些蛋白质可作为常见外泌体标志物用于外泌体分离和鉴定。研究人员对肿瘤

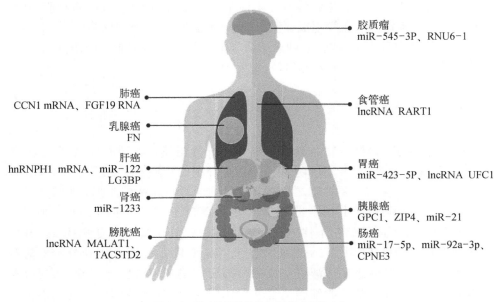

肺癌
CCN1 mRNA、FGF19 RNA

乳腺癌
FN

肝癌
hnRNPH1 mRNA、miR-122
LG3BP

肾癌
miR-1233

膀胱癌
lncRNA MALAT1、
TACSTD2

胶质瘤
miR-545-3P、RNU6-1

食管癌
lncRNA RART1

胃癌
miR-423-5P、lncRNA UFC1

胰腺癌
GPC1、ZIP4、miR-21

肠癌
miR-17-5p、miR-92a-3p、
CPNE3

图4-4　肿瘤特异性外泌体RNA分子标志物

来源的外泌体进行蛋白质组学研究,挖掘了一系列的肿瘤外泌体标志物,不同体液外泌体蛋白质是液体活检中非常有潜力的分子标志物[160-162]。

二、外泌体在肿瘤诊疗中的应用

(一)胶质瘤

　　胶质瘤发病率高,是最常见的原发性中枢神经系统肿瘤。因其部位特殊、诊断困难、治疗复杂且预后差,寻找胶质瘤特异性的诊断和预后生物标志物对提高患者生存率尤为重要。近年来,外泌体生物标志物给胶质瘤的诊断和治疗带来了新的理念和思路(表4-3)。Garcia-Romero 等[163]发现多形性胶质母细胞瘤细胞外泌体可以通过血-脑屏障入血,血清外泌体DNA中异柠檬酸脱氢酶1突变(IDH1[G395A])可作为诊断和预后评估的标志物。多形性胶质母细胞瘤是一种高度侵袭性和异质性的肿瘤,由包括表皮生长因子受体突变体Ⅲ(tumorigenic epidermal growth factor receptor variant Ⅲ,EGFRvⅢ)在内的一系列复杂致癌基因突变所驱动。外泌体 EGFR 对胶质瘤的临床价值进一步得到后续研究证实,Figueroa 等[164]收集了胶质母细胞瘤切除术患者的肿瘤组织和匹配的脑脊液,并检测了肿瘤组织和匹配的脑脊液外泌体中野生型 EGFR DNA 拷贝数及野生型 EGFR mRNA 和 EGFRvⅢ RNA 表达。结果显示,EGFRvⅢ 阳性患者肿瘤组织具有更高水平的 wtEGFR DNA 扩增和 RNA 表达,脑脊液外泌体具有更高水平的 wtEGFR RNA 表达,在 23 位 EGFRvⅢ 阳性患者中,14 位患者相应的脑脊液外泌体中检测到 EGFRvⅢ,而 48 位 EGFRvⅢ 组织阴性患者中只有一位患者脑脊液外泌体中检测出 EGFRvⅢ,脑脊液外泌体 EGFRvⅢ 代替肿瘤组织 EGFRvⅢ 检测的灵敏度为 61% 和特异度为 98%。Skog 等[165]采用巢式 RT-PCR 同时检测神经胶质瘤患者肿瘤组织及血清外泌体中 EGFRvⅢ mRNA,结果显示 47% 的肿瘤组织样本含有 EGFRvⅢ mRNA,28% 的胶质瘤患者血清外泌体中可以检测出 EGFRvⅢ mRNA。肿瘤切除术后两周,血清样本中均未检测到 EGFRvⅢ mRNA,提示血清外泌体中 EGFRvⅢ mRNA 有作为胶质瘤诊断标志物的潜力。

此外,血浆外泌体中蛋白质和 RNA 表达变化还可用于评估神经胶质瘤患者治疗疗效。Muller 等[166]收集了胶质瘤患者抗肿瘤疫苗治疗前后的血浆样本,检测外泌体总蛋白质和 mRNA 表达水平的变化。结果显示,接种疫苗后胶质瘤患者血浆外泌体组分中的总蛋白质水平降低,血浆外泌体中 IL-8、金属蛋白酶组织抑制因子 1(TIMP-1)、TGF-β 和 Zeta 链相关蛋白激酶 70(ZAP70)mRNA 表达显著变化,其中 IL-8 和 TGF-β mRNA 的 ΔCt 值与患者对胶质瘤疫苗的免疫应答呈正相关。上述结果提示,胶质瘤患者血浆外泌体总蛋白和 mRNA 表达水平的变化,可作为接受抗肿瘤疫苗的胶质瘤患者的免疫学和临床反应的替代标志物。Shao 等[167]发现 DNA 修复蛋白 O6-甲基鸟嘌呤 DNA 甲基转移酶(MGMT)和烷基嘌呤-DNA-N-糖基化酶(APNG)mRNA 在胶质母细胞瘤耐药细胞外泌体中表达高于敏感细胞,采用微流控芯片分析胶质瘤患者血清外泌体 MGMT 和 APNG mRNA 水平,有效治疗后患者血清外泌体 MGMT 和 APNG mRNA 表达下调。

同样,外泌体 miRNA 在胶质瘤中也显示出较好的诊断潜能。Shao 等[168]发现胶质瘤患者肿瘤组织中 miR-454-3p 显著下调,而胶质瘤患者血清外泌体中 miR-454-3p 显著上调,血清外泌体中高表达 miR-454-3p 或组织中低表达 miR-454-3p 与预后不良相关。ROC 曲线分析显示血清外泌体中的 miR-454-3p 在诊断胶质瘤的 ROC 曲线下面积为 0.866。胶质瘤患者术后血清外泌体中 miR-454-3p 表达水平明显低于术前。此外,小核 RNA(snRNA)RNU6-1、miR-320 和 miR-574-3p 也在胶质瘤患者血清外泌体中显著上调,ROC 曲线下面积为 0.852、0.720、0.738,三者联合诊断胶质瘤 ROC 曲线下面积到达 0.926,外泌体 RNU6-1 还可作为胶质母细胞瘤的独立预后因子[158]。

表4-3 胶质瘤患者体液外泌体分子标志物临床意义

标志物类型	名 称	来 源	表达	ROC	临床意义	参考文献
DNA	IDH1 突变	血清	↑		诊断、预后判断	[163]
mRNA	EGFRvⅢ	脑脊液、血清	↑		诊断	[164,165]
	IL-8、TIMP-1、TGF-β 和 ZAP70	血浆			疗效监测	[166]
	MGMT 和 APNG	血清			疗效监测	[167]
miRNA	miR-454-3p	血清	↑	0.866	诊断、预后判断	[168]
	miR-320	血清	↑	0.720	诊断	[158]
	miR-574-3p	血清	↑	0.738	诊断	[158]
snRNA	RNU6-1	血清	↑	0.852	诊断、预后判断	[158]

(二) 胸部肿瘤

在胸部肿瘤中,外泌体来源生物标志物的研究主要集中在肺癌和乳腺癌。血清、血浆、唾液、尿液等不同体液来源的外泌体核酸及蛋白质分子在非小细胞肺癌的诊断、预后判断、疗效监测等方面表现出较好的应用前景,在乳腺癌的早期诊断方面具有重要作用[169]。

1. 肺癌

Zhou 等[170]在非小细胞肺癌(NSCLC)患者血清外泌体中检测到纤溶酶原激活剂尿激酶受体(PLAUR)mRNA,且与吉非替尼敏感的 NSCLC 相比,吉非替尼耐药的患者血清外泌体 PLAUR mRNA 表达上调,可作为 NSCLC 的预测药物疗效的潜在生物标志物。Zhang 等[171]对肺癌患者的唾液进行了转录组学分析,结果显示,B-Raf 原癌基因丝氨酸/苏氨酸蛋白激酶(BRAF)、细胞周期素 I(CCNI)、EGRF、FGF19、成纤维细胞生长因子受体底物 2(FRS2)、乳腺癌雌激素调控蛋白 1(GREB1)和亮氨酸拉链肿瘤抑制基因 1(LZTS1)这 7 种 mRNA 具有较高的诊断效能。而联合 CCNI、EGFR、FGF19、FRS2 和 GREB1 这 5 种 mRNA 进行诊断,ROC 曲线下面积可达 0.925,灵敏度为 93.75%,特异性为 82.81%。

Kanaoka 等[172]应用 miRNA 微阵列技术检测了 3 例 I 期肺癌术后复发患者、3 例 I 期肺癌术后无复发患者及 3 例健康对照血清外泌体样品,miR-451a 在复发患者中显著上调。血清外泌体 miR-451a 水平和肺癌组织 miR-451a 显著正相关,且与淋巴结转移、血管侵犯和 TNM 病理分期相关,高表达 miR-451a 患者的总生存率和无病生存率明显低于低表达 miR-451a 的患者,血清外泌体 miR-451a 是肺癌患者预后评估的独立风险因子,是一种潜在的预测 NSCLC 术后复发和预后的标志物。此外,血浆外泌体 miR-21 和 miR-4257 也被发现 NSCLC 复发患者血浆水平上调,血浆外泌体miR-21与肿瘤大小和淋巴结(TNM)分期相关,外泌体miR-4257与组织学类型、淋巴管侵袭和TNM分期相关,血浆外泌体中高表达miR-21和miR-4257患者的无病生存率(DFS)明显低于低表达miR-21和miR-4257患者[173]。Yuwen等[174]分离铂类化疗药物耐药和敏感患者的血清外泌体进行深度测序,检测出血清外泌体中6个miRNA差异表达,扩大样本量后发现miR-425-3p在铂类化疗药物耐药患者血清外泌体中显著高表达,且miR-425-3p高表达与预后不良密切相关。上述结果提示,血清外泌体miR-425-3p可作为预测NSCLC患者对铂类化疗药物疗效的新指标。

Gao等[175]发现NSCLC血浆外泌体T细胞免疫球蛋白和黏蛋白结构域分子3(Tim-3)和配体Galectin-9表达显著增加。血浆外泌体Tim-3和Galectin-9与肿瘤大小、TNM分期及远处转移相关。Wang等[176]采用质谱技术检测了转移性和非转移性NSCLC血清外泌体蛋白质组的总体变化。NSCLC血清外泌体中34种蛋白质上调和9种蛋白质下调。与非转移性NSCLC相比,转移性NSCLC 46种蛋白质上调,15种蛋白下调。与非转移性NSCLC和健康供体相比,转移性NSCLC患者血清外泌体脂多糖结合蛋白(LBP)显著上调。血清外泌体LBP诊断NSCLC ROC曲线下面积为0.713,灵敏度为65%,特异性为75.6%。血清外泌体LBP在鉴别诊断转移性患者和非转移性NSCLC ROC曲线下面积为0.803,灵敏度为83.1%,特异性为67%。血清外泌体LBP可能是预测NSCLC转移的生物标志物。除上述血液外泌体蛋白质外,还有一些尿液外泌体蛋白质也被发现在肺癌患者中差异表达,如亮氨酸的α-2-糖蛋白1(LRG1)在肺癌患者肿瘤组织及尿液外泌体中高表达,可能是尿液非侵入性诊断NSCLC的候选生物标志物[177]。

肺癌体液外泌体分子标志物临床意义见表4-4。

表4-4　肺癌体液外泌体分子标志物临床意义

标志物类型	名称	来源	表达	ROC	临床意义	参考文献
mRNA	PLAUR	血清	↑		耐药	[170]
	BRAF	唾液	↑	0.707	诊断	[171]
	CCNI	唾液	↑	0.85	诊断	[171]
	EGFR	唾液	↑	0.764	诊断	[171]
	FGF19	唾液	↑	0.82	诊断	[171]
	FRS2	唾液	↑	0.745	诊断	[171]
	GREB1	唾液	↑	0.806	诊断	[171]
	LZTS1	唾液	↑	0.755	诊断	[171]
miRNA	miR-451a	血清	↑		复发、预后判断	[172]
	miR-21、miR-4257	血浆	↑		复发、预后判断	[173]
	miR-425-3p	血清	↑		耐药、预后判断	[174]

续 表

标志物 类型	名　称	来　源	表达	ROC	临床意义	参考文献
蛋白质	Tim－3、Galectin－9	血浆	↑		转移、分期	[175]
	LBP	血清	↑	0.713	转移、诊断	[176]
	LRG1	尿液	↑		诊断	[177]

2016 年,首款肿瘤诊断产品 ExoDx Lung（ALK）上市,ExoDx Lung（ALK）可灵敏、准确、实时检测 NSCLC 患者 EML4－ALK 突变,灵敏度为 88%,特异性为 100%。该检测可确定适用 ALK 抑制剂的 NSCLC 患者。肺癌检测产品 ExoDx Lung（T790M）和 ExoDxLung（EGFR）也相继上市。

2. 乳腺癌

Gutkin 等[178]发现肿瘤外泌体 hTERT mRNA 传递到端粒酶阴性的成纤维细胞,翻译成有活性的端粒酶,将这些细胞转化为端粒酶阳性,促进肿瘤细胞成长。Goldvaser 等[179]在乳腺癌细胞及乳腺癌患者血清中检测到外泌体 hTERT mRNA 表达量增高,可作为乳腺癌诊断标志物。Yoshikawa 等[180]采用芯片技术发现乳腺浸润性导管癌患者血浆外泌体 miR－223－3p 表达高于乳腺导管原位癌。采用 TaqMan 探针进一步扩大样本量,乳腺癌患者血浆外泌体 miR－223－3p 水平增高,外泌体 miR－223－3p 水平与组织类型、TNM 分期、淋巴管浸润等显著相关。与乳腺导管原位癌患者相比,乳腺浸润性导管癌患者的外泌体 miR－223－3p 水平显著升高。结果表明外泌体 miR－223－3p 可用于术前预测导管原位癌侵袭性病变。

Rupp 等[181]发现外泌体 CD24 可以作为乳腺癌循环肿瘤标志物。Moon 等[182,183]发现早期乳腺癌患者血浆外泌体纤连蛋白（FN）和内皮基因座-1 蛋白（Del－1）显著增高,区分早期乳腺癌 ROC 曲线下面积分别为 0.815 和 0.968,术后血清外泌体中 FN 和 Del－1 蛋白水平显著降低,可作为乳腺癌早期诊断标志物。Khan 等[184]发现乳腺癌血清外泌体 Survivin 及其剪接变体 survivin－Ex3 表达水平升高,可作为生物标志物协助乳腺癌早期诊断。乳腺癌血清外泌体 SH3GL2 和 MFN2 缺失与乳腺癌发生和淋巴结转移密切有关[185]。淋巴结转移患者的外泌体骨膜素水平增高[186]。Yang 等[187]研究显示乳腺癌化疗无效患者血清外泌体数量增高,血清外泌体 GSTP1 表达显著高于治疗有反应患者,提示血清外泌体 GSTP1 高表达可提示化疗抗性。Wang 等[110]发现乳腺癌细胞化疗耐药细胞可释放外泌体瞬时受体电位阳离子通道蛋白 C5（TRPC5）至化疗敏感乳腺癌细胞,使其获得化疗抗性。乳腺癌患者血浆外泌体 TRPC5 与乳腺癌组织 TRPC5 表达和肿瘤化疗反应显著相关,乳腺癌化疗耐药患者血浆外泌体 TRPC5 显著上调,化疗后血浆外泌体 TRPC5 升高提示获得性化疗耐药。

乳腺癌血液外泌体分子标志物临床意义见表4-5。

表4-5 乳腺癌血液外泌体分子标志物临床意义

标志物类型	名 称	来 源	表达	ROC	临床意义	参考文献
mRNA	hTERT	血清	↑	—	早期诊断、复发	[179]
miRNA	miR-223-3p	血浆	↑	—	诊断	[180]
蛋白质	FN	血浆	↑	0.815	早期诊断	[182]
—	Del-1	血浆	↑	0.968	早期诊断	[183]
—	Survivin	血清	↑		诊断	[184]
—	SH3GL2 和 MFN2	血清	↑		诊断、淋巴结转移	[185]
—	骨膜素	血浆	↑		淋巴结转移	[186]
—	GSTP1	血清	↑		耐药	[187]
	TRPC5	血浆	↑		耐药、疗效监测	[110]

(三) 消化系统肿瘤

传统肿瘤标志物如 CEA、CA199、CA724 等在消化道肿瘤中的检测敏感性和特异性相对较低,尚不能满足临床需要。外泌体数量及其来源生物活性分子为消化道肿瘤提供了新型分子标志物来源,展现出良好的诊断优势。

1. 食管癌

Matsumoto 等[188]发现食管癌患者血浆外泌体数量明显增高,外泌体数量是食管癌独立的预后因子。Tanaka 等[189]发现食管癌患者血清外泌体 miR-21 表达水平增高,与 TNM 分期和远端转移相关。Chiam 等[190]检测食管腺癌患者的血清外泌体 miRNA 表达情况,发现 5 个 miRNA 比率(RNU6-1/miR-16-5p,miR-25-3p/miR-320a,let-7e-5p/miR-15b-5p,miR-30a-5p/miR-324-5p 和 miR-17-5p/miR-194-5p)对食管腺癌有诊断意义,其中 RNU6-1/miR-16-5p 诊断效能最佳,5 个 miRNA 比率联合诊断则显示出更强的特异性和敏感性,ROC 曲线下面积接近于 1。Kang 等[107]发现 lncRNA PART1 可在食管癌血清外泌体中稳定表达,吉非替尼治疗无反应患者血清外泌体 lncRNA PART1 表达水平较高。血清外泌体 lncRNA PART1 有望成为 ESCC 患者吉非替尼疗效预测的标志物。

2. 胃癌

本团队[191]发现胃癌患者血清和胃癌细胞培养上清液中外泌体浓度显著增高,外泌体 miR-423-5p 增高与淋巴结转移及预后不良相关,较 CEA 和 CA199 具有更高的诊断效能;富集 miR-423-5p 的外泌体可被胃癌细胞摄取,靶向抑制融合蛋白抑制因子(SUFU)的表达增强细胞增殖和迁移。血清外泌体 miR-423-5p 可以作为胃癌诊断和预后的潜在标志物。腹膜转移是胃癌患者最常见的复发类型,Tokuhisa 等[192]发现胃癌腹膜灌洗液中miR-21和miR-1225-5p表达水平与肿瘤浆膜浸润显著相关,提示 miR-21和miR-1225-5p可作为胃癌切除术后腹膜复发的生物标志物,早期诊断胃癌腹膜转移。Kumata 等[193]发现胃癌复发患者血浆外泌体 miR-23b 下调,低水平 miR-23b 与肿瘤大小、侵袭、肝转移和 TNM 分期显著相关。外泌体 miR-23b 是胃癌患者 OS 和 DFS 的独立预后因素。本团队[194]研究发现 lncRNA UFC1 在胃癌组织和血清外泌体中明显上调,外泌体 lncRNA UFC1 表达水平与 TNM 分期和淋巴转移等呈正相关,外泌体 lncRNA UFC1 水平高的患者预后较差。外泌体 lncRNA UFC1 具有作为胃癌诊断的生物标志物的潜力。本团队[195]还采用 LC-MS/MS 技术检测胃癌患者血清外泌体蛋白质组谱,ELISA 和蛋白质印迹检测发现三联基元蛋白(tripartite motif containing 3,TRIM3)在胃癌患者血清外泌体中的表达显著降低。

胃癌体液外泌体分子标志物临床意义见表4-6。

表4-6 胃癌体液外泌体分子标志物临床意义

标志物类型	名 称	来 源	表达	ROC	临床意义	参考文献
miRNA	miR-423-5p	血清	↑	0.763	诊断、预后判断	[191]
	miR-21、miR-1225-5p	腹膜灌洗液	—		复发	[192]
	miR-23b	血浆	↓	—	复发、预后判断	[193]
LncRNA	UFC1	血清	↑	0.860	诊断、预后判断	[194]
蛋白质	TRIM3	血清	↓	—	诊断	[195]

3. 结直肠癌

Dong 等[196]研究显示结直肠腺瘤患者血清外泌体角蛋白关联蛋白5(KRTAP5)mRNA、黑素瘤相关抗原3(MAGEA3)mRNA 和 lncRNA BCAR4 联合诊断结肠癌 ROC 曲线下面积为 0.936,是诊断早期结直肠癌潜在的生物学标志物。Silva 等[197]发现结直肠癌患者血浆外泌体数量增高,且血浆中高水平的外泌体与肿瘤低分化相关,血浆外泌体数量水平较高患者生存率较差。Yan 等[198]通过芯片研究发现结直肠癌患者血清外泌体 miR-6803-5p 表达水平显著增加,与结直肠癌转移及预后不良相关。血清外泌体 miR-6803-5p 可能是结直肠癌患者的诊断和预后生物标志物。Peng 等[199]检测发现有肝转移的结直肠癌患者血清外泌体 miR-548c-5p 水平降低。TNM 晚期患者血清外泌体 miR-548c-5p 水平更低,与结直肠癌生存率差相关。Fu 等[200]发现 25 个 miRNA 在 SW620 外泌体中上调,5 个 miRNA 在 SW620 外泌体中下调。血清外泌体 miR-17-5p 和 miR-92a-3p 在结直肠癌诊断及预测结直肠癌转移中具有重要价值,与结直肠癌患者的病理分期显著相关。Li 等[201]发现结直肠癌症血清外泌体 circ-KLDHC10 表达水平显著增高。Xiao 等[202]发现 RNA 帽子结构鸟嘌呤 N7 甲基转移酶(TAG72)在 5-FU 抗性结直肠细胞系外泌体中表达,CA125 在高转移性结直肠细胞系外泌体中表达,结直肠癌耐药患者血浆外泌体 TAG72 表达增高,结直肠癌转移患者血浆外泌体 CA125 表达增高。Santasusagna 等[203]研究发现结直肠癌患者血浆外泌体 ECM1 与 CEA 血浆水平相关,高表达血浆外泌体 ECM1 提示结直肠癌患者复发风险较高。Sun 等[204]发现组织 CPNE3 表达与血浆外泌体 CPNE3 中度相关,CEA 和外泌体 CPNE3 联合诊断 CRC 具有更高的敏感性。

结直肠癌血液外泌体分子标志物临床意义见表 4-7。

表 4-7　结直肠癌血液外泌体分子标志物临床意义

标志物类型	名　称	来　源	表　达	ROC	临床意义	参考文献
mRNA	KRTAP5、MAGEA3	血清				[196]
lncRNA	BCAR4	血清				[196]
miRNA	miR-6803-5p	血清	↑		转移、分期、预后判断	[198]
	miR-548c-5p	血清	↓		转移、分期、预后判断	[199]
	miR-17-5p	血清	↑	0.897/0.841	诊断、转移	[200]
	miR-92a-3p	血清	↑	0.845/0.854	诊断、转移	
circRNA	circ-KLDHC10	血清				[201]
蛋白质	TAG72	血浆	↑		耐药	[202]
	CA125	血浆	↑		转移	[203]
	CPNE3	血浆	↑	0.791	诊断、预后判断	[204]

4. 肝癌

Xu 等[205]发现肝细胞癌患者血清外泌体 hnRNPH1 mRNA 水平明显增高,与 Child-Pugh 分级、门静脉肿瘤栓塞、淋巴结转移、TNM 分期和 OS 相关。血清外泌体 hnRNPH1 mRNA 区分肝细胞癌组与慢性乙型肝炎,ROC 曲线下面积(AUC)为 0.865,敏感性为 85.2%,特异性为 76.5%,截止值为 0.670。Shi 等[206]发现肝细胞癌患者的血清外泌体 miR-638 水平明显降低。血清外泌体 miR-638 水平与肿瘤大小、血管浸润和 TNM 分期的负相关。血清外泌体 miR-638 水平较低的肝细胞癌患者的总生存率降低。Wang 等[207]发现肝细胞癌患者和肝硬化患者血清外泌体中 11 个 miRNA 显著上调,86 个 miRNA 显著下调。肝细胞癌患者血清外泌体 miR-122、miR-148a 和 miR-1246 表达显著高于肝硬化,血清外泌体 miR-122,miR-148a 和 AFP 联合诊断区分肝细胞癌与肝硬化 ROC 曲线下面积可达 0.931,区分早期肝细胞癌与肝硬化 ROC 曲线下面积可达 0.947。血清外泌体 miR-122 区分肝细胞癌和正常对照 ROC 曲线下面积达到 0.990。Sugimachi 等[208]发现肝移植后复发患者血清外泌体 miR-718 表达明显下调,提示血清外泌体 miR-718 可作为预测 HCC 复发生物标志物。Jang 等[209]发现肝癌患者血清外泌体 miR-24、miR-130a、miR-182、miR-203 和 miR-373 明显上调,晚期 HCC 患者血清外泌体 miR-203 和 miR-373 上调更加显著。

Xu 等[210]发现肝细胞癌患者血清外泌体 ENSG00000258332.1 和 LINC00635 表达显著上调。血清外泌体 ENSG00000258332.1 与门静脉肿瘤栓塞、淋巴结转移、TNM 分期正相关,血清外泌体 LINC00635 水平与淋巴结转移、TNM 分期正相关,血清外泌体 ENSG00000258332.1 和 LINC00635 高表达与胃癌患者预后不良密切相关。血清外泌体 ENSG00000258332.1 和 LINC00635 可有效区分肝细胞癌与乙型肝炎,ROC 曲线下面积分别为 0.719 和 0.750,两者联合血清 AFP 鉴别诊断细胞癌与乙型肝炎 ROC 曲线下面积可达 0.885。Arbelaiz 等[211]发现半乳糖凝集素-3 结合蛋白(LG3BP)和聚合免疫球蛋白受体(PIGR)诊断肝细胞癌 ROC 曲线下面积为 0.904 和 0.837,高于 AFP。根据检测目的不同可选用不同的指标检测,区分肝癌和健康人时选用外泌体 miR-122;区分肝细胞癌与肝硬化时,可联合选用外泌体 miR-122、miR-148a 和 AFP;区分肝细胞癌与慢性乙型肝炎时,可联合选用外泌体 ENSG00000258332.1、LINC00635 和血清 AFP。

肝癌血液外泌体分子标志物临床意义见表 4-8。

表 4-8   肝癌血液外泌体分子标志物临床意义

标志物类型	名称	来源	表达	ROC	临床意义	参考文献
mRNA	hnRNPH1	血清	↑	0.865	诊断	[205]
miRNA	miR-638	血清	↓		预后判断	[206]
	miR-122	血清	↑	0.990	诊断	[207]
	miR-148a	血清	↑	0.871	诊断	[207]
	miR-1246	血清	↑	0.825	诊断	[207]
	miR-718	血清	↓		复发	[208]
	miR-203、miR-373	血清	↑		分期	[209]
lncRNA	ENSG00000258332.1	血清	↑	0.719	诊断、预后判断	[210]
	LINC00635	血清	↑	0.750	诊断、预后判断	[210]
蛋白质	LG3BP	血清	↑	0.904	诊断	[211]
	PIGR	血清	↑	0.837	诊断	[211]

5. 胰腺癌

Goto 等[212]发现胰腺癌和导管内乳头状黏液性肿瘤患者中血清外泌体 miR-191、miR-21 和 miR-451a 的表达显著上调,血清外泌体 miRNA 诊断胰腺癌和导管内乳头状黏液性肿瘤比血清 miRNA 更敏感。Melo 等[213]发现胰腺导管腺癌患者血清 GPC1+ 外泌体水平明显增高,能有效区分胰腺癌前驱病变患者与良性胰腺疾病患者及健康个体,GPC1$^+$外泌体作为胰腺癌诊断标志物,ROC 曲线下面积高达 1.0,表现出 100% 的敏感性、特异性、阳性预测值和阴性预测值,血清 GPC1$^+$外泌体是胰腺癌理想的诊断指标。此外,Jin 等[214]还发现血清外泌体锌转运蛋白 ZIP4 可有效区分恶性胰腺癌、良性胰腺和胆道疾病。

(四)泌尿系统肿瘤

1. 膀胱癌

Wania 等[215]发现膀胱癌尿液外泌体 miR -615 -3p 上调。Wang 等[216]发现膀胱癌患者血清外泌体 lncRNA H19 水平显著增加,与较差的生存率相关,提示血清外泌体 H19 可作为膀胱癌的非侵入性诊断和预后标志物。Zhan 等[217]研究表明膀胱癌患者尿液外泌体转移相关的肺腺癌转录物 1(MALAT1)、前列腺癌相关转录物 1(PCAT -1)和 sproutyRTK 信号拮抗剂 4 内含子转录物 1(SPRY4 -IT1)显著上调,MALAT1、PCAT -1 和 SPRY4 -IT1 联合诊断效能最高,尿液外泌体 PCAT -1 高表达是非肌肉浸润性膀胱癌的无复发生存期独立的预后因素。Chen 等[218]发现膀胱癌和疝气患者尿液外泌体中有 24 种蛋白质的浓度发生显著变化,这些蛋白诊断膀胱癌 ROC 曲线下面积范围为 0.702 至 0.896 之间。高分化膀胱癌患者尿液外泌体表皮生长因子样重复折叠 1 结构域蛋白 3(EDIL -3)水平显著增高,可作为高分化膀胱癌诊断的标志物[219]。膀胱癌患者尿液外泌体骨膜素水平明显增高,是膀胱癌诊断和预后的良好分子标志物[220]。

膀胱癌体液外泌体分子标志物临床意义见表 4 -9。

表 4 -9　膀胱癌体液外泌体分子标志物临床意义

标志物类型	名称	来源	表达	ROC	临床意义	参考文献
miRNA	miR -615 -3p	尿液	↑		诊断	[215]
lncRNA	H19	血清	↑		诊断、预后判断	[216]
	MALAT1	尿液	↑	0.844	诊断、预后判断	[217]
	PCAT -1	尿液	↑	0.832	诊断、预后判断	[217]
	SPRY4 -IT1	尿液	↑	0.760	诊断、预后判断	[217]
蛋白质	TACSTD2	尿液	↑	0.800	诊断	[218]
	EDIL -3	尿液	↑		诊断	[219]
	骨膜素	尿液	↑		诊断、预后判断	[220]

2. 肾癌

Zhang 等[221]发现肾透明细胞癌血清外泌体 miR -210 和 miR -1233 的表达水平显著增高,其表达水平在术后下调,血清外泌体 miR -1233 诊断的肾透明细胞癌 ROC 曲线下的面积为 0.82,敏感性为 81%,特异性 76%,提示血清 miR -1233 是肾透明细胞癌的潜在诊断标志物。Raimondo 等[222]发现肾癌患者尿液外泌体基质金属蛋白酶 9（MMP9）、足细胞特异蛋白（PODXL）、Dickkopf 相关蛋白 4（DKK4）和碳酸酐酶 IX（CAIX）在肾癌患者尿液外泌体中显著高表达，与肾癌进展密切相关，而正常对照组则高表达水通道蛋白 1（AQP1）、CD10、细胞外基质金属蛋白酶诱导因子（EMMPRIN）和 Syntenin－1 等。目前关于肾癌外泌体生物标志物的研究较少，这些外泌体蛋白有望成为肾癌诊疗的生物标志物。

（五）生殖系统肿瘤

1. 卵巢癌

血清外泌体 hTERT mRNA 与 CA125 水平呈正相关，是卵巢癌及子宫内膜癌早期诊断的标志物[178]。Meng 等[223]研究显示卵巢癌患者血清外泌体 miR－373、miR－200a、miR－200b 和 miR－200c 表达显著高于健康女性。血清外泌体 miR－200a、miR－200b 和 miR－200c 的水平可区分恶性和良性卵巢肿瘤。血清外泌体 miR－200b 和 miR－200c 表达水平与血清 CA125 呈正相关，高水平血清外泌体 miR－200b 和 miR－200c 提示预后较差。与良性卵巢病变相比，卵巢癌血浆外泌体 TGF－β1 和黑素瘤相关抗原 3（MAGE3）和黑素瘤相关抗原 6（MAGE6）水平显著升高，是区分卵巢恶性肿瘤和良性病变的潜在分子标志物[224]。Li 等[225]检测发现卵巢癌患者血浆外泌体 Claudin 4 高表达。耐药卵巢癌细胞外泌体高表达膜联蛋白 A3、多药耐药相关蛋白 2（MRP2）、铜转运 ATP 酶 a 肽（ATP7A）和铜离子转运 ATP 酶 β 肽（ATP7B），这些蛋白可预测卵巢癌患者化疗反应[226-229]。卵巢癌患者恶性腹水外泌体高表达可溶性上皮钙黏素（E－cadherin），可能是卵巢癌诊断和预后的分子标志物[230]。血清外泌体 CD24 和 EpCAM 也对卵巢癌有一定的诊断价值[231]。

2. 前列腺癌

前列腺癌血浆外泌体雄激素受体剪接变异体 7 阳性（AR－V7＋）患者对激素治疗有抵抗作用，其生存率比阴性患者低[232]。在前列腺癌细胞及血清中也检测到外泌体 hTERT mRNA 表达量增高，有助于前列腺癌的早期诊断及复发预测[178,179]。Li 等[233]研究显示前列腺癌患者血清 ephrinA2 和血清外泌体 ephrinA2 水平显著升高，外泌体 ephrinA2 水平与前列腺癌 TNM 分期和 Gleason 评分呈正相关。外泌体 ephrinA2 的诊断效率优于血清 ephrinA2 和血清 PSA。外泌体 ephrinA2 可能是前列腺癌较好的诊断标志物。Øverbye 等[234]发现前列腺癌患者尿液外泌体中 221 种蛋白质上调，25 种蛋白质下调，其中跨膜蛋白 256（TM256）诊断灵敏度最高，TM256 蛋白和溶酶体适配器/MAPK/mTOR 活化蛋白 1（LAMTOR1）联合诊断前列腺癌时，灵敏度达到 100%。雄激素剥夺疗法（ADT）是晚期前列腺癌转移患者的一线治疗方案，但当 ADT 治疗失败并出现去势抗性后，缺乏较好的预后生物标志物。Kharaziha 等[235]发现多烯紫杉醇抵抗的前列腺癌细胞外泌体耐多药蛋白 1(MDR-1)、多药耐药蛋白 3(MDR-3)、Endophilin-A2 和多聚 A 结合蛋白 4(PABP4)表达上调,这些蛋白可能是前列腺癌多烯紫杉醇抵抗的潜在生物标志物。Huang 等[236]发现前列腺癌患者高水平血清外泌体 miR-1290 和 miR-375 与低生存率相关,有望成为前列腺癌患者临床预后生物标志物。Wania 等[215]发现前列腺癌患者尿液外泌体 miR-2909 表达上调,且随着肿瘤严重程度增加而增加。尿液外泌体 miR-2909 可能是前列腺癌较为特异的诊断指标。前列腺癌尿液外泌体活检产品已于 2016 年上市,可用于前列腺癌的临床精准诊断。

(六) 黑色素瘤

Tengda 等[237]研究发现黑色素瘤患者血清外泌体 miR-532-5p 和 miR-106b 的水平上调。ROC 分析结果显示,外泌体 miR-532-5p 和 miR-106b ROC 曲线下面积分别为 0.867 和 0.820,两者联合诊断黑色素瘤 ROC 曲线下面积为 0.936。血清外泌体 miR-532-5p 和 miR-106b 可成为监测和诊断黑色素瘤的生物标志物。

(七) 骨肉瘤

为了鉴定不同化疗反应的骨肉瘤患者中差异表达血清外泌体 miRNA,Xu 等[238]发现化疗疗效差的骨肉瘤患者血清外泌体中 12 个 miRNA 上调,18 个 miRNA 下调。ROC 曲线分析发现 8 种 miRNAs 可以有效区分和监测骨肉瘤患者化疗疗效,其中 miR-148a 的 ROC 曲线下面积最高,而 miR-148a 和 miR-133 联合诊断 ROC 曲线下面积可达 0.999。外泌体 miRNAs 是骨肉瘤患者化疗疗效监测潜在诊断标志物。

(八) 白血病

Goldvaser 等[179]研究显示血液系统恶性肿瘤患者血清外泌体 hTERT mRNA 与 LDH 水平和患者临床预后相关,随着疾病进展 hTERT mRNA 表达上调,治疗后 hTERT mRNA 表达下调。血清外泌体 hTERT mRNA 可作为白血病进展标志物。Jiang 等[239]检测发现血液外泌体 miR-125b 水平增加与复发率和死亡率升高相关,血液外泌体 miR-125b 可能是急性髓性白血病患者潜在的预后指标。Abak 等[240]发现 AML 患者血清外泌体 FMS-样酪氨酸激酶 3(FLT3-ITD)、核磷蛋白 1(NPM1)可作为 AML 的预后指标,血清外泌体 FLT3-ITD、胰岛素样生长因子-1(IGF-IR)和趋化因子受体 4(CXCR4)可用于疗效监测。

(张 宇 杨 欢)

三、外泌体分子标志物常用检测方法

（一）人体液外泌体分离提取

外泌体是在人体液如血液、尿液、脑脊液、唾液等中可检测的一群细胞外囊泡，分子标志物检测分析有助于反映多种生理病理特征。不同体液外泌体分离提取方法包括采集、预处理和保存等均影响检测结果。目前，体液外泌体分离提取方法较多，主要依据其物理、化学和生物学特性建立了如差速超速离心法、密度梯度超速离心法、聚合物沉淀法、切向流超滤法、尺寸排阻色谱法、微流控技术及非对称流动场场流分离技术等一系列方法。这些方法各有优缺点，联合运用将提高外泌体提取效果。

1. 血液外泌体

血液外泌体包括血小板、白细胞、红细胞、内皮细胞和其他组织来源外泌体[241]。肿瘤早期持续释放肿瘤标志物外泌体至血液（$>10^9$个/mL），数量高于循环肿瘤细胞（1~10个/mL），与肿瘤进展、免疫抑制、血管形成和转移有关[159,242-245]，成为肿瘤液体活检的理想组分。外泌体脂质双膜结构能保护携带标志物以防降解，富集相关活性分子。因此，血液外泌体特异性标志物分子检测对肿瘤早期诊断和预后判断具有重要应用前景。

（1）样本采集　　选用21G大直径采血针空腹采血收集入含相应抗凝剂的塑料采血管内，轻柔混匀后保持采血管垂直放置，避免使用溶血样本。

（2）预处理　　因全血标本不利于外泌体的长期保存，一般采用血清或血浆。血清制备中有凝血发生，会导致其他细胞释放外泌体，因此，血浆是收集外泌体首选来源。制备血浆需要抗凝剂如EDTA、柠檬酸三钠或氟化钠-草酸钾。最常用浓度为0.109 mol/L柠檬酸盐抗凝剂，枸橼酸葡萄糖抗凝剂（CAD）和枸橼酸-茶碱-腺苷-潘生丁抗凝剂（CTAD）可防止血小板外泌体释放，减少干扰因素。EDTA抗凝剂适用于外泌体RNA分析，而肝素抗凝剂会干扰PCR反应。抗凝血室温以2 500g离心15 min可去除血小板，白膜层上方的0.5 cm血浆不收集，上层血浆再次离心获得待分离样本。血浆制备时间应尽量缩短以减少对外泌体浓度和生物活性的影响。血清通常用于外泌体miRNA检测分析。

（3）保存　　新鲜血浆用于外泌体检测分析，血浆冻融后会降低外泌体纯度，不降低其生物活性，应避免反复冻融。将血浆等量分装于带有螺盖和橡皮圈的贮存瓶中，-80℃或更低温度冻存，37℃融解。

（4）血液外泌体分离提取　　血液中含有众多游离蛋白质、脂质和核酸等对外泌体分离提取和检测分析造成干扰,主要干扰组分有脂蛋白如高密度脂蛋白和低密度脂蛋白,可溶性蛋白、蛋白质聚集体、细胞器和病毒颗粒。

1)血浆制备:① 以 EDTA 抗凝管采集全血,颠倒混匀后于室温静置 30 min;② 全血经4℃,1 200g 离心 10 min 分离出血浆,吸取移入新的洁净离心管内;③ 再以 4℃,1 800 g 离心 10 min,移取上清并分装,置-80℃保存备用。

2)超速离心[246]:① 血清样本经 4℃,20 000g 离心 30 min 去除杂质碎片;② 移取上清至新离心管中,于 4℃,110 000g 离心 70 min;③ 去除上清,沉淀以 1×PBS 重悬,并再次于 4℃,110 000g 离心 70 min;④ 去除上清,沉淀以 1×PBS 或无核酸酶水重悬,置于-80℃保存备用。

3)密度梯度离心[151]:① 配置密度梯度介质:以 pH 7.5 的 0.25 mol/L 蔗糖+10 mmol/L Tris 溶液将 60% w/v 碘克沙醇水溶液(OptiPrepTM,Sigma Life Science)依次配置为 40%、20%、10%、5% w/v 溶液,并依次取 3 mL 40%、20%、10%组分和 2.8 mL 5%组分缓慢加入聚异丁烯离心管中;② 将上述超速离心后的外泌体沉淀缓慢加入 5%组分之上,以 4℃,100 000g 离心 18 h;③ 从上到下依次收集 1 mL 组分,以 1.5 mL PBS 重悬,于 4℃,100 000g 离心 1 h 收集沉淀备用。

4)沉淀法[246]:① 血清在室温下以 10 000g 离心 10 min 去除细胞碎片;② 移取上清,根据说明书以一定比例加入商品化沉淀试剂,混合物经涡旋混匀,于 4℃ 孵育 1 h。商品化沉淀试剂包括 ExoQuick™ 外泌体 Precipitation Solution(SBI)、Total 外泌体 Isolation Reagent(from serum)(Thermo Fisher)、miRCURY 外泌体 Kits(Qiagen)、Exo‐spin™ precipitation(Cell Guidance Systems)、PureExo® 外泌体 Isolation kit(101Bio)等;③ 沉淀后的混合物经室温离心沉淀外泌体。TEIR 以 10 000g 离心 30 min,沉淀以 1×PBS 重悬;ExoQuick 和 miRCURY 以室温,1 500g 离心 30 min,沉淀按每毫升初始血清体积加 100 μL 无核酸酶水比例重悬;④ 重悬的外泌体置于-80℃保存备用。

5)尺寸排阻色谱法:商品化试剂盒包括 qEV 外泌体 isolation(Izon Science)等,可按相应说明书进行操作。

6)免疫亲和捕获法:商品化的试剂盒有 exoEasy kit(Qiagen)、ExoCapTM 外泌体 isolation kit(JRS Life Science GmbH)、外泌体‐Human CD81/CD63/CD9/EpCAM isolation kits(Life Technologies)等,可按相应说明书进行操作。

7)PROSPR 法(Protein Organic Solvent PRecipitation)[247]:① 取 500 ~ 1 000 μL 血浆加入 4 倍体积经-20℃预冷的丙酮,涡旋数秒混匀;② 混合物以 3 000g 离心 1 min,小心移取上清于新离心管中,置真空浓缩器中浓缩脱水约 1 h,或以 300 kDa MWCO 滤器中进行超滤浓缩;③ 干燥后的外泌体以双蒸水重悬混匀后进行分析,MWCO 浓缩的外泌体可直接用于进一步分析。

2. 尿液外泌体

尿液外泌体包括肾小球足细胞、肾小管上皮细胞、膀胱和前列腺上皮细胞来源的外泌体,分析尿液外泌体可反映泌尿系统的病理生理状况[248],应用基因组学测序、转录组学测序和蛋白质谱等分析技术发现多种潜在泌尿系统肿瘤标志物,尿液外泌体 ERG、PCA 和 SPDEF 基因联合可用于前列腺癌诊断[249],前列腺癌患者尿液外泌体 miR-574-3p、miR-141-5p 和 miR-21-5p 增高,具有一定诊断价值[250],尿液外泌体内肿瘤相关钙离子信号转导子 2(TACSTD2)可作为膀胱癌的无创标志物[251]。尿液外泌体有望在泌尿系统肿瘤诊断方面发挥作用。

(1)样本采集、预处理和保存　　用于蛋白质分析的尿液样本中通常需加入蛋白酶抑制剂如 NCC 或 NKCC2 等以防止外泌体表面蛋白分子降解。而用于外泌体内 miRNA 和 mRNA 的样本一般不需要特殊措施。当需要运输或保存尿液时,建议采集新鲜尿液冻于$-80℃$。

(2)尿液外泌体分离和提取　　分离方法选择不仅取决于尿液样本类型如是否为蛋白尿,还取决于外泌体的分析内容如转录组学分析或蛋白质组学分析。考虑到尿液特性如 pH、渗透压、蛋白浓度、膀胱中潴留时间以及尿液成分的复杂性,健康人尿液外泌体提取方法并不一定完全适用于病患,如肾尿蛋白浓度过高的肾病综合征患者。

1)尿液采集与预处理:采集新鲜尿液,加入蛋白酶抑制剂以防表面标志蛋白降解,立即进行后续操作或冻于$-80℃$备用。对于冻融样本建议在样本完全融化之前进行剧烈涡旋以增加外泌体回收率。备注:蛋白酶抑制剂可自制:每 50 mL 尿液中加入 1.67 mL 100 mmol/L NaN_3,2.5 mL PMSF(2.5 mg/mL 溶于乙醇,$-20℃$保存)或 5 mL AEBSF(2.75 mg/mL 溶于 ddH_2O,$-20℃$保存),50 μL 亮肽素(1 mg/mL 溶于 ddH2O,4℃保存 1 周)。也可采用商品化试剂如 protease inhibitor cocktail(Sigma Aldrich)。

2)超速离心[252]:① 预处理的尿液收集于 15 mL 或 50 mL 锥形离心管中,以 4℃,$1\,000g$,10 min 离心去除细胞、较大的蛋白聚集体和其他碎片;② 将上清转移至洁净的离心管内,以 4℃,$17\,000g$ 离心 15 min 去除细胞器、细胞碎片和 Tamm-Horsfall 蛋白纤维(THP);③ 将上清转移至洁净的专用超速离心管内,以 4℃,$200\,000g$ 离心 1 h;④ 将上清移除,加入剩余的上清,再次以 4℃,$200\,000g$ 离心 1 h;⑤ 去除上清,加入 100 μL 灭菌 1×PBS 至每个超离管内并涡旋以重悬沉淀。

3)蔗糖/D_2O 缓冲液超速离心[252]:① 在洁净超离管中加入 1 mL 30%蔗糖/D_2O 缓冲液,将超速离心获得的重悬液缓慢小心地转移至此管,注意不要扰动缓冲液界面,以 4℃,$200\,000g$ 离心 1 h;② 去除上清,吸取分界面液体并转移至新的洁净超离管内,加入 6 mL 灭菌 1×PBS,以 4℃,$200\,000g$ 离心 1 h;③ 去除上清,加入 100 μL 灭菌 1×PBS 至每个超离管内并涡旋以重悬沉淀。

4）沉淀法：可采用商品化试剂盒如 Exoquick－TC Reagent(SBI)、PureExo®外泌体 Isolation kit(101Bio)、Total 外泌体 Isolation Reagent(Invitrogen)等按说明书进行操作。也可以采用传统方法如 PEG 沉淀法和凝集素沉淀法。PEG 沉淀法[253]：① 30 mL 尿液样本以 3 000g 离心 10 min 去除细胞和细胞碎片；② 收集上清，加入 12.5 mL 24% PEG 溶液(PEG6000, Sigma)，涡旋混匀后，置于 4℃ 孵育过夜以沉淀外泌体；③ 沉淀过夜的混合物以 4℃，4 000g 离心 1 h，去除上清，沉淀以灭菌 PBS 重悬。凝集素沉淀法[254]：① 尿液置于冰上融化，以 20 000 g 离心 45 min 去除细胞和细胞碎片等；② 转移上清至新离心管中，加入 2 mg/L 的 Concanavalin A 于 4℃ 孵育过夜；③ 以 20 000g 离心 90 min 沉淀外泌体，沉淀以灭菌 PBS 溶解重悬并置于-80℃ 保存。

5）超滤法[255,256]：① 纳米膜滤器加入 20 mL PBS 于室温下 3 000g 离心 30 min 洗去甘油和其他的防腐剂；② 尿液于 37℃，17 000g 离心 10 min 去除细胞和膜碎片等，上清转移至新离心管中待用，沉淀加入 DTT 以减少尿液中包绕外泌体的 THP 蛋白，再以 37℃，17 000g 离心 10 min，上清并入之前的离心管中；③ 上清转移至 100 kDa MWCO 滤器中，20℃，3 000g 离心 10～30 min，清除分子量小于 100 kDa 的杂质以纯化和浓缩样本；④ 转移滤器中浓缩液至 2 mL 离心管中，以等体积的 95℃ 预热 PBS 缓冲液洗涤滤器，于 37℃ 振摇 10 min，液体并入离心管中；⑤ 将上述样本以浓缩仪器进行浓缩，沉淀置于-80℃ 保存。

6）尺寸排阻色谱法[257]：① 采用蠕动泵(MS－4 Reglo B, Ismatec)联合色谱柱(Biorad, Econo Column 色谱柱，0.7 cm×20 cm)，以 2% 交联琼脂糖凝胶作为过滤介质(GE Healthcare, CL－2B 琼脂糖，高度为 13 cm)；② 多孔琼脂放置于琼脂糖凝胶顶部以避免样品装载和洗脱时的干扰，色谱柱以柠檬酸盐缓冲液洗涤 2 次(0.32% 柠檬酸盐溶于 PBS 中，0.22 μm 滤器过滤)。最佳容积流量(VFR)=［推荐线性流量(LFR, cm/h)/60］×柱截面积(cm^2)，其中，LFR = 30 cm/h，直径(d) = 0.7 cm，体积流量(mL/min) = (30/60)×(P×0.72)/4 = 2.44 mL/min；③ 将 500 μL 样品装载于色谱柱上，可以是浓缩后的尿液样本，PEG 沉淀后的重悬样本或超速离心后样本。泵以恒定流量拉动或推动，收集 50 个 500 μL 的孔隙体积峰的组分，以 1 mol/L Nacl 洗脱色谱柱并保存于 4℃ 备用。此外，也可采用商品化试剂如 qEV 外泌体 isolation(Izon Science)。

3. 脑脊液外泌体

脑脊液中富含外泌体，可能携带肿瘤特异性蛋白质和 miRNA 等标志物，是中枢神经系统肿瘤标志物新来源。

（1）样本采集、预处理和保存　　脑脊液通常通过腰椎穿刺或术中取样获得,采样过程中避免受到血液污染。样本中可加入蛋白酶抑制剂或防腐剂,如终浓度为 3.34 mmol/L NaN$_3$,0.5 mmol/L PMSF 和 20 μmol/L 亮肽素等。样本直接进行后续操作或分装后置于-80℃保存,避免反复冻融。

(2) 脑脊液外泌体分离提取

1) 超速离心法[258]:① 预处理的脑脊液置于冰上融化,以灭菌 PBS 按 1∶1 比例稀释;② 将样本于 4℃,2 000g 离心 20 min 去除细胞碎片;③ 移取上清,以 4℃,10 000g 离心 30 min 沉淀微囊泡;④ 移取上清,以 4℃,120 000g 离心 2 h 沉淀外泌体,去除上清,以灭菌 PBS 重悬沉淀并置于-80℃保存。

2) 沉淀法:① 预处理的脑脊液置于冰上融化,于 4℃,2 000g 离心 20 min 去除细胞及碎片;② 加入外泌体沉淀试剂混匀后置于 4℃过夜,商品化沉淀试剂有 Total 外泌体 Isolation Reagent(Invitrogen)、Exoquick 外泌体 precipitation solution(SBI)等;③ 沉淀过夜后的样本于 4℃,2 000g 离心 15~30 min,去除上清,沉淀用于蛋白或 RNA 分离提取。

3) 尺寸排阻色谱法[259]:商品化试剂盒有 Exo‐Spin™(Cell Guidance System)。① 约 5 mL 脑脊液置于室温融化后涡旋 20 s;② 加入 Exo‐Spin™试剂盒中沉淀试剂 Buffer A 于 4℃孵育 1 h;③ 以 4℃,20 000g 离心 2 h,去除上清,沉淀以 100 μL PBS 重悬溶解;④ 加入 Exo‐Spin™试剂盒中尺寸排阻色谱柱中进行色谱分离,收集 8 个 100 μL 组分置于-80℃保存备用。

4. 唾液外泌体

唾液外泌体内蛋白质、miRNA 和 mRNA 等分子在口腔等疾病中发挥重要作用,可作为潜在诊断标志物,如口腔鳞癌外泌体 miR‐21 可用于口腔鳞癌的早期诊断[260];乳腺癌外泌体可激活唾液腺细胞的转录机制改变唾液外泌体 RNA 和蛋白质的组成[261]。因此,应用唾液外泌体作为疾病诊断新方式具有潜力。

(1) 样本采集、预处理和保存 唾液采集包括全唾液和单一腺体分泌唾液的收集,对于不同部位的口腔病变,采集相应病变部位的腺体体液更为准确。安静状态下,唾液主要来源于舌下腺和颌下腺。刺激状态下主要来源于腮腺,常用的刺激方式有嚼口香糖、柠檬酸等可使唾液流量增加。唾液的留取建议在上午10:00~12:00,应禁食禁水至少 1 h,清洗口腔后静坐 5 min 留取唾液,收集于无菌管中。样本采集后置于冰上,于超声破碎仪上进行超声或置于滤器上进行过滤[262],或以 4℃,3 000g 离心 20 min 以去除细胞碎片,上清收集并保存于-80℃备用[263]。

(2) 唾液外泌体分离提取 由于唾液黏性高,已建立的血液或细胞培养液外泌体提取方法可能并不适用于唾液。目前唾液外泌体提取主要运用超速离心法和 ExoQuick‐TC™法。

1) 超速离心法[263]:① 预处理的唾液以 12 000g 离心 20 min 去除残余细胞器

和其他细胞组分,上清转移至新离心管中;② 以 PBS 按 1∶1 比例稀释上述上清并转移至 1 mL 聚碳酸酯离心管中,以 4℃,120 000g 离心 3 h;③ 去除上清,沉淀以 100 μL PBS 重悬,并置于−80℃备用。

2) 密度梯度离心法[264]:① 将超声处理的约 5 mL 唾液样本收集至 50 mL 离心管中,4℃,2 600 g 离心 30 min,上清转移至 4.7 mL 聚碳酸酯离心管中直至充满;② 4℃,160 000g 离心 20 min,上清吸弃确保沉淀的外泌体不被吸入;③ 沉淀以 4.7 mL PBS 吹打混匀并于 4℃,160 000g 离心 20 min 以获得粗提的外泌体;④ 上清吸弃确保沉淀的外泌体不被吸入,沉淀以 640 μL 47%碘克沙醇缓冲液重悬;⑤ 将 640 μL 47%碘克沙醇缓冲液预先加入 3.2 mL 聚碳酸酯的厚壁离心管中,再将上述混合物缓慢覆盖于其上,按顺序依次覆盖上 640 μL 的 37%、28%、18%的碘克沙醇缓冲液,以 4℃,160 000g 离心 4 h;⑥ 吸取上层 320 μL 组分并转移至 1.8 mL 离心管中,将中间 640 μL 连续组分收集至新 1.8 mL 离心管中,再将最后 320 μL 组分转移至另一新 1.8 mL 离心管中;⑦ 上述组分以折光仪确定密度,外泌体位于 1.1 g/mL 密度层。以 1.5 mL PBS 重悬,于 4℃,100 000g 离心 1 h 收集沉淀待分析。

3) 沉淀法(ExoQuick−TC™)[263]:① 取至少 500 μL 新鲜预处理的或融化的唾液置于冰上,加入 1/2 体积的 ExoQuick−TC™沉淀试剂混匀,置于 4℃孵育至少 12 h;② 孵育结束后,以 1 500g 离心 30 min,去除上清,再以 1 500g 离心 15 min;③ 去除上清,沉淀备用。

(二) 外泌体分子标志物提取和检测方法

1. 外泌体 DNA 提取与检测

(1) 外泌体 DNA 分离提取　① 在提取的外泌体中加入 2 000 U/mL DNase I,于 37℃处理 2 h 去除潜在的核酸杂质,酶消化后置于 75℃灭活 10 min;② 向提取的外泌体中加入 400 μL DNA 裂解液,混匀后于 55℃孵育 24 h。DNA 裂解液由 0.5% SDS,0.05 mol/L EDTA,0.01 mol/L Tris−HCl PH 8.0,0.1 mol/L NaCl,200 μg/mL Protease K 配制而成;③ 以 3 mol/L CH$_3$COONa、糖原和乙醇于−20℃进行沉淀,采用苯酚/氯仿法抽提 DNA 并以 TE 重悬;④ 对提取 DNA 进行浓度、纯度、完整性鉴定。另外,也可以采用商品化试剂盒,如 Allprep DNA/RNA Mini kit(Qiagen)、MagAttract High Molecular Weight DNA kit(Qiagen)、QIAmp Circulating Nucleic Acid Kit(Qiagen)等。

(2) 外泌体 DNA 检测方法　聚合酶链反应(PCR)、微滴式数字 PCR (ddPCR)、DNA 测序等。

2. 外泌体 RNA 提取与检测

(1) 血液外泌体 RNA 分离提取　① 约 250 μL 外泌体重悬液中加入

750 μL TRIzol-LS 混匀裂解外泌体;② 加入 200 μL 氯仿分离水相;③ 加入 100% 异丙醇沉淀 RNA;④ 75%乙醇洗涤 2 次沉淀,以 30 μL 无核酸酶水溶解。另外,也可以采用商品化试剂盒,如 miRCURY™ RNA Isolation Kit(Qiagen)、miRNeasy Mini kit(Qiagen)、exoRNeasy kit(Qiagen)、SeraMir 外泌体 RNA purification kit(SBI)、Total 外泌体 RNA and Protein Isolation Kit(Invitrogen)、HiPure Liquid RNA/miRNA kit(Magen)等。

(2)尿液外泌体 RNA 分离提取　　商品化试剂有 RNA isolation Kit(BioSilica)、QIAamp Circulating Nucleic Acid Kit(Qiagen)、TRI Reagent(Sigma)、Trizol(Invitrogen)、DIRECT-zol™ RNA Mini Prep Kit(Zymo Research)、Quick RNA Kit(Zymo Research)、RNeasy micro kit(Qiagen)、FastRNA PRO™ Green Kit(Mpbio)、Urine 外泌体 RNA Isolation Kit(Norgen)、Nucleo-Spin miRNA Kit(Macherey-Nagel)、miRVana miRNA Isolation Kit(Life Technologies)等,可按说明书进行操作。

(3)脑脊液外泌体 RNA 分离提取　　① 外泌体沉淀中加入 Trizol 并涡旋 15 s,室温静置 5 min;② 加入三氯甲烷,手动振摇 15 s 后室温静置 5 min;③ 将上述混合物于 4℃,12 000g 离心 15 min,移取上层水相至新离心管中,加入异丙醇沉淀 RNA 并置于 -20℃沉淀过夜;④ 以 4℃,12 000g 离心 10 min,去除上清,加入 70%乙醇洗涤沉淀,再以 4℃,12 000g 离心 5 min,去除上清,加入 70%乙醇以洗涤沉淀;⑤ 以 4℃,12 000g 离心 5 min,去除上清并晾干沉淀,DEPC 水溶解。另外,也可以采用商品化试剂盒,如 miRCURY™ RNA Isolation Kit(Exiqon)等。

(4)唾液外泌体 RNA 分离提取　　商品化的试剂盒有 RNeasy Mini Kit(Qiagen)等,或采用 Trizol(Life Technologies)。

(5)外泌体 RNA 检测方法　　实时荧光定量 PCR(qRT-PCR)、RNA 印记技术(Northern Blotting)、基因芯片(microarray)、二代测序技术(next-generation sequencing)等。

3. 外泌体蛋白质提取与检测

(1)用于蛋白免疫印迹样本准备　　① 分离纯化的外泌体加入 100 μL 含有蛋白酶抑制剂的预冷 RIPA 裂解液,吹打混匀后置于冰上孵育 15 min;② 以 4℃,12 000 g 离心 15 min,移取上清,测定蛋白浓度;③ 加入 100 μL 2×Laemmli buffer,涡旋后冻于 -20℃待用。蛋白免疫印迹分析一般采用 150 μg 上样量,于 8%~10% SDS 胶上进行分离后,转印于 PVDF 膜上,经封闭 1 h 后,以相应的抗体置于 4℃孵育,以含有 0.1% Tween 的 TBS 缓冲液洗膜并与相应二抗室温孵育 1 h,再次洗膜后以化学发光分析仪进行显像。

(2)用于质谱的样本准备　　① 分离纯化的外泌体以含有 1% Triton X-100 和蛋白酶抑制剂的 RIPA 裂解液进行裂解,总蛋白浓度以 Bradford assay(Bio-Rad)

进行测定;② 蛋白质消化和氨基酸制备:总蛋白经 12% SDS－PAGE 电泳并银染,切胶后进行凝胶内胰蛋白酶消化。

(3) 外泌体蛋白质检测方法　　蛋白免疫印迹、ELISA、纳米流式细胞术、免疫电镜、质谱、液相色谱电喷雾电离串联质谱法(LC－ESI－MS/MS)等。

4. 外泌体脂质提取与检测

(1) 外泌体脂质分离提取　　传统方法有 Bligh－Dyer 法和 Folch 法。Bligh－Dyer 法:① 100 μg 外泌体与含有 2 mmol/L Ca^{2+}/Mg^{2+} 的 PBS 于 37℃ 孵育 4 h;② 加入适量氯仿和甲醇混合液(1:2,v/v)匀浆 15 min;③ 加入 1 体积氯仿混匀 30 s,再加入 1 体积水混匀 30 s,1 500 r/min 离心 15 min;④ 吸取下层氯仿层,收集于棕色小瓶中,以氮气挥干溶剂即为总脂质。Folch 法:① 加入适量氯仿和甲醇混合液(2:1,v/v)混匀 15~20 min;② 以 1 500~2 000 r/min 离心 5 min 收集溶液,加入 0.2 倍体积的水或 0.9% NaCl 溶液清洗,涡旋数秒;③ 以 2 000 r/min 离心 10 min,吸取上清用于分析小的极性分子;④ 以甲醇和水混合液(1:1,v/v)小心清洗两相液交界面 2 次,勿冲洗至下层液体内,收集下层氯仿层,以氮气吹干即得脂质。

(2) 外泌体脂质检测方法　　薄层色谱法(TLC)、液相色谱法(LC)、高效液相色谱法(HPLC)、气相色谱法(GC)、电喷雾电离质谱法(ESI－MS)、气相色谱电子轰击质谱法(GC－EI－MS)、液相色谱电喷雾电离串联质谱法(LC－ESI－MS/MS)等。

(三) 外泌体标志物分子检测方法评价

外泌体有效分离是所有外泌体分子检测分析的关键,可能影响粒径大小、完整度、形态、回收率、浓度和功能特性。

离心法是最常用的方法。超速离心法费时、费力且低通量,但可保持外泌体特性,可用于浓缩样本或与其他方法联合提高外泌体纯度。在离心过程会损失一部分外泌体,因此适用于体积较大的尿液样本,但不适用于体积较小且成分复杂而黏稠的血清样本。肾病综合征患者尿液外泌体蛋白分析也不适用,尿液中高浓度的可溶性蛋白会与外泌体非特异性结合,从而干扰外泌体标记蛋白的检测,因此需采取额外的纯化方法如尺寸排阻色谱法或蔗糖密度梯度离心去除可溶性蛋白。尿液 THP 蛋白不但会直接干扰外泌体蛋白检测,还会形成聚合物网络包埋外泌体,在 17 000 g 转速下沉淀,沉淀中加入还原剂 DTT 增加外泌体得率,对于外泌体转录组学分析并非必要。尿液 RNA 并不会与外泌体共沉淀而干扰外泌体 RNA 检测分析,DNA 潜在污染应使用 DNase 去除。密度梯度离心法费时且产量不高,具有较高的分离效率可确保外泌体纯度,该法用于不同体液时需考虑密度介质和上样方法。对较黏稠的血浆样本应先分离提取外泌体,再以密度梯度离心纯化,若分离提取血液外泌体 miRNA 则需要考虑高密度脂蛋白有关 miRNA 的干扰。

超滤法与超速离心法相比更省时,且可获得更多外泌体,适用于体积较大的复杂程度低的样本。超滤法获得外泌体完整性更好,不会引起外泌体聚集成团影响后续分析。超滤法不能分离与外泌体直径相近的组分如凋亡小体等。

尺寸排阻色谱法速度快、回收率较高、价格相对便宜,可获得纯度高、大小一致的外泌体,有望在临床推广运用。采用该方法提取血浆外泌体可去除99%血浆可溶性蛋白和超过95%高密度脂蛋白而不引起外泌体凝集,并保持其完整性和生物活性。共分离出的非外泌体成分尺寸大于临界值,如病毒、蛋白质聚集体、血管性血友病因子和乳糜微粒等超大蛋白,将获得的外泌体以新层析柱进行二次尺寸排阻层析可进一步减少污染。

免疫捕获法利用特异性抗体磁珠结合外泌体有关受体分子,可确保提取外泌体特异性和完整性,能进一步分离不同外泌体亚群,不需要特殊设备,省时省力。由于磁珠具有更大的接触面积以及更好的扩散特性,磁珠捕获效率较孔板的效率更高。另外,所选择的不同抗体组合决定了免疫捕获的效果,要确定其是否有交叉反应、非特异性结合。该方法仍存在缺陷,如很难完全从磁珠上洗脱捕获外泌体,且免疫捕获反应较贵,非中性 pH 环境和非生理性盐浓度可能影响外泌体生物活性。

沉淀法简单快速,不需要特殊设备,提取外泌体大小均一(60~180 nm),适用于血清等小体积样本外泌体提取。该法提取外泌体容易有脂蛋白污染影响后续分析,对于临床大通量样本而言,经济成本较高。

(李　荣)

第三节　外泌体与肿瘤治疗

一、外泌体与肿瘤免疫治疗

肿瘤一般的治疗方案包括手术和放化疗,靶向性差,毒副反应强,具有一定局限性。随着对肿瘤生物学和肿瘤免疫学的深入研究,免疫疗法成为肿瘤治疗的新手段。肿瘤免疫疗法就是通过抗原刺激固有免疫和适应性免疫系统,提高免疫系统的激活状态,识别并清除肿瘤细胞,或降低免疫系统中对肿瘤杀伤细胞具有抑制作用的因素,增强肿瘤免疫的效果,能诱导特异性杀伤肿瘤细胞而对正常细胞伤害很小,引起系统性的抗肿瘤免疫反应以控制肿瘤转移,产生免疫记忆而对抗肿瘤复发提供长期保护。外泌体逐渐成为肿瘤免疫治疗最具潜力的载体和靶标。一方面,外泌体可作为肿瘤免疫疫苗,其表达的 MHC 分子和共刺激分子会诱导抗原特异性的 T 细胞、B 细胞以及 NK 细胞的免疫反应。另一方面,外泌体作为纳米级的天然载体可装载免疫活性分子等,如肿瘤相关抗原和佐剂、抗体、细胞因子、核酸型免疫调控分子及药物等,具有很好的生物相容性、天然靶向性及生物屏障的高渗透性。基于外泌体的肿瘤免疫疗法具有独特的优势和前景。

(一)外泌体作为肿瘤免疫疫苗

肿瘤免疫疫苗能引起宿主免疫系统抗肿瘤免疫反应,具有免疫原性和特异性的肿瘤抗原疫苗在佐剂辅助下,激活机体自身抗肿瘤免疫,杀伤和清除肿瘤细胞[265]。肿瘤疫苗有多种形式如全细胞疫苗、多肽疫苗、基因工程疫苗、抗体肿瘤疫苗等[266-268]。近年,随着外泌体作为肿瘤微环境主要成分参与免疫调控的机制逐步揭示,特有的生物相容性、天然靶向和高渗透性,为外泌体肿瘤免疫疫苗的制备及抗肿瘤治疗提供新策略。

1. DC 外泌体肿瘤免疫疫苗

过去基于 DC 肿瘤疫苗是肿瘤免疫治疗最重要的策略之一,很多Ⅰ期和Ⅱ期临床前试验显示该疫苗可延长多种肿瘤患者生存时间且副反应很小[269,270]。DC 肿瘤疫苗也具有很多缺陷,如 DC 分子组成会发生改变,活的 DC 不易保存,即时制备存在质量控制问题[271,272]。肿瘤细胞会分泌可溶性免疫抑制因子将未成熟的 DC 转变为耐受性的 DC[272]。DC 外泌体可能成为一种新的肿瘤疫苗。

(1)DC 外泌体组分及生物特性　　DC 外泌体除了表达外泌体标志蛋白 CD9、CD63 和 CD81 等,所有抗原提呈分子的表达水平很高,高表达的 CD55 和 CD59 足以保护 DC 外泌体免于补体介导的裂解,含有提呈脂类抗原的 CD1a、b、c、d 和 CD86 等[273,274]。DC 外泌体表达高水平的 MHC Ⅰ类分子和 MHC Ⅱ类分子、CD54、CD80 和 CD86 等,具有免疫刺激能力,MHC -抗原复合物转移给 DC 间接活化 T 细胞[275,276],也可被 DC 内化提呈相应抗原[277],还可直接刺激和活化 T 细胞[278,279]。DC 外泌体不足以单独活化初始 CD4$^+$T 细胞,有 DC 存在时才能活化 T 细胞,而含有肿瘤抗原或肿瘤肽的 DC 外泌体可引起更强的抗肿瘤免疫[276,280,281]。DC 外泌体还通过 IL15Rα、NKG2D 配体和 TNF 活化 NK 细胞参与抗肿瘤免疫反应[271,282,283]。DC 外泌体肿瘤免疫疫苗是肿瘤免疫治疗的重要策略。

(2)DC 外泌体标准化生产与质控　　DC 外泌体可由健康者或肿瘤患者单核细胞制备,患者自体特异性 DC 外泌体制备过程要保证固有免疫特性,实现人工修饰增强抗肿瘤免疫反应。生产过程需相对简单经济,使用易获得抗原和设备。目前,已经建立了良好的实验室制备流程[284],包括临床提取患者外周血单核细胞(PBMC)转移至实验室,进一步洗涤细胞去除血小板,体外培养 PBMC 使单核细胞贴壁去除非单核细胞,单核细胞分化成 DC 后以含 GM - CSF 和 IL -4 的无血清培养液培养 7 d,培养上清经超滤和 30%蔗糖/D$_2$O 密度梯度离心提取 DC 外泌体(密

度为 $1.13 \sim 1.21 \, g/cm^3$),提取的 DC 外泌体去除微生物污染,经透射电镜鉴定后分装于玻璃瓶中,冻于 $-80°C$ 可稳定数月。为增强其特异性抗肿瘤免疫活性,MHC II 类分子肽段在分离 DC 外泌体前加入培养上清中。采集的患者生物材料操作需要在百级生物安全柜中进行,DC 外泌体生产过程需在万级洁净室中按照国际药品生产管理规范(cGMP)进行。提取的 DC 外泌体需经密度、纯度和效能检测后才能供临床使用。

(3) DC 外泌体临床前试验和临床试验 临床前试验结果显示,注射含有肿瘤抗原的鼠源 DC 外泌体可转运 MHC I 类肽段复合物至抗原提呈细胞,诱导肿瘤特异性的细胞毒性 T 细胞(CTL)增殖抑制小鼠肿瘤生长[285]。注射含有肿瘤抗原 Mart1 肽段的人源 DC 外泌体联合佐剂可引起 HLA-A2 转基因小鼠内 Mart1 特异性 CTL 细胞增殖[286]。人源 DC 外泌体同样具有生物活性,输注 DC 外泌体介导肿瘤特异性 CTL 反应,目前 DC 外泌体疗法已在 III/IV 期黑色素瘤和肺癌患者中进行 I 期临床试验,确定 DC 外泌体作为肿瘤疫苗的安全性、剂量限制性毒性及临床免疫效应。DC 外泌体患者耐受良好,能增强 NK 细胞功能,晚期患者复杂的抑制性肿瘤微环境降低功效[271]。外泌体主要是被单核巨噬细胞吞噬,提呈抗原给 T 细胞的效率不如 DC,DC 外泌体真实浓度可能不足以活化 T 细胞[287]。修饰 DC 外泌体以更好靶向 DC 或逆转骨髓来源的抑制性细胞和肿瘤相关巨噬细胞的抑制性活性可提高 DC 外泌体疗效。

为提高 DC 外泌体免疫原性,改变 DC 外泌体组分,开发了第 2 代 DC 外泌体疫苗,在 II 期临床实验中应用于非小细胞肺癌患者化疗终止后的免疫治疗[288]。利用 GC-CSF 和 IL-4 诱导患者单核细胞分化为未成熟的 DC,再以 INF-γ 诱导为成熟的 DC,装载肿瘤相关抗原肽的 DC 外泌体能促进 NK 细胞的抗肿瘤活性。INF-γ 处理的 DC 外泌体表达更高水平的 MHC II 类分子、CD40 和 CD86 等,能显著改善 DC 外泌体抗原提呈和活化 T 细胞[289,290]。II 期临床实验显示 DC 外泌体疗效仍然有限,仅 32% 的患者达到 4 个月无进展生存期,可能与制备 DC 外泌体时 INF-γ 上调 DC 和 DC 外泌体 PD-L1 表达有关[287]。多种方法可提高 DC 外泌体疗效,如肿瘤相关抗原全长取代肽段装载于 DC 外泌体上活化 CD8+ 和 CD4+ T 细胞,诱导 CTL 反应抑制肿瘤[291];在 DC 外泌体上装载多种肿瘤相关抗原,或上调共刺激分子表达,或利用工程化 DC 外泌体携带编码相应肿瘤相关抗原和活化分子基因[292]。封闭 CTLA4 和 PD-L1 等免疫检查点分子可增强淋巴细胞的免疫反应,与 DC 外泌体疫苗联合应用增强 T 细胞和 B 细胞的抗肿瘤反应[293]。

2. 肿瘤细胞外泌体免疫疫苗

很多研究利用全肿瘤 RNA,肿瘤裂解物、凋亡或坏死片段以及融合等方法将肿瘤抗原转载于 DC,制备肿瘤抗原提呈系统。研究显示装载有肿瘤细胞外泌体的 DC 能转运肿瘤抗原,在体外生成 MHC I 限制性 T 细胞克隆,它们具有共同的肿瘤排斥抗原,能在小鼠体内促进 T 细胞依赖的抗肿瘤免疫反应,提示肿瘤细胞外泌体可作为临床试验中肿瘤抗原的有效来源。

(1)肿瘤细胞外泌体成分与生物特性　　肿瘤细胞外泌体可从患者腹水、血液等体液中分离,具有多种肿瘤细胞组分。其膜表面除了含有胆固醇、神经酰胺、鞘磷脂、磷脂等,还含有大量的生物活性蛋白质,如 MHC 分子、Mart1 和 gp100 等肿瘤相关抗原,FasL 和 PD－L1 等抑制性配体分子,ICAM 和 CD44 等黏附分子,CD26 等蛋白酶、热激蛋白以及多种跨膜蛋白等[294]。肿瘤细胞外泌体能转运这些活性分子参与肿瘤免疫反应调控。一方面,肿瘤细胞外泌体能抑制免疫细胞功能,介导肿瘤免疫逃逸从而促进肿瘤进展,如急性髓细胞白血病来源的外泌体表面携带抑制性分子如 Fas 配体、PD－L1、CD39 和 CD73 等,交联 NK 细胞表面抑制性受体,抑制 NK 细胞的抗肿瘤反应[295]。胰腺癌外泌体通过 miR－203 下调 DC TLR－4 表达介导免疫耐受[24]。肿瘤细胞外泌体会降低免疫治疗效果,如 B 细胞淋巴瘤外泌体携带 CD20 阻断治疗性抗 CD20 抗体的作用[296]。另一方面,肿瘤细胞外泌体可促进肿瘤微环境中 DC 分化和抗原加工提呈能力,增强免疫反应。如肝癌细胞外泌体提呈抗原给 DC,增加肝癌模型鼠体内的 CD8$^+$ T 细胞的数量和 INF－γ 表达水平,降低免疫抑制因子 IL－10 和 TGF－β 表达水平[297]。原发性黑色素瘤组织均质化和超声制备的肿瘤细胞外泌体,在 DC 辅助下对原发性和转移性的黑色素瘤鼠模型发挥抗肿瘤免疫效应[298]。肿瘤细胞外泌体能同时携带免疫刺激和抑制分子,激活和抑制免疫细胞反应,具体调控机制仍不清楚,可能与肿瘤微环境的细胞组分以及外泌体靶向细胞有关。

(2)肿瘤细胞外泌体作为肿瘤疫苗　　肿瘤细胞外泌体作为肿瘤抗原整合入 DC,作为佐剂成分显著增强疫苗效能,这种效应是由肿瘤细胞外泌体诱导 M1 巨噬细胞产生外泌体促进 Th1 免疫反应[299]。分离提取结肠癌患者恶性腹水外泌体联合 GM－CSF 注入 40 例 HLA－A0201(＋)CEA(＋)的晚期结肠癌患者体内,联合 GM－CSF 更能引起更强的特异性细胞毒性 T 细胞反应,且具有更好安全性和耐受性[300]。但肿瘤细胞外泌体作为肿瘤疫苗的临床疗效还不明确。

(二)外泌体联合肿瘤免疫治疗

近年来,纳米载体系统在肿瘤免疫治疗领域的研究已成为热点,利用纳米载体的理化性质携载免疫调节物质如免疫佐剂、肿瘤相关抗原和抗体等实现抗肿瘤免疫效应。纳米载体不但可通过修饰促进 DC 识别以及肿瘤抗原和免疫佐剂的共传递,还能解决游离药物系统带来的溶解性差、生物利用度低等问题,但这种外源性合成材料缺乏安全性,活化 DC 等靶细胞的效率不高,在临床应用方面受到限制。外泌体作为一种天然内源性纳米递送载体在肿瘤免疫治疗中更具优势。与传统纳米载体相比,从患者自身分离提取的外泌体毒性和免疫原性显著降低,且粒径较小,体内渗透性更强,可透过血-脑屏障,降低药物进入细胞的外排作用,还具有天然的靶向性。

1. 联合 siRNA 和 miRNA 的肿瘤免疫治疗

应用外泌体转运 siRNA 和 miRNA 等可辅助肿瘤免疫治疗,如 B 细胞外泌体包裹 miR-155 能体内外靶向巨噬细胞,促进其活化并分化为促炎的 M1 亚型辅助肿瘤治疗[301,302]。此外,还有 miR-125b 等多种 miRNA 能介导宿主免疫系统发挥特定的免疫反应,如巨噬细胞可由多种 miRNA 调控诱导肿瘤细胞凋亡[303]。

2. 联合免疫调节性物质的肿瘤免疫治疗

应用外泌体携载免疫调节物质发挥肿瘤免疫治疗成为一种新策略。研究显示,用一种能与 MHC Ⅱ 类分子结合激活 T 细胞的细菌超抗原葡萄球菌肠毒素 B 修饰乳腺癌细胞外泌体,能诱导雌激素受体阴性(ER-)的乳腺癌细胞凋亡[304,305]。以链亲和素结合的内酰胺结合蛋白以及内源性肿瘤抗原修饰的小鼠黑色素瘤细胞外泌体能辅助生物素化 CpG DNA 的共转运,活化小鼠 DC 并在荷瘤小鼠体内发挥抗黑色素瘤效应[306]。这种将链亲和素结合的内酰胺结合蛋白整合入外泌体表面的策略,可为其他肿瘤免疫治疗相关的生物素化基因、药物和抗体提供有效的转运途径。

二、外泌体与肿瘤靶向治疗

肿瘤外泌体在调节肿瘤免疫抑制、复发、耐药、转移等方面发挥重要作用。靶向选择性清除肿瘤外泌体和抑制其功能成为肿瘤治疗的新方案。

(一)靶向清除外泌体治疗肿瘤

曾有一种体外血液滤过系统通过清除小于 120 kDa 低分子量蛋白使肿瘤缩小 50%,其作用机制不清楚[307]。有人认为很可能与清除了外泌体和其他 EV 有关,发明了一种新技术 ADAPT™(Adaptive Dialysis-like Affinity Platform Technology)[308],将固相亲和物置于多孔纤维等离子分离器内,整合入标准血液透析装置中,血液中包括外泌体在内的小于 200 nm 的组分进入多孔纤维,目标分子与固相亲和物如单克隆抗体、凝集素和适配体结合而滞留,其他非结合的血清成分则流出。第一代 ADAPT™ 设备 Hemopurifier® 是以雪花莲凝集素(GNA)作为固相亲和物,识别病毒包膜上的高甘露糖蛋白以清除丙型肝炎患者体内 HCV 病毒粒子[309],患者每周经过 3 次 4~6 h 的透析治疗后,病毒量明显减少,且对利巴韦林与聚乙二醇干扰素的药物治疗疗效更显著。考虑到肿瘤外泌体表面富含甘露糖结构并能与凝集素和 GNA 相结合,且外泌体在大小和表面拓扑结构上与病毒粒子相似[310,311],肿瘤外泌体也可以利用 Hemopurifier® 进行捕获。另外,利用靶向外泌体表面肿瘤特异性抗原或肿瘤相关抗原的抗体作为亲和基质,可清除肿瘤患者体液中肿瘤外泌体。如 HER2 在乳腺癌中高表达,与乳腺癌患者肿瘤淋巴结转移、高致死率相关[312-314],可利用抗 HER2 抗体清除表达 HER2 的外泌体和由肿瘤细胞表面酶解下的可溶性 HER2[315]。ADAPT™ 系统清除可溶性癌蛋白和癌蛋白相关外泌体,提供了改善肿瘤患者疗效的新策略。

ADAPT™ 疗法需要患者手术接入透析管道,清除外泌体不会引起药物毒性或交叉反应风险,可作为肿瘤辅助治疗方法。很多研究证实肿瘤外泌体可转运参与血管形成和基质重建的信号分子进入血液循环,辅助肿瘤转移前生态位构建促进肿瘤转移[316,317],因此,ADAPT™ 系统适用于发生转移的肿瘤患者。外泌体生成量受肿瘤大小和生长速度影响[318,319],因此需要对 ADAPT™ 治疗的时间和频率进行优化,且对于不同类型和阶段的肿瘤需制定不同亲和物。尽管肿瘤外泌体的生物学功能已在多种体内外试验中证实,但清除外泌体的治疗策略在促进免疫修复和抑制肿瘤生长中的效果还需进一步研究。

(二)靶向抑制外泌体功能治疗肿瘤

外泌体通过多种途径介导肿瘤进展,至少有 4 种抑制外泌体功能的策略阻断外泌体介导的肿瘤进展过程,涉及外泌体生成、释放、摄取和活性分子等的抑制作用。

1. 抑制外泌体形成

中性鞘磷脂酶的小分子抑制剂可抑制神经酰胺形成,显著减少外泌体生成量[320]。降压药阿米洛利可抑制含 HSP72 肿瘤外泌体分泌,有效减少人和鼠肿瘤细胞的生长[321]。跨膜蛋白聚糖及其胞内配体衔接蛋白(syntenin)能直接与外泌体内 Alix 蛋白相互作用,调控外泌体形成,CD63 等 Tetraspanins 四跨膜蛋白超家族能参与外泌体形成和肿瘤生成,直接以 siRNA 或小分子抑制剂抑制上述关键蛋白也可阻断外泌体形成抑制肿瘤[322,323]。

2. 抑制外泌体释放

肿瘤细胞外泌体释放依赖于小 GTP 酶 Rab27a,通过 siRNA 靶向 Rab27a 能抑制肿瘤外泌体介导的肿瘤进展,如原发转移瘤生长以及肺部转移[324,325]。其他 Rab 家族成员如 Rab11 和 Rab35 也可作为潜在靶点[326,327]。药物性抑制剂也可抑制外泌体释放,如手霉素 A(manumycin A)可通过 Ras/Raf/ERK 通路干扰外泌体的 ESCRT 过程和 Rab27a,减少前列腺癌外泌体分泌,抑制促癌剪接因子 hnRNP H1,对正常细胞 RWPE－1 外泌体分泌及细胞生长没有明显影响[328]。以酮替酚(ketotifen)预处理的肿瘤细胞 MCF7、HeLa、BT549,能通过抑制肿瘤外泌体分泌,增加细胞内药物浓度,提高对阿霉素的敏感性[329]。其他抑制外泌体释放的药物有氯铵、丙咪唑、氯丙嗪、钙螯合剂 EGTA、D－泛硫乙胺、PKC 抑制剂 BIM－I、ROCK1 抑制剂 Y27632、钙蛋白酶抑制剂 calpeptin 等[330]。

3. 抑制外泌体摄取

细胞摄取外泌体的过程的详细机制仍不清楚,利用药物 diannexin 封闭磷脂酰丝氨酸可阻断对肿瘤细胞外泌体摄取,运用该策略减少了肿瘤人脑胶质瘤鼠移植瘤生长速率[331,332]。该方案方便易行,缺乏特异性,其广泛运用受到限制。

4. 阻断特定外泌体活性分子

利用特异性单克隆抗体靶向外泌体表面 FasL1 可抑制黑色素瘤瘤体生长[333],该方法缺乏特异性且对全身的免疫功能有不良影响。通过 RNAi 靶向受体络氨酸激酶 MET,阻断其整合入外泌体中能有效抑制晚期黑色素瘤转移[334]。通过病毒载体或 siRNA 改变外泌体内有害成分,也可体内抑制肿瘤进展。外泌体表面 PD－L1 能诱导 PD－L1 抗体治疗耐受,抑制外泌体 PD－L1 的分泌,联合 PD－L1 抗体能优化肿瘤抑制效果[335]。

上述方法作为肿瘤辅助治疗具潜力的策略,对小分子药物靶向治疗肿瘤具有一定指导作用。由于外泌体也参与正常生理过程,与外泌体形成、释放、摄取和功能有关的关键分子在其他正常细胞中普遍存在,因此,这些方法需要改进药物递送系统,靶向生成外泌体的特定细胞亚群以避免脱靶效应。

三、工程化外泌体与肿瘤治疗

外泌体自身的优良特性如天然活性物质载体、生物相容性好、循环稳定性高、能够穿透生物屏障、低免疫原性、低毒性及能够逃脱系统清除等引起了肿瘤治疗领域研究者的极大兴趣。目前认为,天然产生的外泌体直接作为抗肿瘤药物的潜力有限,但是,将天然产生的外泌体作为治疗性载体(therapeutic vehicle)用于运载抗肿瘤分子如药物、小干扰 RNA、微小 RNA、蛋白等,或者通过物理、化学或生物方法对外泌体进行人工设计、修饰和改造,以及与基因/细胞工程、生物医学工程、纳米医药技术结合,形成 iexosomes,增强向肿瘤部位的靶向递送能力,同时与其他治疗方法结合发挥协同效应,明显具有更大的应用潜力。由于 iexosomes 在肿瘤治疗中具有更广阔的应用前景,正逐渐成为当前的研究热点。

目前,用于 iexosomes 来源细胞主要包括 MSC、293T 细胞、肿瘤细胞、免疫细胞等。将外源抗肿瘤分子装载入外泌体的方法包括被动装载和主动装载两种形式。被动装载是指将抗肿瘤分子如药物与外泌体直接孵育或与供体细胞孵育后收集其来源的外泌体,主动装载是指通过物理如超声、挤压、反复冻融、电转,化学如脂质体介导、点击化学反应,生物如基因/细胞工程技术、免疫学技术、纳米生物技术等方法将抗肿瘤分子装载进入外泌体或连接在其表面。根据 iexosomes 所携带抗肿瘤分子的不同以及外泌体工程化的方法不同,可将 iexosomes 在肿瘤治疗中的应用主要分为以下三类。

(一) iexosomes 携载化疗药物治疗肿瘤

2014 年,Tian 等[336]报道了一项通过 iexosomes 靶向递送阿霉素(doxorubicin,Dox)治疗肿瘤的研究。他们采用未成熟树突状细胞(imDC)作为外泌体来源细胞,将 iRGD-Lamp2b 融合基因转染 imDC,分离获得表面表达 iRGD 多肽的外泌体(iRGD-Exos),发现其具有较强的与肿瘤细胞结合能力。通过电转的方法将化疗药物 Dox 装载入 iRGD-Exos 或对照外泌体(blank-Exos),体外作用于 αvβ3 整合素阳性表达的细胞如 MDA-MB-231 细胞。与相同浓度的 Dox 作用相比,iRGD-Exos 具有相似的抑制肿瘤细胞增殖的作用,而 blank-Exos 则作用效果不显著。体内通过尾静脉注射荧光染料 DiR 标记的 iRGD-Exos 或 blank-Exos 至荷瘤小鼠,iRGD-Exos 可富集在荷瘤裸鼠的肿瘤组织中,且具有明显的抑制肿瘤生长作用,而 blank-Exos 则没有此效应。更重要的是,Dox 直接治疗组小鼠血清 CK-MB 和 AST 明显升高,提示治疗引起心脏毒性;而采用 iRGD-Exos 靶向递送 Dox 治疗组小鼠血清 CK-MB 和 AST 水平正常,其治疗具有更好的安全性。同年,Pascucci 等[337]采用 Paclitaxel(PTX)处理 MSC,收集条件培养基并分离外泌体,发现其中含有较高浓度的 PTX,体外具有明显的抗肿瘤细胞增殖作用。2015 年,Saari 等[338]采用肿瘤细胞来源的外泌体与 PTX 共孵育的方法,获得携载 PTX 的外泌体,体外作用于同一来源的肿瘤细胞,发现与 PTX 直接作用相比,具有更强的细胞毒性作用,其原因可能与外泌体携载 PTX 进入肿瘤细胞比肿瘤细胞直接摄入 PTX 更高效,以及外泌体携载 PTX 进入肿瘤细胞可促进 PTX 作用于多个下游靶点有关。外泌体包裹 PTX 还被发现可有效克服肿瘤细胞多药耐药性,提示采用外泌体递送药物可能是比直接药物作用更好的给药方式。

2016 年,Munagala 等[339]报道采用牛奶来源的外泌体作为载体递送化疗药物,发现牛奶来源的外泌体携载化疗药物生物稳定性好,腹腔注射或灌胃至荷瘤小鼠均具有明显的抗肿瘤效果,提示牛奶是一种来源简便、生物相容性好、成本低廉的外泌体来源。牛奶来源外泌体携载 PTX 口服给药有很好的抗肿瘤效果[340]。2018 年,Kim 等[341]从巨噬细胞分离外泌体,对其进行 PEG-AA 修饰后,采用超声的方法装载 Paclitaxel(AA－PEG－exoPTX),通过系统输注的方式治疗转移瘤小鼠模型,发现 AA－PEG－exoPTX 主要集聚在肺转移部位,具有明显抑制转移形成的能力,提示一方面 PEG 修饰可避免外泌体被系统清除,增强携载药物的外泌体在循环中的稳定性,另一方面 AA 修饰可通过与肿瘤细胞表面 sigma 受体作用增强外泌体结合肿瘤细胞的能力,提高其治疗靶向性。同年,Li 等[342] 采用表达 A33 的肿瘤细胞外泌体携载 Dox,同时采用 A33 抗体包被超顺磁性氧化铁纳米颗粒,两者共孵育形成 A33Ab－US－Exo/Dox 复合物,发现 A33Ab－US－Exo/Dox 体外可高效结合至表达 A33 的肿瘤细胞并抑制其增殖,体内富集在肿瘤组织中,抑制肿瘤生长,同时延长荷瘤小鼠存活时间,并减少治疗引起的心脏毒性。Jia 等[343] 采用外泌体携载超顺磁性氧化铁纳米颗粒和姜黄素(curcumin),并通过化学反应在外泌体膜上连接上 neuropilin－1 靶向肽 RGE(RGERPPR),这种工程化的外泌体能够穿透血-脑屏障,靶向胶质瘤细胞,使得超顺磁性氧化铁纳米颗粒介导的磁流热疗和姜黄素介导的化疗两者协同发挥作用,明显提高抗肿瘤治疗效果。

(二)iexosomes 携载核酸分子治疗肿瘤

2011 年,Alvarez-Erviti 等[344] 建立了采用 DC 来源的外泌体靶向递送 siRNA 至小鼠脑组织进行基因敲减的技术。随后,采用外泌体递送 siRNA 治疗肿瘤的研究也被广泛报道。2016 年,Lunavat 等[345] 采用针对 c－Myc 的 shRNA 转染 NIH3T3 细胞,通过物理挤压的方式获得大量携载 c－Myc siRNA 的类外泌体(exosome-mimetic nanovesicles,NV),并发现其可被肿瘤细胞高效内吞,通过干扰 $c-Myc$ 表达,诱导细胞凋亡,抑制细胞增殖。2017 年,Kamerkar 等[346] 分离获得成纤维细胞来源的外泌体,并通过电转方法将靶向 KRAS^{G12D} 的 siRNA 装载入外泌体中,发现外泌体表达的 CD47 可通过与 SIRPα 结合,抑制单核/巨噬细胞对其的清除。与 liposome 相比,采用外泌体携载靶向 KRAS^{G12D} 的 siRNA(shKras^{G12D} iExo)具有更强的抑制胰腺癌(PDAC)生长的作用,这可能与外泌体在外周血循环中更稳定有关。除了 siRNA 之外,外泌体还被用于递送 miRNA 或其反义核酸。2012 年,Ohno 等[347] 通过基因工程方法将 GE11 多肽(氨基酸序列为 YHWYGYTPQNVI,可与 EGFR 结合)表达在 HEK293 细胞来源的外泌体表面(GE11－Exo),采用脂质体法将 let－7a 装载入 GE11－Exo 中,并通过尾静脉注射至 EGFR 阳性乳腺癌荷瘤小鼠体内。与对照外泌体相比,GE11－Exo 在肿瘤组织内明显聚集增多,并且具有显著的抗肿瘤效应。2013 年,Munoz 等[348] 报道转染 miR－9 拮抗剂(anti－miR－9)的 MSC－Ex 可携载 anti－miR－9 进入胶质母细胞瘤(glioblastoma multiforme,GBM)细胞中,通过靶向抑制 MDR1 基因表达,增强替莫唑胺

(temozolomide,TMZ)诱导的细胞凋亡,从而提高化疗敏感性。O'Brien 等[349]从慢病毒介导 miR-379 转染的 MSC 中分离外泌体,将其尾静脉注射至荷瘤小鼠体内,发现可显著抑制肿瘤生长,其机制与 miR-379 下调 COX-2 表达有关。Bellavia 等[350]报道采用 IL-3 与 Lamp2b 融合基因转染 HEK293T 细胞,获得转染后表达 IL-3/Lamp2b 融合蛋白的外泌体,将其携载针对 Bcr-Abl 的 siRNA,可以通过与急性髓细胞白血病(CML)细胞 IL-3R 结合,靶向抑制 CML 细胞体内外生长,从而为伊马替尼(imatinib)耐药的 CML 治疗提供新的方案。Altanerova 等[351]采用自杀基因转染人 MSC,发现转染后 MSC-Ex 中含有自杀基因 mRNA,在被肿瘤细胞摄取后可将前药 5-fluorocytosine(5-FC)分解为 5-氟尿嘧啶(5-FU),产生杀伤效应。

(三)其他 iexosomes 治疗肿瘤

目前,针对天然外泌体递送效率低、治疗效果不高等问题,研究者们尝试采用基因/细胞工程、生物医学工程、纳米工程技术对外泌体进行修饰、改造和设计,以期提高外泌体递送效率和治疗效果,取得了较好的进展。2018 年,Cheng 等[352]人工设计合成了一种多抗体靶向外泌体(synthetic multivalent antibodies retargeted 外泌体,SMART-Exos)。他们采用基因/细胞工程方法将 CD3 抗体和 EGFR 抗体表达到外泌体上,使得 SMART-Exos 能够同时结合 T 细胞和三阴性乳腺癌细胞,通过诱发 T 细胞活化,导致对乳腺癌细胞强烈的免疫杀伤效应。同年,Wang 等[353]开发出具有靶向给药和控制药物释放的外泌体,他们采用双配体修饰策略设计了一个功能化的金纳米棒(AuNR)结合外泌体(FA-AuNR@RGD-Exos),外泌体表面进行 RGD 和叶酸修饰后,通过电转携载化疗药物 Dox。FA-AuNR@RGD-Exos 通过受体介导的内吞作用,双配体协同靶向,大量聚集在肿瘤部位。附着在外泌体上的 AuNR 能高效地将近红外(NIR)光转化为热,进而通过影响外泌体膜的通透性来促进 Dox 的释放。通过远程控制 NIR 的激光参数(包括光斑大小和激光功率密度),可以实现快速选择和局部激活,在体内外均表现出显著的化学-光热协同效应,表明 FA-AuNR@RGD-Exos 作为一种新型的药物载体,具有良好的治疗效果和可控、精准、靶向的治疗特点。Cao 等[354]将碳化钒量子点(V2C QDs)作为光热治疗剂和外泌体结合起来,实现更加有效的肿瘤杀伤。他们采用 TAT 多肽修饰在 NIR-Ⅱ区具有良好光热效应的荧光 V2C QDs 上,将其装载入外泌体后并经 RGD 修饰得到 V2C-TAT@Ex-RGD。这种 iexosomes 具有良好的生物相容性、较长的循环时间和逃逸降解能力,可靶向细胞并进入细胞核实现低温光热治疗,具有较高的肿瘤杀伤效率,并且它还具有荧光成像、光声成像和磁共振成像能力,明显提高了光热治疗的应用价值。Qi 等[355]采用超顺磁性纳米颗粒与转铁蛋白耦联,加入血清中,转铁蛋白通过与外泌体表面转铁蛋白受体结合,富集血清外泌体,随后向其中装载 Dox,经静脉输注至荷瘤小鼠,在外界磁场作用下,发现其可向肿瘤部位聚集累积,发挥更强的抗肿瘤作用。此外,通过其他工程化方式如生物仿生技术改造外泌体[356,357]、构建嵌合型外泌体[358]等用于肿瘤治疗也有相关研究报道。

尽管目前人工设计、修饰和改造后的工程化外泌体在肿瘤治疗中显现出良好的效果,但大多数仍处于实验研究阶段,对于工程化外泌体在肿瘤治疗中的实际应用价值仍有待深入评估和判断。此外,未来还需要进一步开发出更简便、高效、安全、高产量的工程化外泌体形式,为外泌体的临床转化提供更好的选择。总之,随着外泌体基础研究的不断深入、现代生物技术的不断发展,外泌体在肿瘤治疗中必将拥有更为广阔的应用前景(图4-5)。

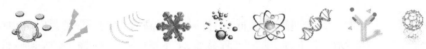

被动孵育　电转导　超声　反复冻融　脂质介导　点击化学　基因工程　免疫工程　纳米生物

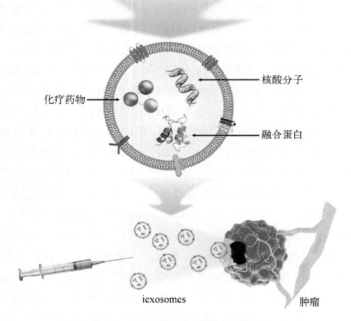

核酸分子

化疗药物

融合蛋白

iexosomes　　肿瘤

图4-5　iexosomes 在肿瘤治疗中的应用研究

（李　荣　张　徐）

本章参考文献

［1］Hanahan D, Weinberg RA. The hallmarks of cancer. Cell, 2000, 100(1): 57−70.

［2］Hanahan D, Weinberg RA. Hallmarks of cancer: the next generation. Cell, 2011, 144(5): 646−674.

［3］Rak J, Guha A. Extracellular vesicles — vehicles that spread cancer genes. Bioessays, 2012, 34 (6): 489−497.

［4］Zomer A, Vendrig T, Hopmans ES, et al. Exosomes: fit to deliver small RNA. Commun Integr Biol, 2010, 3(5): 447−450.

［5］Mikamori M, Yamada D, Eguchi H, et al. MicroRNA−155 controls exosome synthesis and promotes gemcitabine resistance in pancreatic ductal adenocarcinoma. Sci Rep, 2017, 7: 42339.

［6］Li Z, Liu XW, Chi ZC, et al. Detection of K−ras mutations in predicting efficacy of epidermal growth factor receptor tyrosine kinase (EGFR − TK) inhibitor in patients with metastatic colorectal cancer. PloS One, 2015, 10(5): e0101019.

［7］Melo SA, Sugimoto H, O'Connell JT, et al. Cancer exosomes perform cell-independent microRNA biogenesis and promote tumorigenesis. Cancer Cell, 2014, 10; 26(5): 707−721.

［8］Zhao W, Zheng XL, Zhao SP. Exosome and its roles in cardiovascular diseases. Heart Fail Rev, 2015, 20(3): 337−348.

［9］Xiao M, Zhang J, Chen W, et al. M1−like tumor-associated macrophages activated by exosome-transferred THBS1 promote malignant migration in oral squamous cell carcinoma. J Exp Clin Cancer Res, 2018, 37(1): 143.

［10］Li C, Liu DR, Li GG, et al. CD97 promotes gastric cancer cell proliferation and invasion through exosome-mediated MAPK signaling pathway. World J Gastroenterol, 2015, 21(20): 6215−6228.

［11］Ning X, Zhang H, Wang C, et al. Exosomes released by gastric cancer cells induce transition of pericytes into cancer-associated fibroblasts. Med Sci Monit, 2018, 24: 2350−2359.

［12］Li H, Li F. Exosomes from BMMSCs increase the population of CSCs via transfer of miR−142−3p. Br J Cancer, 2018, 119(6): 744−755.

［13］Schmieder A, Michel J, Schonhaar K, et al. Differentiation and gene expression profile of tumor-associated macrophages. Semin Cancer Biol, 2012, 22(4): 289−297.

［14］Sica A, Mantovani A. Macrophage plasticity and polarization: *in vivo* veritas. J Clin Invest, 2012, 122(3): 787−795.

［15］Che Y, Geng B, Xu Y, et al. Helicobacter pylori-induced exosomal MET educates tumour-associated macrophages to promote gastric cancer progression. J Cell Mol Med, 2018, 22(11): 5708−5719.

［16］Wang X, Luo G, Zhang K, et al. Hypoxic tumor-derived exosomal miR−301a mediates M2 macrophage polarization via PTEN/PI3Kγ to promote pancreatic cancer metastasis. Cancer Res, 2018, 78(16): 4586−4598.

[17] Wang J, Guan X, Zhang Y. Exosomal miR–27a derived from gastric cancer cells regulates the transformation of fibroblasts into cancer-associated fibroblasts. Cell Physiol Biochem, 2018, 49 (3): 869–883.

[18] Ringuette Goulet C, Bernard G, Tremblay S, et al. Exosomes induce fibroblast differentiation into cancer-associated fibroblasts through TGF–β signaling. Mol Cancer Res, 2018, 16(7): 1196–1204.

[19] Gu J, Qian H, Shen L, et al. Gastric cancer exosomes trigger differentiation of umbilical cord derived mesenchymal stem cells to carcinoma-associated fibroblasts through TGF–β/Smad pathway. PLoS One, 2012, 7(12): e52465.

[20] Cho JA, Park H, Lim EH, et al. Exosomes from breast cancer cells can convert adipose tissue-derived mesenchymal stem cells into myofibroblast-like cells. Int J Oncol, 2012, 40(1): 130–138.

[21] Whiteside TL. Exosomes and tumor-mediated immune suppression. J Clin Invest, 2016, 126 (4): 1216–1223.

[22] Ning Y, Shen K, Wu Q, et al. Tumor exosomes block dendritic cells maturation to decrease the T cell immune response. Immunol Lett, 2018, 199: 36–43.

[23] Wang F, Li B, Wei Y, et al. Tumor-derived exosomes induce PD1+ macrophage population in human gastric cancer that promotes disease progression. Oncogenesis, 2018, 7(5): 41.

[24] Zhou M, Chen J, Zhou L, et al. Pancreatic cancer derived exosomes regulate the expression of TLR4 in dendritic cells via miR–203. Cell Immunol, 2014, 292(1–2): 65–69.

[25] Umezu T, Tadokoro H, Azuma K, et al. Exosomal miR–135b shed from hypoxic multiple myeloma cells enhances angiogenesis by targeting factor-inhibiting HIF–1. Blood, 2014, 124 (25): 3748–3757.

[26] Yang H, Zhang H, Ge S, et al. Exosome-derived miR–130a activates angiogenesis in gastric cancer by targeting C–MYB in vascular endothelial cells. Mol Ther, 2018, 26(10): 2466–2475.

[27] Zeng Y, Yao X, Liu X, et al. Anti-angiogenesis triggers exosomes release from endothelial cells to promote tumor vasculogenesis. J Extracell Vesicles, 2019, 8(1): 1629865.

[28] Klein CA. Cancer. The metastasis cascade. Science, 2008, 321(5897): 1785–1787.

[29] Singh R, Pochampally R, Watabe K, et al. Exosome-mediated transfer of miR–10b promotes cell invasion in breast cancer. Mol Cancer, 2014, 13: 256.

[30] Nakamura K, Sawada K, Kinose Y, et al. Exosomes Promote Ovarian Cancer Cell Invasion through Transfer of CD44 to Peritoneal Mesothelial Cells. Mol Cancer Res, 2017, 15(1): 78–92.

[31] Raimondi L, De Luca A, Amodio N, et al. Involvement of multiple myeloma cell-derived exosomes in osteoclast differentiation. Oncotarget, 2015, 6(15): 13772–13789.

[32] Yokoi A, Yoshioka Y, Yamamoto Y, et al. Malignant extracellular vesicles carrying MMP1 mRNA facilitate peritoneal dissemination in ovarian cancer. Nat Commun, 2017, 8: 14470.

[33] Bijnsdorp IV, Geldof AA, Lavaei M, et al. Exosomal ITGA3 interferes with non-cancerous prostate cell functions and is increased in urine exosomes of metastatic prostate cancer patients. J

Extracell Vesicles，2013，2.doi：10.3402/jev.v2i0.22097.

［34］Hoshino A，Costa-Silva B，Shen TL，et al. Tumour exosome integrins determine organotropic metastasis. Nature，2015，527(7578)：329-335.

［35］Zhang H，Deng T，Liu R，et al. Exosome-delivered EGFR regulates liver microenvironment to promote gastric cancer liver metastasis. Nat Commun，2017，8：15016.

［36］He M，Qin H，Poon TC，et al. Hepatocellular carcinoma-derived exosomes promote motility of immortalized hepatocyte through transfer of oncogenic proteins and RNAs. Carcinogenesis，2015，36(9)：1008-1018.

［37］Lobb RJ，van Amerongen R，Wiegmans A，et al. Exosomes derived from mesenchymal non-small cell lung cancer cells promote chemoresistance. Int J Cancer，2017，141(3)：614-620.

［38］Cui H，Seubert B，Stahl E，et al. Tissue inhibitor of metalloproteinases - 1 induces a pro-tumourigenic increase of miR -210 in lung adenocarcinoma cells and their exosomes. Oncogene，2015，34(28)：3640-3650.

［39］Liu Y，Luo F，Wang B，et al. STAT3 -regulated exosomal miR -21 promotes angiogenesis and is involved in neoplastic processes of transformed human bronchial epithelial cells. Cancer Lett，2016，370(1)：125-135.

［40］Sheu JJ，Lee FY，Wallace CG，et al. Administered circulating microparticles derived from lung cancer patients markedly improved angiogenesis，blood flow and ischemic recovery in rat critical limb ischemia. J Transl Med，2015，13：59.

［41］Mao G，Liu Y，Fang X，et al. Tumor-derived microRNA - 494 promotes angiogenesis in non-small cell lung cancer. Angiogenesis，2015，18(3)：373-382.

［42］Xue M，Chen W，Xiang A，et al. Hypoxic exosomes facilitate bladder tumor growth and development through transferring long non-coding RNA - UCA1. Mol Cancer，2017，16(1)：143.

［43］Donnarumma E，Fiore D，Nappa M. Cancer-associated fibroblasts release exosomal microRNAs that dicate an aggressive phenotype in breast cancer. Oncotarget，2017，8（12）：19592-19608.

［44］Bigagli E，Luceri C，Guasti D，et al. Exosomes secreted from human colon cancer cells influence the adhesion of neighboring metastatic cells：role of microRNA - 210. Cancer Biol Ther，2016，17(10)：1062-1069.

［45］Xiao D，Barry S，Kmetz D，et al. Melanoma cell-derived exosomes promotes epithelial-mesenchymal transition in primary melanocytes through paracrine /autocrine signaling in the tumor microenviroment. Cancer Lett，2016，376(2)：318-327.

［46］Costa-Silva B，Aiello NM，Ocean AJ，et al. Pancreatic cancer exosomes initiate pre-metastatic niche formation in the liver. Nat Cell Biol，2015，17(6)：816-826.

［47］Zhang H，Deng T，Liu R，et al. Exosome-delivered EGFR regulates liver microenvironment to promote gastric cancer liver metastasis. Nat Commun，2017，8：15016.

［48］Shu SL，Yang Y，Allen CL，et al. Metabolic reprogramming of stromal fibroblasts by melanoma exosome microRNA favours a pre-metastatic microenvironment. Sci Rep，2018，8(1)：12905.

［49］Liu Y，Gu Y，Han Y，et al. Tumor exosomal RNAs promote lung pre-metastatic niche formation by activating alveolar epithelial TLR3 to recruit neutrophils. Cancer Cell，2016，30（2）：

243 -256.

[50] Boyiadzis M, Whiteside TL. Information transfer by exosomes: A new frontier in hematologic malignancies. Blood Rev, 2015, 29(5): 281 -290.

[51] Muller L, Mitsuhashi M, Simms P, et al. Tumor-derived exosomes regulate expression of immune function-related genes in human T cell subsets. Sci Rep, 2016, 6: 20254.

[52] Whiteside TL. The tumor microenvironment and its role in promoting tumor growth. Oncogene, 2008, 27(45): 5904 -5912.

[53] Kim JW, Wieckowski E, Taylor DD, et al. Fas ligand-positive membranous vesicles isolated from sera of patients with oral cancer induce apoptosis of activated T lymphocytes. Clin Cancer Res, 2005, 11(3): 1010 -1020.

[54] Bergmann C, Strauss L, Wang Y, et al. T regulatory type 1 cells in squamous cell carcinoma of the head and neck: mechanisms of suppression and expansion in advanced disease. Clin Cancer Res, 2008, 14(12): 3706 -3715.

[55] Ye SB, Li ZL, Luo DH, et al. Tumor-derived exosomes promote tumor progression and T-cell dysfunction through the regulation of enriched exosomal microRNAs in human nasopharyngeal carcinoma [J]. Oncotarget, 2014, 5(14): 5439 -5452.

[56] Czystowska M, Han J, Szczepanski MJ, et al. IRX -2, a novel immunotherapeutic, protects human T cells from tumor-induced cell death. Cell Death Differ, 2009, 16(5): 708 -718.

[57] Mandapathil M, Szczepanski MJ, Szajnik M, et al. Adenosine and prostaglandin E2 cooperate in the suppression of immune responses mediated by adaptive regulatory T cells. J Biol Chem, 2010, 285(36): 27571 -27580.

[58] Abrahams VM, Straszewski SL, Kamsteeg M, et al. Epithelial ovarian cancer cells secrete functional Fas ligand. Cancer Res, 2003, 63(17): 5573 -5581.

[59] Massaia M, Borrione P, Attisano C, et al. Dysregulated Fas and Bcl -2 expression leading to enhanced apoptosis in T cells of multiple myeloma patients. Blood, 1995, 85(12): 3679 -3687.

[60] Clayton A, Mitchell JP, Court J, et al. Human tumor-derived exosomes selectively impair lymphocyte responses to interleukin -2. Cancer Res, 2007, 67(15): 7458 -7466.

[61] Pardoll DM. The blockade of immune checkpoints in cancer immunotherapy. Nat Rev Cancer, 2012, 12(4): 252 -264.

[62] Montes CL, Chapoval AI, Nelson J, et al. Tumor-induced senescent T cells with suppressor function: a potential form of tumor immune evasion. Cancer Res, 2008, 68(3): 870 -879.

[63] Zhang Y, Pfannenstiel LW, Bolesta E, et al. Interleukin -7 inhibits tumor-induced CD27$^-$ CD28$^-$ suppressor T cells: implications for cancer immunotherapy. Clin Cancer Res, 2011, 17 (15): 4975 -4786.

[64] Maybruck BT, Pfannenstiel LW, Diaz-Montero M, et al. Tumor-derived exosomes induce CD8$^+$ T cell suppressors. J Immunother Cancer, 2017, 5(1): 65.

[65] Ashiru O, Boutet P, Fernandez-Messina L, et al. Natural killer cell cytotoxicity is suppressed by exposure to the human NKG2D ligand MICA * 008 that is shed by tumor cells in exosomes. Cancer Res, 2010, 70(2): 481 -489.

[66] Klibi J, Niki T, Riedel A, et al. Blood diffusion and Th1 -suppressive effects of galectin -9 -

containing exosomes released by Epstein-Barr virusinfected nasopharyngeal carcinoma cells. Blood, 2009, 113(9): 1957–1966.

[67] You W, Xu L, Zhang X, et al. High-Throughput Screening Identifies miR-451 as a Pleiotropic Modulator That Suppresses Gastric Cancer Metastasis. SLAS Technol, 2017, 22 (2): 136–143.

[68] Liu F, Bu Z, Zhao F, et al. Increased T-helper 17 cell differentiation mediated by exosome-mediated microRNA-451 redistribution in gastric cancer infiltrated T cells. Cancer Sci, 2018, 109(1): 65–73.

[69] Ludwig S, Floros T, Theodoraki MN, et al. Suppression of lymphocyte functions by plasma exosomes correlates with disease activity in patients with head and neck cancer. Clin Cancer Res, 2017, 23(16): 4843–4854.

[70] Jamieson AM, Diefenbach A, McMahon CW, et al. The role of the NKG2D immunoreceptor in immune cell activation and natural killing. Immunity, 2002, 17(1): 19–29.

[71] Clayton A, Tabi Z. Exosomes and the MICA – NKG2D system in cancer. Blood Cells Mol Dis, 2005, 34(3): 206–213.

[72] Gastpar R, Gehrmann M, Bausero A, et al. Heat shock protein 70 surface-positive tumor exosomes stimulate migratory and cytolytic activity of natural killer cells. Cancer Res, 2005, 65 (12): 5238–5247.

[73] Groh V, Wu C, Yee T, et al. Tumour-derived soluble MIC ligands impair expression of NKG2D and T-cell activation. Nature, 2002, 419(6908): 734–738.

[74] EI-Sherbiny YM, Meade JL, Holmes TD, et al. The requirement for DNAM – 1, NKG2D, and NKp46 in the natural killer cell-mediated killing of myeloma cells. Cancer Res, 2007, 67(18): 8444–8449.

[75] Baj-Krzyworzeka M, Szatanek R, Weglarczyk K, et al. Tumour-derived microvesicles modulate biological activity of human monocytes. Immunol Lett, 2007, 113(2): 76–82.

[76] Valentir, Huberv, Filipazzip, et al. Human tumor-released microvesicles promote the differentiation of myeloid cells with transforming growth factor-beta-mediated suppressive activity on T lymphocytes. Cancer Research, 2006, 66(18): 9290–9298.

[77] Chen Y, Zhang S, Wang Q, et al. Tumor-recruited M2 macrophages promote gastric and breast cancer metastasis via M2 macrophage-secreted CHI3L1 protein. J Hematol Oncol, 2017, 10 (1): 36.

[78] Qian BZ, Li J, Zhang H, et al. CCL2 recruits inflammatory monocytes to facilitate breast-tumour metastasis. Nature, 2011, 475: 222–225.

[79] Fabbri M, Paone A, Calore F, et al. MicroRNAs bind to Toll-like receptors to induce prometastaticin flammatory response. Proc Natl Acad Sci USA, 2012, 109(31): 2110–2116.

[80] Zhang Y, Liu D, Chen X. et al. Secreted monocytic miR – 150 enhances targeted endothelial cell migration. Mol Cell, 2010, 39(1): 133–144.

[81] Costa-Silva B, Aiello NM, Ocean AJ, et al. Pancreatic cancer exosomes initiate premetastatic niche formation in the liver. Nat Cell Biol, 2015, 17(6): 816–826.

[82] Yang M, Chen J, Su F, et al. Microvesicles secreted by macrophages shuttle invasion-

potentiating microRNAs into breast cancer cells. Mol Cancer, 2011, 10: 117.

[83] Aucher A, Rudnicka D, Davis DM, et al. MicroRNAs transfer from human macrophages to hepato-carcinoma cells and inhibit proliferation. J Immunol, 2013, 191(12): 6250－6260.

[84] Bednarczyk RB, Kitadai Y, Tuli NY, et al. Precise characterization of macrophage secretory exosomes can lead to novel therapeutic approaches. Cancer Res, 2015, 75(15): 18－22.

[85] Wysoczynski M, Ratajczak MZ. Lung cancer secreted microvesicles: underappreciated modulators of microenvironment in expanding tumors. Int J Cancer, 2009, 125(7): 1595－1603.

[86] Pang W, Su J, Wang Y, et al. Pancreatic cancer-secreted miR－155 implicates in the conversion from normal fibroblasts to cancer-associated fibroblasts. Cancer Sci, 2015, 106(10): 1362－1369.

[87] Shimoda M, Principe S, Jackson HW, et al. Loss of the Timp gene family is sufficient for the acquisition of the CAF-like cell state. Nat Cell Biol, 2014, 16(9): 889－901.

[88] Zhang Z, Li X, Sun W, et al. Loss of exosomal miR－320a from cancer-associated fibroblasts contributes to HCC proliferation and metastasis. Cancer Lett, 2017, 397: 33－42.

[89] Josson S, Gururajan M, Sung SY, et al. Stromal fibroblast-derived miR－409 promotes epithelial-to-mesenchymal transition and prostate tumorigenesis. Oncogene, 2015, 34(21): 2690－2699.

[90] Wang M, Zhao C, Shi H, et al. Deregulated microRNAs in gastric cancer tissue-derived mesenchymal stem cells: novel biomarkers and a mechanism for gastric cancer. Br J Cancer, 2014, 110(5): 1199－1210.

[91] Ekstrom EJ, Bergenfelz C, von Bulow V, et al. WNT5A induces release of exosomes containing pro-angiogenic and immunosuppressive factors from malignant melanoma cells. Mol Cancer, 2014, 13: 88.

[92] Yuk-Kit C, Huoming Z, Pei L, et al. Proteomic analysis of exosomes from nasopharyngeal carcinoma cell identifies intercellular transfer of angiogenic proteins. Int J Cancer, 2015, 137(8): 1830－1841.

[93] Park JE, Tan HS, Datta A, et al. Hypoxic tumor cell modulates its microenvironment to enhance angiogenic and metastatic potential by secretion of proteins and exosomes. Mol Cell Proteomics, 2010, 9(6): 1085－1099.

[94] Umezu T, Ohyashiki K, Kuroda M, et al. Leukemia cell to endothelial cell communication via exosomal miRNAs. Oncogene, 2013, 32(22): 2747－2755.

[95] Zhuang G, Wu X, Jiang Z, et al. Tumour-secreted miR－9 promotes endothelial cell migration and angiogenesis by activating the JAK-STAT pathway. EMBO J, 2012, 31(17): 3513－3523.

[96] Zhou W, Fong MY, Min Y, et al. Cancer-secreted miR－105 destroys vascular endothelial barriers to promote metastasis. Cancer Cell, 2014, 25(4): 501－515.

[97] Tadokoro H, Umezu T, Ohyashiki K, et al. Exosomes derived from hypoxic leukemia cells enhance tube formation in endothelial cells. J Biol Chem, 2013, 288(48): 34343－34351.

[98] Shabani M, Hojjat-Farsangi M. Targeting receptor tyrosine kinases using monoclonal antibodies: The most specific tools for targeted-based cancer therapy. Curr Drug Targets, 2016, 17(14): 1687－1703.

［99］ Bagrodia S, Smeal T, Abraham RT. Mechanisms of intrinsic and acquired resistance to kinase-targeted therapies. Pigment Cell Melanoma Res, 2012, 25(6): 819-831.

［100］ Shedden K, Xie XT, Chandaroy P, et al. Expulsion of small molecules in vesicles shed by cancer cells: association with gene expression and chemosensitivity profiles. Cancer Res, 2003, 63(15): 4331-4337.

［101］ Kreger BT, Dougherty AL, Greene KS, et al. Microvesicle cargo and function changes upon induction of cellular transformation. J Biol Chem, 2016, 291(38): 19774-19785.

［102］ Federici C, Petrucci F, Caimi S, et al. Exosome release and low pH belong to a framework of resistance of human melanoma cells to cisplatin. PLoS One, 2014, 9(2): e88193.

［103］ Koch R, Aung T, Vogel D, et al. Nuclear trapping through inhibition of exosomal export by indomethacin increases cytostatic efficacy of doxorubicin and pixantrone. Clin Cancer Res, 2016, 22(2): 395-404.

［104］ Battke C, Ruiss R, Welsch U, et al. Tumour exosomes inhibit binding of tumour-reactive antibodies to tumour cells and reduce ADCC. Cancer Immunol Immunother, 2011, 60(5): 639-648.

［105］ Raji GR, Sruthi TV, Edatt L, et al. Horizontal transfer of miR-106a/b from cisplatin resistant hepatocarcinoma cells can alter the sensitivity of cervical cancer cells to cisplatin. Cell Signal, 2017, 38: 146-158.

［106］ Qu Z, Wu J, Wu J, et al. Exosomes derived from HCC cells induce sorafenib resistance in hepatocellular carcinoma both *in vivo* and *in vitro*. J Exp Clin Cancer Res, 2016, 35(1): 159.

［107］ Kang M, Ren M, Li Y, et al. Exosome-mediated transfer of lncRNA PART1 induces gefitinib resistance in esophageal squamous cell carcinoma via functioning as a competing endogenous RNA. J Exp Clin Cancer Res, 2018, 37(1): 171.

［108］ Lin MC, Chen SY, He PL, et al. PGE2/EP4 antagonism enhances tumor chemosensitivity by inducing extracellular vesicle-mediated clearance of cancer stem cell. Int J Cancer, 2018, 143(6): 1440-1455.

［109］ Wang X, Xu C, Hua Y, et al. Exosomes play an important role in the process of psoralen reverse multidrug resistance of breast cancer. J Exp Clin Cancer Res, 2016, 35(1): 186.

［110］ Wang T, Ning K, Lu TX, et al. Increasing circulating exosomes-carrying TRPC5 predicts chemoresistance in metastatic breast cancer patients. Cancer Sci, 2017, 108(3): 448-454.

［111］ Samuel P, Mulcahy LA, Furlong F, et al. Cisplatin induces the release of extracellular vesicles from ovarian cancer cells that can induce invasiveness and drug resistance in bystander cells. Philos Trans R Soc Lond B Biol Sci, 2018, 373(1737): 20170065.

［112］ Dorayappan KDP, Wanner R, Wallbillich JJ, et al. Hypoxia-induced exosomes contribute to a more aggressive and chemoresistant ovarian cancer phenotype: A novel mechanism linking STAT3/Rab proteins. Oncogene, 2018, 37(28): 3806-3821.

［113］ Min QH, Wang XZ, Zhang J, et al. Exosomes derived from imatinib-resistant chronic myeloid leukemia cells mediate a horizontal transfer of drug-resistant trait by delivering miR-365. Exp Cell Res, 2018, 362(2): 386-393.

[114] Liu J, Zhang Y, Liu A, et al. Distinct dasatinib-induced mechanisms of apoptotic response and exosome release in imatinib-resistant human chronic myeloid Leukemia cells. Int J Mol Sci, 2016, 17(4): 531.

[115] Zhang L, Pan L, Xiang B, et al. Potential role of exosome-associated microRNA panels and *in vivo* environment to predict drug resistance for patients with multiple myeloma. Oncotarget, 2016, 7(21): 30876－30891.

[116] Qin X, Yu S, Zhou L, et al. Cisplatin-resistant lung cancer cell-derived exosomes increase cisplatin resistance of recipient cells in exosomal miR－100－5p－dependent manner. Int J Nanomedicine, 2017, 12: 3721－3733.

[117] Wu H, Zhou J, Mei S, et al. Circulating exosomal microRNA－96 promotes cell proliferation, migration and drug resistance by targeting LMO7. J Cell Mol Med, 2017, 21 (6): 1228－1236.

[118] Wei F, Ma C, Zhou T, et al. Exosomes derived from gemcitabine-resistant cells transfer malignant phenotypic traits via delivery of miRNA－222－3p. Mol Cancer, 2017, 16 (1): 132.

[119] Li XQ, Liu JT, Fan LL, et al. Exosomes derived from gefitinib-treated EGFR-mutant lung cancer cells alter cisplatin sensitivity via up-regulating autophagy. Oncotarget, 2016, 7(17): 24585－24595.

[120] Qu L, Ding J, Chen C, et al. Exosome-transmitted lncARSR promotes sunitinib resistance in renal cancer by acting as a competing endogenous RNA. Cancer Cell, 2016, 29 (5): 653－668.

[121] Challagundla KB, Wise PM, Neviani P, et al. Exosome-mediated transfer of microRNAs within the tumor microenvironment and neuroblastoma resistance to chemotherapy. J Natl Cancer Inst, 2015, 107(7): pii: djv135.

[122] Torreggiani E, Roncuzzi L, Perut F, et al. Multimodal transfer of MDR by exosomes in human osteosarcoma. Int J Oncol, 2016, 49(1): 189－196.

[123] Lunavat TR, Cheng L, Einarsdottir BO, et al. BRAFV600 inhibition alters the microRNA cargo in the vesicular secretome of malignant melanoma cells. Proc Natl Acad Sci USA, 2017, 114 (29): E5930－E5939.

[124] Vella LJ, Behren A, Coleman B, et al. Intercellular resistance to BRAF inhibition can be mediated by extracellular vesicle-associated PDGFRβ. Neoplasia, 2017, 19(11): 932－940.

[125] Yang JK, Yang JP, Tong J, et al. Exosomal miR－221 targets DNM3 to induce tumor progression and temozolomide resistance in glioma. J Neurooncol, 2017, 131(2): 255－265.

[126] Kalluri R. The biology and function of fibroblasts in cancer. Nat Rev Cancer, 2016, 16(9): 582－598.

[127] Zheng P, Chen L, Yuan X, et al. Exosomal transfer of tumor-associated macrophage-derived miR－21 confers cisplatin resistance in gastric cancer cells. J Exp Clin Cancer Res, 2017, 36 (1): 53.

[128] Ji R, Zhang B, Zhang X, et al. Exosomes derived from human mesenchymal stem cells confer drug resistance in gastric cancer. Cell Cycle, 2015, 14(15): 2473－2483.

［129］ Richards KE, Zeleniak AE, Fishel ML, et al. Cancer-associated fibroblast exosomes regulate survival and proliferation of pancreatic cancer cells. Oncogene, 2016, 36(13): 1770−1778.

［130］ Binenbaum Y, Fridman E, Yaari Z, et al. Transfer of miRNA in macrophages-derived exosomes induces drug resistance of pancreatic adenocarcinoma. Cancer Res, 2018, 78(18): 5287−5299.

［131］ Bliss SA, Sinha G, Sandiford OA, et al. Mesenchymal stem cell-derived exosomes stimulate cycling quiescence and early breast cancer dormancy in bone marrow. Cancer Res, 2016, 76 (19): 5832−5844.

［132］ Li J, Yang X, Guan H, et al. Exosome-derived microRNAs contribute to prostate cancer chemoresistance. Int J Oncol, 2016, 49(2): 838−846.

［133］ Wallace JA, O'Connell RM. MicroRNAs and acute myeloid leukemia: therapeutic implications and emerging concepts. Blood, 2017, 130(11): 1290−1301.

［134］ Aldinucci D, Celegato M, Casagrande N. Microenvironmental interactions in classical Hodgkin lymphoma and their role in promoting tumor growth, immune escape and drug resistance. Cancer Lett, 2016, 380(1): 243−252.

［135］ Viola S, Traer E, Huan J, et al. Alterations in acute myeloid leukaemia bone marrow stromal cell exosome content coincide with gains in tyrosine kinase inhibitor resistance. Br J Haematol, 2016, 172(6): 983−986.

［136］ Habiel DM, Krepostman N, Lilly M, et al. Senescent stromal cell-induced divergence and therapeutic resistance in T cell acute lymphoblastic leukemia/lymphoma. Oncotarget, 2016, 7 (50): 83514−83529.

［137］ Kim MS, Haney MJ, Zhao Y, et al. Development of exosome-encapsulated paclitaxel to overcome MDR in cancer cells. Nanomedicine, 2016, 12(3): 655−664.

［138］ Dejima H, Iinuma H, Kanaoka R, et al. Exosomal microRNA in plasma as a non-invasive biomarker for the recurrence of non-small cell lung cancer. Oncol Lett, 2017, 13 (3): 1256−1263.

［139］ Yuwen DL, Sheng BB, Liu J, et al. MiR − 146a − 5p level in serum exosomes predicts therapeutic effect of cisplatin in non-small cell lung cancer. Eur Rev Med Pharmacol Sci, 2017, 21(11): 2650−2658.

［140］ Charrier A, Chen R, Chen L, et al. Connective tissue growth factor(CCN2)and microRNA − 21 are components of a positive feedback loop in pancreatic stellate cells(PSC)during chronic pancreatitis and areexported in PSC-derived exosomes ［J］. J Cell Commun Signal, 2014, 8 (2): 147−156.

［141］ Moriyama T, Ohuchida K, Mizumoto K, et al. MicroRNA −21 modulates biological functions of pancreatic cancer cells including their proliferation, invasion, and chemoresistance ［J］. Mol Cancer Ther, 2009, 8(5): 1067−1074.

［142］ Liu C, Eng C, Shen J, et al. Serum exosomal miR − 4772 − 3p is a predictor of tumor recurrence in stage Ⅱ and Ⅲ colon cancer ［J］. Oncotarget, 2016, 7: 76250−76260.

［143］ Matsumura T, Sugimachi K, Iinuma H, et al. Exosomal microRNA in serum is a novel biomarker of recurrence in human colorectal cancer ［J］. Br J Cancer, 2015, 113: 275−281.

［144］Tsukamoto M, Iinuma H, Yagi T, et al. Circulating exosomal microRNA − 21 as a biomarker in each tumor stage of colorectal cancer ［J］. Oncology, 2017, 92: 360 − 370.

［145］Rhee JS, Black M, Schubert U, et al. The functional role of blood platelet components in angiogenesis. Thromb Haemost, 2004, 92(2): 394 − 402.

［146］Liu Y, Yan G, Gao X. The exosomes in tumor immunity. Oncoimmunology, 2015, 4 (9): e1027472.

［147］Steinbichler TB, Dudás JL, Riechelmann H, et al. The role of exosomes in cancer metastasis. Semin Cancer Biol, 2017, 44: 170 − 181.

［148］Yáñez-Mó M, Siljander PR, Andreu Z, et al. Biological properties of extracellular vesicles and their physiological functions. J Extracell Vesicles, 2015, 4: 27066.

［149］Matsumoto Y, Kano M, Akutsu Y, et al. Quantification of plasma exosome is a potential prognostic marker for esophageal squamous cell carcinoma. Oncol Rep, 2016, 36 (5): 2535 − 2543.

［150］Ge Q, Zhou Y, Lu J, et al. MiRNA in plasma exosome is stable under different storage conditions. Molecules, 2014, 19(2): 1568 − 1575.

［151］Fernando MR, Jiang C, Krzyzanowski GD, et al. New evidence that a large proportion of human blood plasma cell-free DNA is localized in exosomes. PLoS One, 2017, 12 (8): e0183915.

［152］Momen-Heravi F, Getting SJ, Moschos SA. Extracellular vesicles and their nucleic acids for biomarker discovery.Pharmacol Ther, 2018, 192: 170 − 187.

［153］San Lucas FA, Allenson K, Bernard V, et al. Minimally invasive genomic and transcriptomic profiling of visceral cancers by next-generation sequencing of circulating exosomes.Ann Oncol, 2016, 27(4): 635 − 641.

［154］Kahlert CL, Melo SA, Protopopov A, et al. Identification of double-stranded genomic DNA spanning all chromosomes with mutated KRAS and p53 DNA in the serum exosomes of patients with pancreatic cancer. J Biol Chem, 2014, 289(7): 3869 − 3875.

［155］Hannafon BN, Trigoso YD, Calloway CL, et al. Plasma exosome microRNAs are indicative of breast cancer. Breast Cancer Res, 2016, 18(1): 90.

［156］Ogata-Kawata H, Izumiya M, Kurioka D, et al. Circulating exosomal microRNAs as biomarkers of colon cancer. PLoS One, 2014, 9(4): e92921.

［157］Bryant RJ, Pawlowski T, Catto JWF, et al. Changes in circulating microRNA levels associated with prostate cancer. Br J Cancer, 2012, 106 (4): 768 − 774.

［158］Manterola L, Guruceaga E, Pérez-Larraya JG, et al. A small noncoding RNA signature found in exosomes of GBM patient serum as a diagnostic tool. Neuro Oncol, 2014, 16 (4): 520 − 527.

［159］Kowal J, Tkach M, Théry C. Biogenesis and secretion of exosomes. Curr Opin Cell Biol, 2014, 29: 116 − 125.

［160］Soung YH, Ford S, Zhang V, et al. Exosomes in cancer diagnostics. Cancers, 2017, 9 (1): 8.

［161］Inamdar S, Nitiyanandan R, Rege K. Emerging applications of exosomes in cancer therapeutics and diagnostics. Bioeng Transl Med, 2017, 2(1): 70－80.

[162] Jakobsen KR, Paulsen BS, Baek R, et al. Exosomal proteins as potential diagnostic markers in advanced non-small cell lung carcinoma. J Extracell Vesicles, 2015, 4: 26659.

[163] García-Romero N, Carrión-Navarro J, Esteban-Rubio S, et al. DNA sequences within glioma-derived extracellular vesicles can cross the intact blood-brain barrier and be detected in peripheral blood of patients. Oncotarget, 2017, 8(1): 1416－1428.

[164] Figueroa JM, Skog J, Akers J, et al. Detection of wild-type EGFR amplification and EGFRvIII mutation in CSF-derived extracellular vesicles of glioblastoma patients. Neuro Oncol, 2017, 19 (11): 1494－1502.

[165] Skog J, Würdinger T, van Rijn S, et al. Glioblastoma microvesicles transport RNA and proteins that promote tumour growth and provide diagnostic biomarkers. Nat Cell Biol, 2008, 10(12): 1470－1476.

[166] Muller L, Muller-Haegele S, Mitsuhashi M, et al. Exosomes isolated from plasma of glioma patients enrolled in a vaccination trial reflect antitumor immune activity and might predict survival. Oncoimmunology, 2015, 4(6): e1008347.

[167] Shao H, Chung J, Lee K, et al. Chip-based analysis of exosomal mRNA mediating drug resistance in glioblastoma.Nat Commun, 2015, 6: 6999.

[168] Shao N, Xue L, Wang R, et al. miR－454－3p is an exosomal biomarker and functions as a tumor suppressor in glioma. Mol Cancer Ther, 2019, 18(2): 459－469.

[169] Liu S, Zhan Y, Luo J, et al. Roles of exosomes in the carcinogenesis and clinical therapy of non-small cell lung cancer [J]. Biomed Pharmacother, 2019, 111: 338－346.

[170] Zhou J, Kwak KJ, Wu Z, et al. PLAUR confers resistance to gefitinib through EGFR/P－AKT/survivin signaling pathway. Cell Physiol Biochem, 2018, 47(5): 1909－1924.

[171] Zhang L, Xiao H, Zhou H, et al. Development of transcriptomic biomarker signature in human saliva to detect lung cancer. Cell Mol Life Sci, 2012, 69(19): 3341－3350.

[172] Kanaoka R, Iinuma H, Dejima H, et al. Usefulness of plasma exosomal microRNA－451a as a noninvasive biomarker for early prediction of recurrence and prognosis of non-small cell lung cancer. Oncology, 2018, 94(5): 311－323.

[173] Dejima H, Iinuma H, Kanaoka R, et al. Exosomal microRNA in plasma as a non-invasive biomarker for the recurrence of non-smallcell lung cancer, Oncol Lett, 2017, 13(3): 1256－1263.

[174] Yuwen D, Ma Y, Wang D, et al. Prognostic role of circulating exosomal miR－425－3p for the response of NSCLC to platinum-based chemotherapy. Cancer Epidemiol Biomarkers Prev, 2019, 28(1): 163－173.

[175] Gao J, Qiu X, Li X, et al. Expression profiles and clinical value of plasma exosomal Tim－3 and Galectin－9 in non-small cell lung cancer. Biochem Biophys Res Commun, 2018, 498 (3): 409－415.

[176] Wang N, Song X, Liu L, et al. Circulating exosomes contain protein biomarkers of metastatic non-small-cell lung cancer. Cancer Sci, 2018, 109(5): 1701－1709.

[177] Li Y, Zhang Y, Qiu F, et al. Proteomic identification of exosomal LRG1: A potential urinary

biomarker for detecting NSCLC. Electrophoresis, 2011, 32(15): 1976-1983.

[178] Gutkin A, Uziel O, Beery E, et al. Tumor cells derived exosomes contain hTERT mRNA and transform nonmalignant fibroblasts into telomerase positive cells. Oncotarget, 2016, 7(37): 59173-59188.

[179] Goldvaser H, Gutkin A, Beery E, et al. Characterisation of blood-derived exosomal hTERT mRNA secretion in cancer patients: a potential pan-cancer marker. Br J Cancer, 2017, 117 (3): 353-357.

[180] Yoshikawa M, Iinuma H, Umemoto Y, et al. Exosome-encapsulated microRNA-223-3p as a minimally invasive biomarker for the early detection of invasive breast cancer. Oncol Lett, 2018, 15(6): 9584-9592.

[181] Rupp AK, Rupp C, Keller S, et al. Loss of EpCAM expression in breast cancer derived serum exosomes: Role of proteolytic cleavage. Gynecol Oncol, 2011, 122(2): 437-446.

[182] Moon PG, Lee JE, Cho YE, et al. Fibronectinon circulating extracellular vesicles as a liquid biopsy to detect breast cancer. Oncotarget, 2016, 7(26): 40189-40199.

[183] Moon PG, Lee JE, Cho YE, et al. Identification of developmental endothelial locus-1 on circulating extracellular vesicles as a novel biomarker for early breast cancer detection. Clin Cancer Res, 2016, 22(7): 1757-1766.

[184] Khan S, Bennit HF, Turay D, et al. Early diagnostic value of survivin and its alternative splice variants in breast cancer. BMC Cancer, 2014, 14: 176.

[185] Kannan A, Wells RB, Sivakumar S, et al. Mitochondrial reprogramming regulates breast cancer progression. Clin Cancer Res, 2016, 22(13): 3348-3360.

[186] Vardaki I, Ceder S, Rutishauser D, et al. Periostin is identified as a putative metastatic marker in breast cancer-derived exosomes. Oncotarget, 2016, 7(46): 74966-74978.

[187] Yang SJ, Wang DD, Li J, et al. Predictive role of GSTP1-containing exosomes in chemotherapy-resistant breast cancer. Gene, 2017, 623: 5-14

[188] Matsumoto Y, Kano M, Akutsu Y, et al. Quantification of plasma exosome is a potential prognostic marker for esophageal squamous cell carcinoma. Oncol Rep, 2016, 36(5): 2535-2543.

[189] Tanaka Y, Kamohara H, Kinoshita K, et al. Clinical impact of serum exosomal microRNA-21 as a clinical biomarker in human esophageal squamous cell carcinoma. Cancer, 2013, 119(6): 1159-1167.

[190] Chiam K, Wang T, Watson DI, et al. Circulating serum exosomal miRNAs as potential biomarkers for esophageal adenocarcinoma. J Gastrointest Surg, 2015, 19(7): 1208-1215.

[191] Yang H, Fu H, Wang B, et al. Exosomal mir423-5p targets sufu to promote cancer growth and metastasis and serve. Mol Carcinog, 2018, 57(9): 1223-1236.

[192] Tokuhisa M, Ichikawa Y, Kosaka N, et al. Exosomal miRNAs from peritoneum lavage fluid as potential prognostic biomarkers of peritoneal metastasis in gastric cancer. PLoS One, 2015, 10 (7): e0130472.

[193] Kumata Y, Iinuma H, Suzuki Y, et al. Exosome encapsulated microRNA 23b as a minimally invasive liquid biomarker for the prediction of recurrence and prognosis of gastric cancer

patients in each tumor stage. Oncol Rep, 2018, 40(1): 319−330.

[194] Zhang X, Liang W, Liu JB, et al. Long non-coding RNA UFC1 promotes gastric cancer progression by regulating miR−498/Lin28bJ. Exp Clin Cancer Res, 2018, 37(1): 134.

[195] Fu HL, Yang H, Zhang X, et al. Exosomal TRIM3 is a novel marker and therapy target for gastric cancer. J Exp Clin Cancer Res, 2018, 37(1): 162.

[196] Dong L, Lin W, Qi P, et al. Circulating Long RNAs in Serum Extracellular Vesicles: Their characterization and potential application as biomarkers for diagnosis of colorectal cancer. Cancer Epidemiol Biomarkers Prev, 2016, 25(7): 1158−1166.

[197] Silva J, Garcia V, Rodriguez M, et al. Analysis of exosome release and its prognostic value in human colorectal cancer. Genes Chromosomes Cancer, 2012, 51(4): 409−418.

[198] Yan S, Jiang Y, Liang C, et al. Exosomal miR−6803−5p as potential diagnostic and prognostic marker in colorectal cancer. J Cell Biochem, 2018, 119(5): 4113−4119.

[199] Peng ZY, Gu RH, Yan B. Downregulation of exosome-encapsulated miR−548c−5p is associated with poor prognosis in colorectal cancer. J Cell Biochem, 2018.

[200] Fu F, Jiang W, Zhou L, et al. Circulating exosomal miR−17−5p and miR−92a−3p predict pathologic stage and grade of colorectal cancer, 2018, 11(2): 221−232.

[201] Li Y, Zheng Q, Bao C, et al. Circular RNA is enriched and stable in exosomes: a promising biomarker for cancer diagnosis. Cell Res, 2015, 25(8): 981−984.

[202] Xiao Y, Li Y, Yuan Y, et al. The potential of exosomes derived from colorectal cancer as a biomarker. Clin Chim Acta, 2019, 490: 186−193.

[203] Santasusagna S, Moreno I, Navarro A, et al. Proteomic analysis of liquid biopsy from tumor-draining vein indicates that high expression of exosomal ECM1 is associated with relapse in Stage Ⅰ−Ⅲ colon cancer.Transl Oncol, 2018, 11(3): 715−721.

[204] Sun B, Li Y, Zhou Y, et al. Circulating exosomal CPNE3 as a diagnostic and prognostic biomarker for colorectal cancer. J Cell Physiol, 2019, 234(2): 1416−1425.

[205] Xu H, Dong X, Chen Y, et al. Serum exosomal hnRNPH1 mRNA as a novel marker for hepatocellular carcinoma. Clin Chem Lab Med, 2018, 56(3): 479−484.

[206] Shi M, Jiang Y, Yang L, et al. Decreased levels of serum exosomal miR−638 predict poor prognosis in hepatocellular carcinoma. J Cell Biochem, 2018, 119(6): 4711−4716.

[207] Wang Y, Zhang C, Zhang P, et al. Serum exosomal microRNAs combined with alpha-fetoprotein as diagnostic markers of hepatocellular carcinoma. Cancer Med, 2018, 7(5): 1670−1679.

[208] Sugimachi K, Matsumura T, Hirata H, et al. Identification of a bona fide microRNA biomarker in serum exosomes that predicts hepatocellular carcinoma recurrence after liver transplantation. Br J Cancer, 2015, 112: 532−538.

[209] Jang SY, Kim G, Hur K, et al. Circulating serum exosomal microRNA−203 as a non-invasive biomarker for predicting prognosis in hepatocellular carcinoma. J Hepatol, 2017, 66: S672−S673.

[210] Xu H, Chen Y, Dong X, et al. Serum exosomal long noncoding RNAs ENSG00000258332.1 and LINC00635 for the diagnosis and prognosis of hepatocellular carcinoma. Cancer Epidemiol

Biomarkers Prev, 2018, 27(6): 710−716.

[211] Arbelaiz A, Azkargorta M, Krawczyk M, et al. Serum extracellular vesicles contain protein biomarkers for primary sclerosing cholangitis and cholangiocarcinoma, Hepatology, 2017, 66 (4): 1125−1143.

[212] Goto T, Fujiya M, Konishi H, et al. An elevated expression of serum exosomal microRNA − 191, −21, −451a of pancreatic neoplasm is considered to be efficient diagnostic marker. BMC Cancer, 2018, 18(1): 116.

[213] Melo SA, Luecke LB, Kahlert C, et al. Glypican − 1 identifies cancer exosomes and detects early pancreatic cancer. Nature, 2015, 523(7559): 177−182.

[214] Jin H, Liu P, Wu Y, et al. Exosomal zinc transporter ZIP4 promotes cancer growth and is a novel diagnostic biomarker for pancreatic cancer. Cancer Sci, 2018, 109(9): 2946−2956.

[215] Wania S, Kaula D, Mavuduru RS, et al. Urinary-exosomal miR − 2909: A novel pathognomonic trait of prostate cancer severity. J Biotechnol, 2017, 259: 135−139.

[216] Wang J, Yang K, Yuan W, et al. Determination of serum exosomal H19 as a noninvasive biomarker for bladder cancer diagnosis and prognosis. Med Sci Monit, 2018, 24: 9307−9316.

[217] Zhan Y, Du L, Wang L, et al. Expression signatures of exosomal long non-coding RNAs in urine serve as novel non-invasive biomarkers for diagnosis and recurrence prediction of bladder cancer. Mol Cancer, 2018, 17(1): 142.

[218] Chen CL, Lai YF, Tang P, et al. Comparative and targeted proteomic analyses of urinary microparticles from bladder cancer and hernia patients. J Proteome Res, 2012, 11(12): 5611−5629.

[219] Beckham CJ, Olsen J, Yin PN, et al. Bladder cancer exosomescontain EDIL − 3/Del1 and facilitate cancer progression. J Urol, 2014, 192(2): 583−592.

[220] Silvers CR, Liu YR, Wu CH, et al. Identifcation of extracellular vesicle-borne periostin as a feature of muscle-invasive bladder cancer. Oncotarget, 2016, 7(17): 23335−23345.

[221] Zhang W, Ni M, Su Y, et al. MicroRNAs in serum exosomes as potential biomarkers in clear-cell renal cell carcinoma. Eur Urol Focus, 2018, 4(3): 412−419.

[222] Raimondo F, Morosi L, Corbetta S, et al. Differential protein profiling of renal cell carcinoma urinary exosomes. Mol Biosyst, 2013, 9(6): 1220−1233.

[223] Meng X, Müller V, Milde-Langosch K, et al. Diagnostic and prognostic relevance of circulating exosomal miR − 373, miR − 200a, miR − 200b and miR − 200c in patients with epithelial ovarian cancer. Oncotarget, 2016, 7(13): 16923−16935.

[224] Szajnik M, Derbis M, Lach M, et al. Exosomes in plasma of patients with ovarian carcinoma: potential biomarkers of tumor progression and response to therapy. Gynecol Obstet (Sunnyvale), 2013, Suppl 4: 3.

[225] Li J, Sherman-Baust CA, Tsai-Turton M, et al. Claudin-containing exosomes in the peripheral circulation of women with ovarian cancer. BMC Cancer, 2009, 9: 244.

[226] Yan X, Yin J, Yao H, et al. Increased expression of annexin A3 is a mechanism of platinum resistance in ovarian cancer. Cancer Res, 2010, 70(4): 1616−1624.

［227］Yin J, Yan X, Yao X. Secretion of annexin A3 from ovarian cancer cells and its association with platinum resistance in ovarian cancer patients. J Cell Mol Med, 2012, 16（2）: 337 −348.

［228］Safaei R, Larson BJ, Cheng TC. Abnormal lysosomal traffcking and enhanced exosomal export of cisplatin in drug-resistant human ovarian carcinoma cells. Mol Cancer Ther, 2005, 4（10）: 1595 −1604.

［229］Baylin SB, Jones PA. Epigenetic determinants of cancer. Cold Spring Harb Perspect Biol, 2016, 8（9）. pii: a019505.

［230］Tang MKS, Yue PYK, Ip PP, et al. Soluble E-cadherin promotes tumor angiogenesis and localizes to exosome surface. Nat Commun, 2018, 9（1）: 2270.

［231］Runz S, Keller S, Rupp C. Malignant ascites-derived exosomes of ovarian carcinoma patients contain CD24 and EpCAM. Gynecol Oncol, 2007, 107（3）: 563 −571.

［232］Xu R, Rai A, Chen M, et al. Extracellular vesicles in cancer implications for future improvements in cancer care. Nat Rev Clin Oncol, 2018, 15（10）: 617 −638.

［233］Li S, Zhao Y, Chen W, et al. Exosomal ephrinA2 derived from serum as a potential biomarker for prostate cancer. J Cancer, 2018, 9（15）: 2659 −2665.

［234］Øverbye A, Skotland T, Koehler CJI, et al. Identification of prostate cancer biomarkers in urinary exosomes. Oncotarget, 2015, 6（30）: 30357 −30376.

［235］Kharaziha P, Chioureas D, Rutishauser D, et al. Molecular profiling of prostate cancer derived exosomes may reveal a predictive signature for response to docetaxel. Oncotarget, 2015, 6（25）: 21740 −21754.

［236］Huang X, Yuan T, Liang M, et al. Exosomal miR −1290 and miR −375 as prognostic markers in castration-resistant prostate cancer. Eur Urol, 2015, 67（1）: 33 −41.

［237］Tengda L, Shuping L, Mingli G, et al. Serum exosomal microRNAs as potent circulating biomarkers for melanoma. Melanoma Res, 2018, 28（4）: 295 −303.

［238］Xu JF, Wang YP, Zhang SJ, et al. Exosomes containing differential expression of microRNA and mRNA in osteosarcoma that can predict response to chemotherapy. Oncotarget, 2017, 8: 75968 −75978.

［239］Jiang L, Deng T, Wang D, et al. Elevated serum exosomal miR −125b level as a potential marker for poor prognosis in intermediate-risk acute myeloid leukemia. Acta Haematol, 2018, 140（3）: 183 −192

［240］Abak A, Abhari A, Rahimzadeh S. Exosomes in cancer: small vesicular transporters for cancer progression and metastasis, biomarkers in cancer therapeutics. Peer J, 2018, 6: e4763.

［241］Faw C, Brisson AR, Buzas EI, et al. Methodological guidelines to study extracellular vesicles. Circ Res, 2017, 120（10）: 1632 −1648.

［242］Chaput N, Théry C. Exosomes: Immune properties and potential clinical implementations. Semin Immunopathol, 2011, 33（5）: 419 −440.

［243］Azmi AS, Bao B, Sarkar FH. Exosomes in cancer development, metastasis and drug resistance: A comprehensive review. Cancer Metastasis Rev, 2013, 32（3 −4）: 623 −642.

［244］Bobrie A, Théry C. Exosomes and communication between tumours and the immune system:

Are all exosomes equal? Biochem Soc Trans, 2013, 41(1): 263 -267.

[245] Colombo M, Raposo G, Théry C. Biogenesis, secretion, and intercellular interactions of exosomes and other extracellular vesicles. Annu Rev Cell Dev Biol, 2014, 30 (1): 255 -289.

[246] Helwa I, Cai J, Drewry MD, et al. A comparative study of serum exosome isolation using differential ultracentrifugation and three commercial reagents. PLoS One, 2017, 12 (1): e0170628.

[247] Gallartpalau X, Serra A, Wong AS, et al. Extracellular vesicles are rapidly purified from human plasma by protein organic solvent precipitation (prospr). Sci Rep, 2015, 5: 14664.

[248] Pisitkun T, Johnstone R, Knepper MA. Discovery of urinary biomarkers. Mol Cell Proteomics, 2006, 5(10): 1760 -1771.

[249] Mckiernan J, Donovan MJ, O'Neill V, et al. A novel urine exosome gene expression assay to predict high-grade prostate cancer at initial biopsy. JAMA Oncol, 2016, 2(7): 882 -889.

[250] Xu Y, Qin S, An, et al. MiR - 145 detection in urinary extracellular vesicles increase diagnostic efficiency of prostate cancer based on hydrostatic filtration dialysis method. Prostate, 2017, 77: 1167 -1175.

[251] Chen CL, Lai YF, Tang P, et al. Comparative and targeted proteomic analyses of urinary microparticles from bladder cancer and hernia patients. J Proteome Res, 2012, 11 (12): 5611 -5629.

[252] Street JM, Koritzinsky EH, Glispie DM, et al. Urine exosome isolation and characterization. Methods Mol Biol, 2017, 1641: 413 -423.

[253] Lv CY, Ding WJ, Wang YL, et al. A PEG-based method for the isolation of urinary exosomes and its application in renal fibrosis diagnostics using cargo miR -29c and miR -21 analysis. Int Urol Nephrol, 2018, 50(5): 973 -982.

[254] Samsonov R, Shtam T, Burdakov V, et al. Lectin-induced agglutination method of urinary exosomes isolation followed by mi-rna analysis: Application for prostate cancer diagnostic. Prostate, 2016, 76(1): 68 -79.

[255] Cheruvanky A, Zhou H, Pisitkun T, et al. Rapid isolation of urinary exosomal biomarkers using a nanomembrane ultrafiltration concentrator. Am J Physiol Renal Physiol, 2007, 292 (5): F1657 -F1661.

[256] Alvarez ML, Khosroheidari M, Kanchi RR, et al. Comparison of protein, microrna, and mrna yields using different methods of urinary exosome isolation for the discovery of kidney disease biomarkers. Kidney Int, 2012, 82(9): 1024 -1032.

[257] Gheinani AH, Vögeli M, Baumgartner U, et al. Improved isolation strategies to increase the yield and purity of human urinary exosomes for biomarker discovery. Sci Rep, 2018, 8 (1): 3945.

[258] Akers JC, Ramakrishnan V, Nolan JP, et al. Comparative analysis of technologies for quantifying extracellular vesicles (EVs) in clinical cerebrospinal fluids (CSF). PLoS One, 2016, 11(2): e0149866.

[259] Welton JL, Loveless S, Stone T, et al. Cerebrospinal fluid extracellular vesicle enrichment for

protein biomarker discovery in neurological disease: multiple sclerosis. J Extracell Vesicles, 2017, 6(1): 1369805.

[260] Li L, Li C, Wang S, et al. Exosomes derived from hypoxic oral squamous cell carcinoma cells deliver miR−21 to normoxic cells to elicit a prometastatic phenotype. Cancer Res, 2016, 76 (7): 1770−1780.

[261] Lau CS, Wong DT. Breast cancer exosome-like microvesicles and salivary gland cells interplay alters salivary gland cell-derived exosome-like microvesicles *in vitro*. PLoS One, 2012, 7 (3): e33037.

[262] Iwai K, Minamisawa T, Suga K, et al. Isolation of human salivary extracellular vesicles by iodixanol density gradient ultracentrifugation and their characterizations. J Extracell Vesicles, 2016, 5(1): 30829.

[263] Zlotogorski-Hurvitz A, Dayan D, Chaushu G, et al. Human saliva-derived exosomes: Comparing methods of isolation. J Histochem Cytochem, 2015, 63(3): 181−189.

[264] Iwai K, Yamamoto S, Yoshida M, et al. Isolation of extracellular vesicles in saliva using density gradient ultracentrifugation. Methods Mol Biol, 2017, 1660: 343−350.

[265] Koos D, Josephs SF, Alexandrescu DT, et al. Tumor vaccines in 2010: Need for integration. Cell Immunol, 2010, 263(2): 138−147.

[266] Baecherallan C, Anderson DE. Immune regulation in tumor-bearing hosts. Curr Opin Immunol, 2006, 18(2): 214−219.

[267] Prell RA, Gearin L, Simmons A, et al. The anti-tumor efficacy of a GM − CSF − secreting tumor cell vaccine is not inhibited by docetaxel administration. Cancer Immunolo Immunother, 2006, 55(10): 1285−1293.

[268] Cornet S, Miconnet I, Menez J, et al. Optimal organization of a polypeptide-based candidate cancer vaccine composed of cryptic tumor peptides with enhanced immunogenicity. Vaccine, 2006, 24(12): 2102−2109.

[269] Bol KF, Schreibelt G, Gerritsen WR, et al. Dendritic cell-based immunotherapy: State of the art and beyond. Clin Cancer Res, 2016, 22(8): 1897−1906.

[270] Bol KF, Mensink HW, Aarntzen EHJG, et al. Long overall survival after dendritic cell vaccination in metastatic uveal melanoma patients. Am J Ophthalmol, 2014, 158 (5): 939−947.

[271] Pitt JM, André F, Amigorena S, et al. Dendritic cell-derived exosomes for cancer therapy. J Clin Invest, 2016, 126(4): 1224−1232.

[272] Palucka K, Banchereau J. Cancer immunotherapy via dendritic cells. Nat Rev Cancer, 2012, 12(4): 265−277.

[273] Lamparski HG, Metha-Damani A, Yao J, et al. Production and characterization of clinical grade exosomes derived from dendritic cells. J Immunol Methods, 2002, 270(2): 211−226.

[274] Clayton A, Harris CL, Court J, et al. Antigen-presenting cell exosomes are protected from complement-mediated lysis by expression of CD55 and CD59. Eur J Immunol, 2003, 33(2): 522−531.

[275] Lu Z, Zuo B, Jing R, et al. Dendritic cell-derived exosomes elicit tumor regression in

autochthonous hepatocellular carcinoma mouse models. J Hepatol, 2017, 67(4): 739−748.

[276] Wahlund CJE, Güclüler, G, Hiltbrunner S, et al. Exosomes from antigen-pulsed dendritic cells induce stronger antigen-specific immune responses than microvesicles *in vivo*. Scie Rep, 2017, 7(1): 17095.

[277] Montecalvo A, Shufesky WJ, Stolz DB, et al. Exosomes as a short-range mechanism to spread alloantigen between dendritic cells during t cell allorecognition. J Immunol, 2008, 180(5): 3081−3090.

[278] Admyre C, Johansson SM, Paulie S, et al. Direct exosome stimulation of peripheral human T cells detected by ELISPOT. Eur J Immunol, 2010, 36(7): 1772−1781.

[279] Utsugi-Kobukai S, Fujimaki H, Hotta C, et al. MHC class I-mediated exogenous antigen presentation by exosomes secreted from immature and mature bone marrow derived dendritic cells. Immunol Lett, 2003, 89(2): 125−131.

[280] Mignot G, Roux S, Thery C, et al. Prospects for exosomes in immunotherapy of cancer. J Cell Mol Med, 2010, 10(2): 376−388.

[281] Théry C, Duban L, Segura E, et al. Indirect activation of naïve CD4+ T cells by dendritic cell-derived exosomes. Nat Immunol, 2002, 3: 1156−1162.

[282] Viaud S, Terme M, Flament C, et al. Dendritic cell-derived exosomes promote natural killer cell activation and proliferation: A role for NKG2D ligands and IL−15Rα. PLoS One, 2009, 4(3): e4942.

[283] Anderson KG, Stromnes IM, Greenberg PD. Obstacles posed by the tumor microenvironment to T cell activity: A case for synergistic therapies. Cancer Cell, 2017, 31(3): 311−325.

[284] Delcayre A, Shu H, Le Pecq JB. Dendritic cell-derived exosomes in cancer immunotherapy: Exploiting nature's antigen delivery pathway. Expert Rev Anticancer Ther, 2005, 5(3): 537−547.

[285] Zitvogel L, Regnault A, Lozier A, et al. Eradication of established murine tumors using a novel cell-free vaccine: Dendritic cell derived exosomes. Nat Med, 1998, 4(5): 594−600.

[286] Andre F, Escudier B, Angevin E, et al. Exosomes for cancer immunotherapy. Ann Oncol, 2004, 15(Suppl 4): iv141−iv144.

[287] Gehrmann U, Hiltbrunner S, Georgoudaki AM, et al. Synergistic induction of adaptive antitumor immunity by codelivery of antigen with α−galactosylceramide on exosomes. Cancer Res, 2013, 73(13): 3865−3876.

[288] Besse B, Charrier M, Lapierre V, et al. Dendritic cell-derived exosomes as maintenance immunotherapy after first line chemotherapy in NSCLC. Oncoimmunology, 2016, 5(4): e1071008.

[289] Viaud S, Ploix S, Lapierre V, et al. Updated technology to produce highly immunogenic dendritic cell-derived exosomes of clinical grade: A critical role of interferon−γ. J Immunother, 2011, 34(1): 65−75.

[290] Escudier B, Dorval T, Chaput N, et al. Vaccination of metastatic melanoma patients with autologous dendritic cell (DC) derived-exosomes: Results of the first phase I clinical trial. J Transl Med, 2005, 3(1): 10.

［291］Näslund TI, Gehrmann U, Qazi KR, et al. Dendritic cell-derived exosomes need to activate both T and B cells to induce antitumor immunity. J Immunol, 2013, 190(6): 2712-2719.

［292］Bobisse S, Foukas PG, Coukos G, et al. Neoantigen-based cancer immunotherapy. Ann Transl Med, 2016, 4(14): 262.

［293］Sharma P, Allison JP. The future of immune checkpoint therapy. Science, 2015, 348(6230): 56-61.

［294］Whiteside TL. The effect of tumor-derived exosomes on immune regulation and cancer immunotherapy. Future Oncol, 2017, 13(28): 2583-2592.

［295］Boyiadzis M, Hong CS, Whiteside TL. Circulating exosomes carrying an immunosuppressive cargo interfere with adoptive cell therapy in acute myeloid leukemia. Blood, 2016, 128(22): 1609-1609.

［296］Aung T, Chapuy B, Vogel D, et al. Exosomal evasion of humoral immunotherapy in aggressive B-cell lymphoma modulated by ATP-binding cassette transporter A3. Proc Natl Acad Sci USA, 2011, 108(37): 15336-15341.

［297］Quan R, Zuo B, Zhen L, et al. Tumor-derived exosomes elicit tumor suppression in murine hepatocellular carcinoma models and humans in vitro. Hepatology, 2016, 64(2): 456-472.

［298］Lee EY, Park KS, Yoon YJ, et al. Therapeutic effects of autologous tumor-derived nanovesicles on melanoma growth and metastasis. PLoS One, 2012, 7(3): e33330.

［299］Cheng L, Wang Y, Huang L. Exosomes from M1-polarized macrophages potentiate the cancer vaccine by creating a pro-inflammatory microenvironment in the lymph node. Mol Ther, 2017, 25(7): 1665-1675.

［300］Dai S, Wei D, Wu Z, et al. Phase I clinical trial of autologous ascites-derived exosomes combined with GM-CSF for colorectal cancer. Mol Ther, 2008, 16(4): 782-790.

［301］Momen-Heravi F, Bala S, Bukong T, et al. Exosome-mediated delivery of functionally active miRNA-155 inhibitor to macrophages. Nanomedicine, 2014, 10(7): 1517-1527.

［302］Cai X, Yin Y, Li N, et al. Re-polarization of tumor-associated macrophages to pro-inflammatory M1 macrophages by microRNA-155. J Mol Cell Biol, 2012, 4(5): 341-343.

［303］Chaudhuri AA, So AY, Sinha N, et al. MicroRNA-125b potentiates macrophage activation. J Immunol, 2011, 187(10): 5062-5068.

［304］Behzadi E, Hosseini HM, Halabian R, et al. Macrophage cell-derived exosomes / staphylococcal enterotoxin B against fibrosarcoma tumor. Microb Pathog, 2017, 111: 132-138.

［305］Mahmoodzadeh Hosseini H, Imani Fooladi AA, Soleimanirad J, et al. Staphylococcal entorotoxin B anchored exosome induces apoptosis in negative esterogen receptor breast cancer cells. Tumour Biol, 2014, 35(4): 3699-3707.

［306］Morishita M, Takahashi Y, Matsumoto A, et al. Exosome-based tumor antigens-adjuvant co-delivery utilizing genetically engineered tumor cell-derived exosomes with immunostimulatory CpG DNA. Biomaterials, 2016, 111: 55-65.

［307］Lentz MR. Continuous whole blood ultrapheresis procedure in patients with metastatic cancer. J Biol Response Mod, 1989, 8(5): 511-527.

[308] Marleau AM, Chen CS, Joyce JA, et al. Exosome removal as a therapeutic adjuvant in cancer. J Transl Med, 2012, 10(1): 134.

[309] Tullis RH, Duffin RP, Handley HH, et al. Reduction of hepatitis C virus using lectin affinity plasmapheresis in dialysis patients. Blood Purif, 2009, 27(1): 64 −69.

[310] Hirabayashi J. Glycome "fingerprints" provide definitive clues to HIV origins. Nat Chem Biol, 2009, 5: 198 −199.

[311] Escrevente C, Keller S, Altevogt P, et al. Interaction and uptake of exosomes by ovarian cancer cells. BMC Cancer, 2011, 11: 108.

[312] Ludovini V, Gori S, Colozza M, et al. Evaluation of serum HER2 extracellular domain in early breast cancer patients: Correlation with clinicopathological parameters and survival. Ann Oncol, 2008, 19(5): 883 −890.

[313] Molina R, Augé JM, Escudero JM, et al. Evaluation of tumor markers (HER − 2/neu oncoprotein, CEA, and CA 15.3) in patients with locoregional breast cancer: Prognostic value. Tumour Biol, 2010, 31(3): 171 −180.

[314] Saghatchian M, Guepratte S, Hacene K, et al. Serum HER − 2 extracellular domain: Relationship with clinicobiological presentation and prognostic value before and after primary treatment in 701 breast cancer patients. Int J Biol Markers, 2015, 19(1): 14 −22.

[315] Brodowicz T, Wiltschke C, Budinsky AC, et al. Soluble HER − 2/neu neutralizes biologic effects of anti − her − 2/neu antibody on breast cancer cells *in vitro*. Int J Cancer, 1997, 73 (6): 875 −879.

[316] Grange C, Tapparo M, Collino F, et al. Microvesicles released from human renal cancer stem cells stimulate angiogenesis and formation of lung premetastatic niche. Cancer Res, 2011, 71 (15): 5346 −5356.

[317] Jung T, Castellana D, Klingbeil P, et al. CD44v6 dependence of premetastatic niche preparation by exosomes. Neoplasia, 2009, 11(10): 1093 −1105.

[318] Logozzi M, Milito AD, Lugini L, et al. High levels of exosomes expressing CD63 and caveolin − 1 in plasma of melanoma patients. PLoS One, 2009, 4(4): e5219.

[319] Taylor DD, Lyons KS, Gerçel-Taylor C. Shed membrane fragment-associated markers for endometrial and ovarian cancers. Gynecol Oncol, 2002, 84(3): 443 −448.

[320] Trajkovic K, Hsu C, Chiantia S, et al. Ceramide triggers budding of exosome vesicles into multivesicular endosomes. Science, 2008, 319(5867): 1244 −1247.

[321] Chalmin F, Ladoire S, Mignot G, et al. Membrane-associated Hsp72 from tumor-derived exosomes mediates STAT3 − dependent immunosuppressive function of mouse and human myeloid-derived suppressor cells. J Clin Invest, 2010, 120(2): 457 −471.

[322] Nazarenko I, Rana S, Baumann A, et al. Cell surface tetraspanin Tspan8 contributes to molecular pathways of exosome-induced endothelial cell activation. Cancer Res, 2010, 70(4): 1668 −1678.

[323] Baietti MF, Zhang Z, Mortier E, et al. Syndecan-syntenin-alix regulates the biogenesis of exosomes. Nat Cell Biol, 2012, 14(7): 677 −685.

[324] Ostrowski M, Carmo NB, Krumeich S, et al. Rab27a and Rab27b control different steps of the

exosome secretion pathway. Nat Cell Biol, 2010, 12(1): 19 -30.

[325] Bobrie A, Krumeich S, Reyal F, et al. Rab27a supports exosome-dependent and -independent mechanisms that modify the tumor microenvironment and can promote tumor progression. Cancer Res, 2012, 72(19): 4920 -4930.

[326] Savina A, Fader CM, Damiani MT, et al. Rab11 promotes docking and fusion of multivesicular bodies in a calcium-dependent manner. Traffic, 2010, 6(2): 131 -143.

[327] Hsu C, Morohashi Y, Yoshimura S, et al. Regulation of exosome secretion by Rab35 and its GTPase-activating proteins TBC1D10A - C. J Cell Biol, 2010, 189(2): 223 -232.

[328] Datta A, Kim H, Lal M, et al. Manumycin A suppresses exosome biogenesis and secretion via targeted inhibition of Ras /Raf /ERK1 /2 signaling and hnRNP H1 in castration-resistant prostate cancer cells. Cancer Lett, 2017, 408: 73 -81.

[329] Khan FM, Saleh E, Alawadhi H, et al. Inhibition of exosome release by ketotifen enhances sensitivity of cancer cells to doxorubicin. Cancer Biol Ther, 2017, 19(1): 25 -33.

[330] Kosgodage US, Trindade RP, Thompson PR, et al. Chloramidine /bisindolylmaleimide-i-mediated inhibition of exosome and microvesicle release and enhanced efficacy of cancer chemotherapy. Int J Mol Sci, 2017, 18(5): E1007.

[331] Alnedawi K, Meehan B, Kerbel RS, et al. Endothelial expression of autocrine VEGF upon the uptake of tumor-derived microvesicles containing oncogenic EGFR. Proc Natl Acad Sci USA, 2009, 106(10): 3794 -3799.

[332] Lima LG, Chammas R, Monteiro RQ, et al. Tumor-derived microvesicles modulate the establishment of metastatic melanoma in a phosphatidylserine-dependent manner. Cancer Lett, 2009, 283(2): 168 -175.

[333] Cai Z, Yang F, Yu L, et al. Activated T cell exosomes promote tumor invasion via Fas signaling pathway. J Immunol, 2012, 188(12): 5954 -5861.

[334] Peinado H, Alečković M, Lavotshkin S, et al. Melanoma exosomes educate bone marrow progenitor cells toward a pro-metastatic phenotype through MET. Nat Med, 2012, 18(6): 883 -891.

[335] Poggio M, Hu T, Pai CC, et al. Suppression of exosomal pd -l1 induces systemic anti-tumor immunity and memory. Cell, 2019, 177(2): 414 -427.

[336] Tian Y, Li S, Song J, et al. A doxorubicin delivery platform using engineered natural membrane vesicle exosomes for targeted tumor therapy. Biomaterials, 2014, 35 (7): 2383 -2390.

[337] Pascucci L, Coccè V, Bonomi A, et al. Paclitaxel is incorporated by mesenchymal stromal cells and released in exosomes that inhibit *in vitro* tumor growth: a new approach for drug delivery. J Control Release, 2014, 192: 262 -270.

[338] Saari H, Lázaro-Ibáñez E, Viitala T, et al. Microvesicle- and exosome-mediated drug delivery enhances the cytotoxicity of Paclitaxel in autologous prostate cancer cells. J Control Release, 2015, 220(Pt B): 727 -737.

[339] Munagala R, Aqil F, Jeyabalan J, et al. Bovine milk-derived exosomes for drug delivery. Cancer Lett, 2016, 371(1): 48 -61.

［340］Agrawal AK, Aqil F, Jeyabalan J, et al. Milk-derived exosomes for oral delivery of paclitaxel. Nanomedicine, 2017, 13(5): 1627－1636.

［341］Kim MS, Haney MJ, Zhao Y, et al. Engineering macrophage-derived exosomes for targeted paclitaxel delivery to pulmonary metastases: *in vitro* and *in vivo* evaluations. Nanomedicine, 2018, 14(1): 195－204.

［342］Li Y, Gao Y, Gong C, et al. A33 antibody-functionalized exosomes for targeted delivery of doxorubicin against colorectal cancer. Nanomedicine, 2018, 14(7): 1973－1985.

［343］Jia G, Han Y, An Y, et al. NRP－1 targeted and cargo-loaded exosomes facilitate simultaneous imaging and therapy of glioma *in vitro* and *in vivo*. Biomaterials, 2018, 178: 302－316.

［344］Alvarez-Erviti L, Seow Y, Yin H, et al. Delivery of siRNA to the mouse brain by systemic injection of targeted exosomes. Nat Biotechnol, 2011, 29(4): 341－345.

［345］Lunavat TR, Jang SC, Nilsson L, et al. RNAi delivery by exosome-mimetic nanovesicles — Implications for targeting c－Myc in cancer. Biomaterials, 2016, 102: 231－238.

［346］Kamerkar S, LeBleu VS, Sugimoto H, et al. Exosomes facilitate therapeutic targeting of oncogenic KRAS in pancreatic cancer. Nature, 2017, 546(7659): 498－503.

［347］Ohno S, Takanashi M, Sudo K, et al. Systemically injected exosomes targeted to EGFR deliver antitumor microRNA to breast cancer cells. Mol Ther, 2013, 21(1): 185－91.

［348］Munoz JL, Bliss SA, Greco SJ, et al. Delivery of functional anti－miR－9 by mesenchymal stem cell-derived exosomes to glioblastoma multiforme cells conferred chemosensitivity. Mol Ther Nucleic Acids, 2013, 2: e126.

［349］O'Brien KP, Khan S, Gilligan KE, et al. Employing mesenchymal stem cells to support tumor-targeted delivery of extracellular vesicle (EV)－encapsulated microRNA－379. Oncogene, 2018, 37(16): 2137－2149.

［350］Bellavia D, Raimondo S, Calabrese G, et al. Interleukin 3－receptor targeted exosomes inhibit *in vitro* and *in vivo* Chronic Myelogenous Leukemia cell growth. Theranostics, 2017, 7(5): 1333－1345.

［351］Altanerova U, Jakubechova J, Benejova K, et al. Prodrug suicide gene therapy for cancer targeted intracellular by mesenchymal stem cell exosomes. Int J Cancer, 2019, 144(4): 897－908.

［352］Cheng Q, Shi X, Han M, et al. Reprogramming exosomes as nanoscale controllers of cellular immunity. J Am Chem Soc, 2018, 140(48): 16413－16417.

［353］Wang Jie, Dong Yue, Li Yiwei, et al. Designer Exosomes for active targeted chemo-photothermal synergistic tumor therapy. Adv Funct Mater, 2018: 1707360.

［354］Cao Y, Wu T, Zhang K, et al. Engineered exosome-mediated near-infrared-II region V2C quantum dot delivery for nucleus-target low-temperature photothermal therapy. ACS Nano, 2019, 13(2): 1499－1510.

［355］Qi H, Liu C, Long L, et al. Blood Exosomes Endowed with Magnetic and Targeting Properties for Cancer Therapy. ACS Nano, 2016, 10(3): 3323－3333.

［356］Jang SC, Kim OY, Yoon CM, et al. Bioinspired exosome-mimetic nanovesicles for targeted delivery of chemotherapeutics to malignant tumors. ACS Nano, 2013, 7(9): 7698－7710.

［357］Xiong F，Ling X，Chen X，et al. Pursuing specific chemotherapy of orthotopic breast cancer with lung metastasis from docking nanoparticles driven by bioinspired exosomes. Nano Lett，2019，19(5)：3256－3266.

［358］Zhang KL，Wang YJ，Sun J，et al. Artificial chimeric exosomes for anti-phagocytosis and targeted cancer therapy. Chem Sci，2018，10(5)：1555－1561.